U0143181

名 家 通 识 讲 座 书 系

医学人文
十五讲（第二版）

□　王一方　著

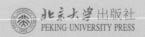

北京大学出版社
PEKING UNIVERSITY PRESS

图书在版编目（CIP）数据

医学人文十五讲/王一方著. — 2 版. —北京：北京大学出版社，2020.7

（名家通识讲座书系）

ISBN 978 – 7 – 301 – 31386 – 2

Ⅰ.①医⋯　Ⅱ.①王⋯　Ⅲ.①医学—人文科学　Ⅳ.①R-05

中国版本图书馆 CIP 数据核字（2020）第 107939 号

书　　　名	医学人文十五讲（第二版）
	YIXUE RENWEN SHIWU JIANG（DI-ER BAN）
著作责任者	王一方　著
责 任 编 辑	艾　英
标 准 书 号	ISBN 978 – 7 – 301 – 31386 – 2
出 版 发 行	北京大学出版社
地　　　址	北京市海淀区成府路 205 号　100871
网　　　址	http://www.pup.cn　新浪微博：@北京大学出版社
电 子 信 箱	pkuwsz@126.com
电　　　话	邮购部 010 – 62752015　发行部 010 – 62750672
	编辑部 010 – 62756467
印 刷 者	三河市北燕印装有限公司
经 销 者	新华书店
	965 毫米 × 1300 毫米　16 开本　17.5 印张　220 千字
	2006 年 7 月第 1 版
	2020 年 7 月第 2 版　2023 年 1 月第 3 次印刷
定　　　价	49.00 元

"名家通识讲座书系"
编审委员会

"名家通识讲座书系"总序

本书系编审委员会

"名家通识讲座书系"是由北京大学发起,全国十多所重点大学和一些科研单位协作编写的一套大型多学科普及读物。全套书系计划出版 100 种,涵盖文、史、哲、艺术、社会科学、自然科学等各个主要学科领域,第一、二批近 50 种将在 2004 年内出齐。北京大学校长许智宏院士出任这套书系的编审委员会主任,北大中文系主任温儒敏教授任执行主编,来自全国一大批各学科领域的权威专家主持各书的撰写。到目前为止,这是同类普及性读物和教材中学科覆盖面最广、规模最大、编撰阵容最强的丛书之一。

本书系的定位是"通识",是高品位的学科普及读物,能够满足社会上各类读者获取知识与提高素养的要求,同时也是配合高校推进素质教育而设计的讲座类书系,可以作为大学本科生通识课(通选课)的教材和课外读物。

素质教育正在成为当今大学教育和社会公民教育的趋势。为培养学生健全的人格,拓展与完善学生的知识结构,造就更多有创新潜能的复合型人才,目前全国许多大学都在调整课程,推行学分制改革,改变本科教学以往比较单纯的专业培养模式。多数大学的本科教学计划中,都已经规定和设计了通识课(通选课)的内容和学分比例,要求学生在完成本专业课程之外,选修一定比例的外专业课程,包括供全校选修的通识课(通选课)。但是,从调查的情况看,许多学校虽然在努力建设通识课,也还存在一些困难和问题:主要是缺少统一的规划,到底应当有哪些基本的通识课,可能通盘考虑不够;课程不正规,往往因人设课;课量不足,学生缺少选择的空间;更普遍的问题是,很少有真正适合通识课教学的教材,有时只好用专业课教材替代,影响了教学效果。一般来说,综合性大学这方面情况稍好,其他普通的大学,特别是理、工、医、农类学校因为相对缺少这方面的教学资源,加上很少有可供选择的教材,开设通识课的困难就更大。

这些年来,各地也陆续出版过一些面向素质教育的丛书或教材,但无论数量还是质量,都还远远不能满足需要。到底应当如何建设好通识课,使之能真正纳入正常的教学系统,并达到较好的教学效果?这是许多学校师生普遍关心的问题。从 2000 年开始,由北大中文系主任温儒敏教授发起,联合了本校和一些兄弟院校的老师,经过广泛的调查,并征求许多院校通识课主讲教师的意见,提出要策划一套大型的多学科的青年普及读物,同时又是大学素质教育通识课系列教材。这项建议得到北京大学校长许智宏院士的支持,并由他牵头,组成了一个在学术界和教育界都有相当影响力的编审委员会,实际上也就是有效地联合了许多重点大学,协力同心来做成这套大型的书系。北京大学出版社历来以出版高质量的大学教科书闻名,由北大出版社承担这样一套多学科的大型书系的出版任务,也顺理成章。

编写出版这套书的目标是明确的,那就是:充分整合和利用全国各相关学科的教学资源,通过本书系的编写、出版和推广,将素质教育的理念贯彻到通识课知识体系和教学方式中,使这一类课程的学科搭配结构更合理,更正规,更具有系统性和开放性,从而也更方便全国各大学设计和安排这一类课程。

2001 年年底,本书系的第一批课题确定。选题的确定,主要是考虑大学生素质教育和知识结构的需要,也参考了一些重点大学的相关课程安排。课题的酝酿和作者的聘请反复征求过各学科专家以及教育部各学科教学指导委员会的意见,并直接得到许多大学和科研机构的支持。第一批选题的作者当中,有一部分就是由各大学推荐的,他们已经在所属学校成功地开设过相关的通识课程。令人感动的是,虽然受聘的作者大都是各学科领域的顶尖学者,不少还是学科带头人,科研与教学工作本来就很忙,但多数作者还是非常乐于接受聘请,宁可先放下其他工作,也要挤时间保证这套书的完成。学者们如此关心和积极参与素质教育之大业,应当对他们表示崇高的敬意。

本书系的内容设计充分照顾到社会上一般青年读者的阅读选择,适合自学;同时又能满足大学通识课教学的需要。每一种书都有一定的知识系统,有相对独立的学科范围和专业性,但又不同于专业教科书,不是专业课的压缩或简化。重要的是能适合本专业之外的一般大学生和读者,深入浅出地传授相关学科的知识,扩展学术的胸襟和眼光,进而增进学生的人格素养。本书系每一种选题都在努力做到入乎其内,出乎其外,把学问真正做活了,并能加以普及,因此对这套书的作者要求很高。我们所邀请的大都是那些真正有学术建树,有良好的教学经验,又能将学问深入浅出地传达出来的重量级学者,是请"大家"来讲"通识",所以命名为"名家通识讲座书系"。其意图就是精选名校名牌课程,实现大学教学资源共享,让更多的学子能够通过这套书,亲炙名家名师课堂。

本书系由不同的作者撰写,这些作者有不同的治学风格,但又都有共同的追求,既注意知识的相对稳定性,重点突出,通俗易懂,又能适当接触学科前沿,引发跨学科的思考和学习的兴趣。

本书系大都采用学术讲座的风格,有意保留讲课的口气和生动的文风,有"讲"的现场感,比较亲切、有趣。

本书系的拟想读者主要是青年,适合社会上一般读者作为提高文化素养的普及性读物;如果用作大学通识课教材,教员上课时可以参照其框架和基本内容,再加补充发挥;或者预先指定学生阅读某些章节,上课时组织学生讨论;也可以把本书系作为参考教材。

本书系每一本都是"十五讲",主要是要求在较少的篇幅内讲清楚某一学科领域的通识,而选为教材,十五讲又正好讲一个学期,符合一般通识课的课时要求。同时这也有意形成一种系列出版物的鲜明特色,一个图书品牌。

我们希望这套书的出版既能满足社会上读者的需要,又能有效地促进全国各大学的素质教育和通识课的建设,从而联合更多学界同仁,一起来努力营造一项宏大的文化教育工程。

2002 年 9 月

第一版序

我的医学人文启蒙课

与大多数同届的学生相比,医学生要在学校里多待一年,其实,这一年也不是待在课堂里,而是在病床边,正式的称呼叫临床实习。1982年的下半年,我就是在湖南中医学院第二附属医院的内科癌症病房里度过的。

癌症病房是一个令人忧伤而且有几分沮丧的地方,以一个实习大夫的有限医术,实在无法改变这种境况。因此,心中充斥着无奈。应该说这种治疗手段上的有限而导致的无奈并非是实习大夫的独有心情,资深大夫也有,只是他们似乎被"资深"的经历拖向迟钝甚至麻木。相反,未曾迟钝的无奈将一个实习生的心志引向医学人文的思考。

在许多人看来,医学人文似乎是一个高深的学理命题,关涉一大堆的知识,其实不然,它更多的是一份源于体验的发问和追思。

这一体验来自病房里的一位叫阮明霞的病人,我从门诊记录上知道她先前是建筑设计工程师,毕业于清华大学。她在我分管的病房住了不到两个月,在一个无雪的冬日的凌晨静静地走了。她入院时已确诊为乳腺癌晚期,全身转移,放疗、化疗均已无力回天。医院与医生能做的只是一些止痛、补充白蛋白之类的症状、营养学处理。因此,治疗是无法积极推进的。对于一位早已明了预后同时又对生命深深眷恋的知识女性来说，她内心的撕裂是可想而知的。生命的倒计时读秒可不是竞技场上运动员的终点期盼。这是真正意义上的"向死而生"，每一丝镇定和从容都需要百倍于常人的毅力和豁达。然而，作为一位躯体上日渐衰弱的女性，她居然悲欣交集闯黄泉，一开始还有阅读，后来只是听亲人细数往事、磁带音乐，最后是锁眉的沉思。濒死的前一天，例假来了，此时，她已无力再说什么，只是以眉头的舒展来表现女性的自得，然后吃力地写下几个字，让家人为她垫上卫生垫，她要最后一次完成做女人的仪式，不容半点马虎，即使死神马上来临。受职业的遣使，我伫立在病榻旁，显然没有失去亲人的那份剧烈的悲恸，但仍然为她对生的执着和坚毅所感动。

时光流逝，往事已定格在记忆深处，如今忆及仍不由唏嘘。她脸上显露出的凝重仿佛是一尊活动的大理石雕塑，而她眼里流淌的眷恋却又像是绵羊对牧场的回首，无须用什么高尚的医德去启发，稍具人类情怀的人便能在那种时候体会到强烈的敬畏感，对生命的深深敬畏。其实，人一生下来就站在通向死亡的传送带上，也就是说都在排队去火葬场，但是，在很长一段时间里人们全然不想理会死亡，无论是死亡的哲思，还是死亡的意象，甚至是死亡的字眼。仿佛死亡不是生命的必然归程，而是一种命运的偶然和意外事件，因此，许多人无法直面癌症，本质上是无法直面死亡。一旦患癌心理上往往发生崩溃，病情迅速恶化。蒙田一生患结石病，时常被死亡困扰，后来他参透了，产生了一个高明的想法——"与其被死亡追逐，不如回过头来与死亡相邀，与死神对饮"。在癌症病房里，除了分管的床位，我读遍了其他所有病友的脸，也读到了几张豁达的面孔，发现这份豁达与年龄无关，与知识无关，与职业无关，只与心理准备有关。但每天这样读过来，还是品味出许多心灵皱褶，譬如恐惧感与生命的眷恋感不同，能克服恐惧感的人却未必能割断浓浓的眷恋，无畏与善良可以同行,一些生活中十分柔弱善良的人在直面死亡时却能表现出凛冽的刚性和金石气,一种彻底的大无畏气概,让旁人只能敬重而无资格怜悯。这份"向死而生"的豁达与尊严是人生中最最豪迈的东西。四十年过去了,今天回头寻索当年的那份体验和体悟,仍然感慨万千,这是我认识死亡,学习医学人文的"启蒙课"。

第二版序

现代医学为何变得不可爱了?

毫无疑问,现代医学越来越进步了,不过它也变得越来越不可爱了,看病难、看病贵,医德滑坡,职业声誉受损都是明证。有人将其归咎为公益性危机,财政投入不足,公立医院不再是依靠公共财政支撑的社会福利部门,而成为锱铢必较、提供等价服务或盈利自肥并贡献税赋的产业部门。在医改的探索中,增加投入的呼声很高,但公平与效率、公益性与市场运作、保健(保障)的均衡与失衡,自由主义与集体主义、个人主义与社群主义、重商主义与人道主义的边界一直无法厘清。也有人将其归咎为医患关系紧张,冲突频发,某些媒体刻意妖魔化医生(污名化医学)与社会仇医情结发酵的职业信誉危机。很显然,这只是果,而非因。如果潜入思想史的激流,并跳脱出"进步迷信"(进步其实就是前行迈步,既可以向上,也可以向下,前者是传统意义上的进步,后者就可能是堕落)的光环,可以断言:医学(技术)的快速进步是医学不可爱的根源。

在人们的思维定势里,科学进步必然会使医学更可爱,因为科学探索的半径扩大了,生命图景的认识更清晰了,技术手段与装备先进了,医疗干预(杀灭、重建、替代)的能力增强了,人们征服疾病、驾驭健康的本领更高超了,这都是事实,一点不假,但它只是医学演进的

光明面。技术乐观主义者只看到了这一面。同样，科学进步也会使
医学不可爱，这就是马克思所讲的"异化"，也就是俗话所说的"播下
的是龙种，收获的是跳蚤"。不可爱（甚至可憎、可恨）的社会怪象、
乱象很多，这是持民粹主义立场的媒体热衷于报道的。不过，现场报
道无法揭示"不可爱"的内在根由（只有近距离观察，缺乏远距离思
考）。我们需要思想史的洞悉与烛照。

　　首先，现代医学发展已经深入到生命奥秘的纵深腹地，正无节
制、过度地侵犯自然的圣境，研究者遵循技术中立与"应然—必然"
逻辑，一路高歌猛进，无法自省、自拔，他们不清楚究竟医学探索应该
遵循（顺应）自然规律，还是彻底颠覆（超越）自然法则。譬如，人类
生命是任其自然繁殖，还是人工优化，性与生育是捆绑还是分离（以
避孕药为例）？是任其自然衰退还是人工增强（以伟哥为例）？是自
然生育还是人工替代（以试管婴儿为例），或人工干预（以克隆技术
为例）？是恪守天然性别，还是自由选择（以人工变性为例）？人类
疾病是任其自然产生与消亡，还是人为消灭（以天花为例）或诱导、
合成（以二战及后来的生物战研究、恐怖战法为例）？人类寿命是自
然延年（享受天年）还是人为延长（抗衰老，延缓衰老）？医学的功能
与效应是治病，还是致病（院内感染、实验室感染与基因叛乱）？是
抗击死亡还是协助死亡（安乐死）？是对生老病死的强力干预，还是
关于苦难的拯救？医疗技术遵循循环加速机制一路飙升，而职业道
德的净化机制迟迟无法健全，与各种利益集团的瓜葛越来越不清不
白，源自职业敬畏的道德自律愈加苍白，正确与正义、真理与真谛渐
行渐远，越来越疏离，面对如此尖锐的精神叩问，我们仅仅抬出一位
伦理学判官，而没有沉下心来作哲学思考。这是一个学科陷入道德、
行为盲目和技术异化的标志。

　　其次，医学巨大进步所派生的关于医疗、卫生、健康的社会心理

期许越来越高,医学的生活化,卫生、健康概念的扩大化,使得医疗、卫生、健康的标杆越抬越高,几乎接近于人类幸福的境地,也使得现代医学(医生)越来越身心疲惫,不堪重负。原初医学只针对外在病原微生物入侵的急性传染病、营养要素缺乏病和呼吸、消化、泌尿、运动系统的常见病、多发病,进而扩大到生活方式改变导致的慢病谱系,医学呈现了广角化趋势,从危重病症抢救到脚臭矫治,从心脏置换到脱发、头皮屑困惑,从糖尿病防治到减肥、美容,几乎无所不包。基因视野的打开,揭示了数以千计的遗传疾病、先天性疾病的存在,而基因治疗的不成熟使得人类治疗能力的短拙显现无疑,以至于柯林斯(Harry Collins)与平奇(Trevor Pinch)在《勾勒姆医生》(*Dr. Golem: How to Think about Medicine*)一书中感叹现代医学是安慰剂效应支撑的治疗,与其说医学是科学的医学,不如说是作为救助手段的医学。同样,卫生最初也只着眼于人类群体生存与健康可识别、可控的危险因素,随着医学检测手段和健康环境因素研究的长足进步,危险因素的半径日益扩大,几乎覆盖了大气圈内所有的自然环绕要素与日常社会生活中每一瞬间的刺激和反应。有人预测今后运用"云计算"技术(并行算法与超高速计算机)才能监控与管理这些危险因素。现代健康着眼于生活质量(愉悦)与生命长度(长寿),越来越理想化,已经从不再生病扩大到躯体、心理、行为、社会交往乃至精神生活的适意与惬意。这意味着远离疾病,远离痛苦,远离烦恼,远离孤独,远离忧伤,远离死亡,远离一切不幸福的人间干扰,获得更多的欣快、更多的适应、更多的满足、更多的陶醉,长生久视(永远健康),分明是一幅集体体验的天堂行乐图(理想的健康),几乎成为点燃个体一切美好欲望(需求)的发酵器。我们不禁要问:现代医学有如此魔力吗?即使有,代价几何?有多少人想过,算过?人们常说"人类一思考,上帝就发笑",忧伤的西西弗寓言告诉我们:人类必定要承受苦役与苦难,健康与幸福都来自于对苦难的博弈和超越,只出现在痛苦(疾苦)的间隙,不断地迎击苦难,咀嚼苦难,超越苦难,苦尽甘来、向死而生才是人间正道。技术进步与财富膨胀大概还无法改变这一残酷的铁律。从这个意义上说,医学本质上是关于生命的哲学,一门建构豁然面对生老病死,有限健康,在与疾苦共生中寻求快乐和幸福的价值论的哲学。

技术乐观主义者塑造了现代医学的英雄主义形象,在他们眼里,现代医学就是"推土机",如同"电熨斗",遇到病菌,开足电力就可以立即去腐生新,遇到身心皱褶,可以一烫就平复如初,即所谓"药到病除"或"术到病除"神话。同时,医学还是"自动售货机",塞进钱币,就会掉下想要的商品来,即所谓的"钱到病除"或"钱到康乐"神话。正是这两个神话,使得现代医学的社会承诺发生畸形,助长了技术万能(技术乌托邦)、金钱万能(消费主义)的医疗观。

技术总是双刃剑,不是吗?近三十年医学影像技术的快速密集发展(超声、计算机断层摄影、磁共振成像、正子放射电脑断层扫描摄影全都在这三十年间研制面市)助长了医学的客观性危机。影像技术越来越先进,微观视野形态、代谢、功能指标越来越细,真相越来越繁复,然而,客观性追求的边界在哪里?客观性追求与过度诊疗之间是一种怎样的默契?如果不顾实际情况,将客观性指标定得过高,必定消耗有限的诊疗资源,甚至造成病人财务破产,继而牺牲其和家庭未来的生存与生活质量,这样的决策于心何忍?医学是为人类疾苦提供有效解决方案的实用技艺,而不是在知识爆炸、信息过剩语境下不计成本,充分揭示、重复展览疾病真相的冗繁细节与为真理而真理的纯粹学术。因此,临床上,高技术与低技术、奢侈医疗与适宜医疗、保护性诊疗(源自举证倒错)与良心诊疗(甘担风险)如何选择?这需要细心掂量,也使得医学进步崇拜陷入社会性焦虑和人性的困顿。即使医学自身不去拷问,社会也会尖锐地提问:生命、医疗代价的黑洞有多大(本质上是技术主义、医药利益集团控制与反制的思考)?医疗运营与医改探索究竟要花多少钱?究竟有多少钱可花?钱为何而花?钱都花到哪里去了?谁是最大的获益者?

现代医学不可爱的诸多理由里,还包括医学的专业性危机。如同方言与普通话的隔膜,我们许多医学专家不屑于也不擅长与公众对话,满嘴的专业术语、缩略语与中英夹杂的"鸟语",殊不知现代医学的"风筝"越放越高,早已脱离了公众的经验视野,如果不着力于"普通话"的操练,就会加深这一专业性鸿沟。另外,在一些专业人士的价值谱系里,只重视临床客观证据的采集(找证据的循证医学),不愿意倾听病人的主观陈述(讲故事的叙事医学),只重视技术的成长与成熟,而忽视对人类苦难的敏感、敬畏、同情和悲悯等职业情怀的养成,不善于(不能、不会、不屑)抚平病人与家属的心灵创伤,甚至无意中在伤口上撒盐,让医患对话成为鸡同鸭讲的沟通困局。草草收场,疑窦丛生,误会发酵成为冲突,冲突演变成为恶性事件。医学不仅是专家之学,也是公众之识,医学干预模型与引导模型(教育模型)的互补将是未来医学的新趋势。它不仅为我们提供医学的知识与技术,也提供认知生老病死的观念模型和路径,帮助公众更好地理解生命与健康。

最后,医学不可爱也源自医学执业流程中的家长制惯性。在传统的医患关系中,医生是父亲,护士是母亲,病人是孩子,甚至是婴儿,医疗决策中的专制主义惯性比比皆是,即使遵守知情同意原则进行一些沟通和书面文件的签署,也一百个不情愿,完全是被动的例行公事,藏饰不住内心深处的冷漠。因此,不认真清理、反思专制主义的职业傲慢与偏见,重建协商、契约机制是一句空话,医生技术高明的优势就会被家长制无情地吞噬掉,医学也就可爱不起来。

如今,整个社会都在关注医学的"可爱度"问题,希望它能够更加可爱一些,这是一个很好的契机。但是,我们每一个人都应该扪心自问:不可爱的医学与自己有关吗?如果政府官员觉得医学不可爱,是因为你运筹不够;如果社会舆论觉得医学不可爱,是因为赋予它的使命太多、太沉重;如果草根百姓觉得医学不可爱,是因为个人健康欲求的标杆太高;如果医生自己也觉得医学不可爱,是因为你身上太多的职业傲慢与偏见。我想,只有全社会都从自身反省、反思,行动起来,我们的医学才会逐渐可爱起来。

目　录

第一讲

医学人文的学术版图与价值追求

　　在西方，有人送给医学人文一个"空雨衣"的隐喻：美国明尼阿波利斯市城市公园里，有一座名为《空雨衣》的铜质雕塑，远看像一个卓然自立的人，近看则是一件徒有其形、没有躯体的空雨衣，暗喻内涵模糊、概念飘忽的事物与学说。在许多人眼里，医学人文似乎也是一件"空雨衣"，在他们心中，医学人文只是一种理想的职业姿态，一种美好的情愫，既不具备学理建构，也无法成为行动逻辑，更谈不上内化为一种职业人格。在中国，医学人文也遭逢了"叶公好龙"的尴尬，产生这一疑问的直接原因是医学人文学界对于自身的核心概念、核心理论、核心功能缺乏基本的建构与辨析。对于忙碌于技术生活的中国医学界来说，医学人文是"花瓶""名著"，或是"味精""盐巴"，很少有人把它作为思想与精神的"领袖"；对大多数临床医生来说，医学人文则是"牙刷"，每个人都有自己的一把，不会用别人的。无疑，劳碌的科研、医疗生活常常使人泥于"术"而疏于"道"，少有人会自觉地去叩问职业的母题，譬如"医学是什么?"——这似乎不需要认真地去审视，去反思，教科书上有现成的答案。医学是人类认识疾病的学科，是专业处置(预防、治疗、康复)疾病与人类保健的职业技术与艺术，无疑，它首先是功利的与工具的，技术导向是它的重要特质,但它同时也是关于"人"的学问。因为,医学汇集了人类在自我(从躯体到心灵)认知、自我救助方面的知识、智慧与发明、发现,它研究的主体是人,研究的对象也是人,服务的对象还是人。疾病是人的痛苦,是心灵的损补,任何医疗的交往都是人与人之间身心救助的故事,而不仅仅是人与机器的故事,或者人与金钱的故事。无论技术如何发展,人道原则、人本立场、人性光芒永远是医学的价值归依与医学家的职业操守,也构成医学人文的话语亮点与思维范畴。

一　人文的丰富内涵

说起"人文",常常会令人浮起一股空泛感,莫衷一是,确实,"人文"一词不是单数,而是复数,它具有内涵的广袤性与多义性(即不确定性),古今中外解说不一,至少有四重含义。

其一是指人文精神(humanities)。它是一种文化传统(东方传统、西方传统)与思潮,基本意涵是某一特定时代语境下理想人性与优雅艺术的总和,是一个时代人们对理想人性的追求,包含教养与文化、智慧与德行,目的是催生理想的人,真正的人,大写的人。

其二是人文主义(humanism)的简称。它包括人性、人本、人道三重同本异流的哲学、宗教与伦理学解读。新人文主义更多的是一种挑战,一种反叛,一场新启蒙运动,其主旨是反抗现代主义与科学主义、技术主义。

其三是指人文学科。它是一种知识谱系与认知方法,既包括文学、语言文字、历史、哲学、艺术、宗教等基本科目,又是知识(才学)、见识、情感、德行、趣味、审美的总和,还是理解力、领悟力、洞察力、批判力(慧根)的集合。

其四是指人文价值。它是一种超(非)功利的文化视野、立场、姿态、情愫与关怀,反抗功利主义与工具论,追求相遇,强调个性体验,陶醉于艺术化的生命过程。

因此,在大庭广众中提及"人文",人们一定要追问:"哪一个人文?"不然,将无法立言。至于"医学"一词,其实也不单纯,狭义的概念是指医学科学与技艺,广义的概念则包含医学(学科)、医疗(过程)、医院(场景)、医生(角色)。于是,"医学人文"就变成一个扑朔迷离的语义迷宫了。

对"医学人文"的一种理解是"医学中的人文"。从狭义层面追究,理论医学、基础医学、临床医学、预防医学、护理医学、康复医学的细分会引出不同的"医学人文"内容。理论医学层面的医学人文是医学的学术向度、归依与终极关怀问题,是医学的学术境界的命题,医学终归是关于生命的学科,是关于人的学问。技术医学层面的医学人文则是对技术主义的反思,是对技术与道德异化的拨乱反正。

从广义层面追索,还会引出医院场景中的医学人文话题,相对应的还有医院外作为社会语境的医学人文。医院内的医学人文,涉及管理学的命题,是外在的约束、市场的约束,是服务优化的要求;而医院外的医学人文则是科学传播的命题,涉及职业群像与社会认同、危机公关。在当下,院内"医学人文"的贫血与院外"医学人文"的泛化现象并存。对"医学人文"更多的理解还有医疗过程中的医学人文命题,以及医生角色语境中作为职业养成(德性、伦理、品行、风范)的医学人文命题。

对"医学人文"的另一种理解是"医学与人文",追溯起来就更复杂了,几乎就是一个"边缘学科群",医学哲学、医学史、医学伦理学、医学社会学、医学人类学、医事法学、医学教育学、医学与宗教、医学与文学、医学与艺术、医学与语言学都是派生之题。而这些学科都有成熟的知识建构与研究路径,相形之下,"医学人文"作为群项表达的概念便"空壳化"了，研究者更趋向于使用内涵精准的二级概念，譬如，"医学人文"在许多学术场合下是在讨论医学史、医学哲学与医学伦理问题，严谨的论著常常回避使用"医学人文"的概念。

"医学人文"当代学术面目的模糊缘于它在话语"时态"上的不确定性。如果从现代性的角度来分析，它脚踏三个时空，但在哪里落脚却完全因人而异，没有确定的姿态。

其一，它被定义为"前现代"（中、西不论）的人文传统。所以，许多人一说起"医学人文"就要追溯先贤的功德，就要发思古之幽情。这一派怀古学人以中医为主，他们把人文等同于传统的温习，眼睛盯着历史文献，完全以前现代（古代）的人文价值作为标尺来卡量当代的医学与医疗实践；他们信奉"古已有之"的观念，迷恋于"拾脚印"，无论是中国古代的儒释道传统，还是西方古希腊、古罗马学派的教义。价值决定视野，他们对现当代医学人文资源关注不多，理想是复活古代人文精神，因此，对当代医学的人文建构有参照意义而缺乏开启意义。

其二，它是近现代知识论、学术民主价值引领下的"拼盘"份额，是"调和论"与"会通派"的理解。这些人崇尚"多则好""和则利"的准则，他们视野广阔，心胸博大，极力撮合科学与人文、中学与西学的关系，填平它们之间的鸿沟，却忽视了两者在知识向度与价值归依上的"差异性"与"不可通约性"，常常上演"拉郎配"的闹剧，譬如在苦难、生死的解读上，技术与人文各有千秋，互不接纳。

其三，它是坚持颠覆性的后现代版本。这些人是一些"反思派"与"革命家"，信奉"怀疑一切"的观念，认定"进步源于批判""真理不畏挑战"，他们调皮地将赛先生"为真理而真理"的旗帜改写为"为批判而批判"，发誓要在医学与医疗过程中掀起新一轮"启蒙运动"。在他们的眼里，医学人文存在的价值就是不断地挑战医学科学与技术的迷失、医疗制度的失措、医生的道德滑坡,医学人文与医学科技、医疗体制的价值博弈才是正常的学术生态,医学人文不能也不应该成为当代医学科技、制度霸权,人性、人道堕落的帮闲与帮凶,而应该成为功利主义与技术主义的克星。

眼下,这三路"英雄"之间摩擦不断,尽管时态不同,语码不一,争论却在升温。

二 医学人文的基本诉求

一般认为,医学人文不是一个单一主题,而是一个非技术门类,一个有鲜明反思特征的学科群。其实不限于人文学科,包括与医学相关的社会科学,目前已经成为建制性的(有研究组织机构与课题、开设相关课程)科目有八个,分别为医学史、医学哲学、医学伦理学、医事法学、医学心理学、医学社会学、医学人类学、医学与文学(叙事医学)。但是,仅仅考察医学人文的构成要素是不够的,还需要熟悉当代医学人文研究的向度,因为人文学术的导向思维是把握医学人文学科特质的一把钥匙,一般从四个向度来展开。一是版图与坐标导向:如知识版图、技术版图、学术版图,旨在获得建制性认可,其背后是学科的精神版图与价值坐标。二是问题与突围导向:如医学的现代性危机(也称魔咒、悖论),寻求突围方向与策略。三是大师与前沿导向:一方面眷顾百年来医学人文大师的理论命题与学术积淀,以及技术大师晚年的人文转向(似乎是一个趋势),一方面洞悉当下的医学人文新理论、新学说。四是反思与创新导向:建构有品质的医学批评模式,开启有内容的医学批评生活,才能洞悉医学的人文化大势,把握技术发展的瓶颈在哪里、制约突破的天花板在哪里。

从学术上深描医学人文的学术版图,可以形象地比喻为一棵大树,六个主干:其一是人文医学,又称理论医学人文;其二是人文医疗,又称临床医学人文;其三是人文医改,探讨医改中的人文理念导入,重塑医疗观、生死观;其四是人文医管,探究以人为本的医院管理模式;其五是人文医教,倡导全人医学教育;其六是中国特色的医学人文模块,即中—西医对话与论争中的人文学术互鉴。

透视医学人文的学术版图,不难发现其背后的支撑是坚硬的精神版图,是生命哲学的价值范畴,其中理性与德性的对话揭示真知与良知、是非利害与高下清浊、技术与至善的张力,展现职业精神、道德魅力、人格魅力的辉光;理性与经验的交集揭示医学的不确定性之谜、艺术化边界,透析中—西医、循证医学与叙事医学的价值分野;理性与规范的纠结展示知识正确与伦理正当、法律许可之间的悖论,从而构成临床伦理、临床法学的基石;理性与感性、知识与情感、技术与爱欲的交映,破译高技术、高消费导致冷漠、傲慢、贪婪、爱无能的异化之途,洞悉医学现代性危机的根源;理性与悟性的并行不悖开启真理与真谛、真相与真如的对话,明晰医学(生命)方法论与科学(数理)方法论的分野。

如前所述,医学人文在语义上有两个含义:一是医学中的人文内核,解释医学的人文性与人文化趋势;二是医学与人文,揭示医学与人文学科的交集、互动关系。人文作为医学的基本学理属性,首先是医学历史长河中积淀的人文精神,常常外化为一份价值感召、生存方式、职业情愫与情怀,一种以人性关怀为基本特征的执业姿态,一个职业生涯中不断追求的理想主义色彩浓厚的"乌托邦"境界,抑或是一场矫正技术主义偏失的人文化的医学改良运动;旨在通过批评、反思来揭示、重建医学与健康的完整性,调整好现代医学语境中理性与良知、理性与经验、人与疾病、人与技术、人与金钱、人与人的关系。医学人文最急切的任务是推进医学人文化的学科群建设,既包括文史哲、伦理、心理、人类学、艺术、宗教等人文学科，也涵盖一些社会学科，如法学、社会学等。

近年来人文医学的概念不断见诸专业论文与社会文本，甚至成为医学院校中的学科建制，目的是张扬医学人文的主体性、独立性。它留给人们的印象是医学的价值裂变业已完成，分化为技术医学与人文（社会）医学两大阵营。不同于医学研究方向与技术手段的裂变，可以清晰地划分为基础医学、临床医学、预防医学、护理医学、康复医学、影像医学，人文医学伴生于技术医学，无法与之割裂开来。所谓人文医学本质上是人文化的技术医学，贯穿于技术之中的人文倡导；它是一次精神的价值觉醒与哲学伦理站队，许多医学大师到晚年都表现出鲜明的人文医学立场。人文与技术的关系如同皮与毛，技术是皮，人文是毛，皮之不存，毛将焉附？相反，毛之不繁，皮将失泽。另一种理解的维度是，人文医学与技术医学分属于不同的层级：技术医学是一阶学术（直接面对患者和疾病），追求真相与真理；人文医学是二阶学术（反思与批判），它不是解剖学、诊断学、治疗学，恰恰是对解剖的解剖、对诊断的诊断、对治疗的治疗，追求医学的真谛，从而帮助医学摆脱当代高技术的异化与现代性的危机。

此外，需要打磨医学人文的理论之镜，无论是医学人文，还是人文医学，都需要建构独立的学科理论基石、母题，发展出独特的理论和学说谱系，完善自己的研究范式。目前的尴尬是拘泥于学科群的定性与认知，医学人文的理论关切每每将目光分散于医学哲学、医学史、医学伦理、医学心理学、医学人类学、医事法学、医学社会学、医学人类学、叙事医学等特定的学科领域，使得医学人文这一有着强烈理论医学诉求的学科缺乏共同的理论聚焦，只能在二级学科层次谈论理论谱系和方法选择，这在某种意义上减损了医学人文对于当代医学的理论烛照。其实，医学的人文性（本质）与人文化（趋势），不同于科学性与科学化,也不同于技术性与技术化,有着自身的历史禀赋与现实追求,需要对其进行理论诠释和思想建构。

三　医学人文的勃兴轨迹与社会境遇

医学人文的基本使命是对当下医学的价值作出基线式的叩问与廓清。回顾近六十年来医学人文的重大事件,从英美医学界召开的"现代医学中良知的重要问题"研讨会(1960),芝加哥大学等10所院校对"医学与人类价值"的系统开掘(1969),美国实验医学界为缓解实验研究中的应然—必然矛盾召开的"阿西洛马会议"(1973),恩格尔(G. L. Engel)对"新医学模式"的倡导(1977),卡拉汉(Daniel Callahan)发起的"医学目的"大讨论(1994),到佩里格里诺(Edmund D. Pellegrino)关于医学学科二元属性的认知,即医学是科学中最人文的、人文中最科学的学科,医学人文包含医学人文化与医生人性化两大使命。很遗憾的是,中国医学界全然没有掌握理论"发球权",只是一味地跟风讨论。所谓理论"发球权"本质上就是提问权,而非解题权,当然不是一般的提问,而是针对医学的全球性、全局性、战略性问题进行提问。当下,有两个尚处于萌生期的重大问题摆在我们面前,希望中国学者熟思于先,凝练成为厚重的世纪命题:一是"全人医学模式",二是"医学的现代性困境及其突围"。

全人医学、全人照顾、整合医疗模式受到医学界全人教育理念的启发,也源自安宁缓和医疗的临床策略,逐渐地将医学的思域由躯体干预、心理抚慰,提升到灵性照顾层面。身—心—灵的整合相较于"生物—心理—社会"医学模式有更丰富的内涵,也是被专门化、客体化、对象化趋势分裂的四大医学向度(生物的、理化的、社会的、人文的)的弥合,实现全科协同(科间)、全程统筹(从健康到疾病,从初生到死亡,从治疗到康复)、全队介入(医—护、心理师、社工、康复师)、全能应对(技术胜任力,兼备人文胜任力)。这些理念已经在临床医学人文层面发酵,希望理论界有所升华,产生新的世纪之问。

当代中国医学处在三大转型的交叠之中:一是社会快速转型,不仅从封闭走向全面开放,从计划经济走向市场经济,从农耕社会转向工业社会甚至后工业社会,引发社会各阶层的激烈震荡,部分社会诉求与矛盾转向医疗与健康领域;二是疾病谱的变迁,医学的转型,从生物医学模式转向身心社、身心灵的医学模式,无论医学界还是社会大众都表现出极大的不适应;三是新医改带来医疗保障覆盖面的迅速扩大、支付方式与体系的巨大改变,而医疗体系的体制机制与治理模式还存在众多遗留问题,亟待改革与完善。社会就医心理与行为、医患关系也随之剧变,转型期各种矛盾集中凸显,中国医学的现代性危机呈现"风急浪高"的特点,具体表现为"求医不甘,死不瞑目",医生被"妖魔化"、医学被"污名化"、医患关系"恶质化"的深层危机一时难以缓和。为何医学做得越多,抱怨越多?在低技术时代,患者对医生、医院的满意度高,而如今的高技术、高消费时代,反而出现了低满意度?为何个别医护人员占据了技术制高点,却失守了道德制高点?为何在互联网时代,社会对医疗保健知识了解越多却误解越深?这些困惑已经在深化医改的进程中逐一暴露,但人们往往只是将其作为管理问题或者体制机制问题予以分析,并提出相应的破解办法,而没有置于理论医学的高度来透析,寻求社会文化心理的整体解决方案,也没有在医学的价值旨向上探究现代性危机。这方面亟待医学人文学界给予有深度的理论开掘与理性建构,形成中国特色的医改基础理论,以及针对中国问题,面临技术主义与消费主义双重纠结的技术哲学反思。医学技术哲学的危机感还不是一般意义上的技术批判与反思,而是对新的技术创造物(手术机器人、克隆人)的伦理定位以及人—机和人类—人类创造物并存、并行境遇中人的主体性的维护。

医学人文的生命力在于临床基础与功能拓展，它不是空穴来风，而是情感和价值呼唤。医学人文也不是空洞说教，而是心灵的修补与修炼，是精神和信仰的建构，是理论底气。当代医学人文不是客厅里的闲聊，而是坚实土地上的耕耘，具有坚硬的五大使命：人文医学致力于学术拓展、价值引领，承担着理论医学建构与论证的使命；人文医疗旨在推动临床医学人文的建制化、操作化；人文医管倡导以人性化为特色的基础管理与管理创新；人文医教追求全人医学模式引领下的教学改革；人文医改旨在超越金钱、技术，直抵人性，破解医改深水区的难题。

人文医学的理论拓展应归属于医学论（Medicine Studies），它发端于科学论（STS）。医学不仅是科学与技术（有用、有理、有根），更是一门人学（有德、有情、有灵），具有生物学属性、理化属性、社会属性、万物之灵的人文属性等多个向度。西方的知识谱系中有"STM"（科学、技术与医学）的平行或并列理解。

首先是关于医学学科属性与向度的叩问。百年来诸多医学思想家对此都有自己的独立见解，譬如贝尔纳（Claude Bernard）直觉（实验医学路径剑走偏锋的躯体维度不会被医学哲学所认同）、奥斯勒（William Osler）命题（医学是一门不确定的科学与充满可能性的艺术［Medicine is a science of uncertainty and an art of probability］）、薛定谔（Erwin Schrödinger）命题（生命现象可能用理化原理来充分解释吗？表达了新物理学的追寻，希望摆脱机械论、改变传统物理学的格局来充分解释生命，预示了原子物理学、生物物理学、生命物理学的逻辑进路）、穆森（Ronald Munson）的挑战（医学不可能是一门科学）、舍勒（Max Scheler）的位序学说（从感官到算计、生命感、崇高感、神圣感，揭示与维护生命神圣和职业神圣）。

医学目的的反思与讨论直击医学与衰老、死亡的较量。古希腊神话中就有阿斯克勒庇俄斯与宙斯的博弈，宙斯指派阿斯克勒庇俄斯去救死扶伤，却又不允许其起死回生（当阿斯克勒庇俄斯能够起死回生时却被宙斯用雷劈死了），开启了全新的医学范畴与张力的思辨：征服与敬畏，苦难的拯救与灵魂的救渡，医学的理想与理想的医学；好医学、好医生标准的建构，理性与经验，预防与治疗，干预与顺应，消杀与共生，观察与体验，治疗与照顾，实验室路径与博物学路径，循证与叙事，理性与良知。从而寻找新的融涵性：知识不是信仰，生命无比神圣，技术不是艺术，真理不是真谛，正确不一定正当，工具不是目的，科学不是绝对，规范不是刻板。

医学现代性危机的突围挖掘医学做得越多抱怨越多，了解越多误解越深的价值悖反，反思占据技术制高点却失守道德制高点，得到了真相却失去了真诚，得到了真理却失去了真谛的价值失序，以及低技术—高满意度、高技术—低满意度的价值错位。

临床医学人文作为一项职业素养着力培育人文关怀能力，其本质是人性甘泉的灌注，是服务者目光、语言、肢体（体温）、知识、情感、意志、心灵的投入，常常表述为关注、关切、关心、关怀。其特征是发自内心的真牵挂（不矫揉不做作）、普适性（无差别）、难测评（不易量化、评估），定价的模糊与泛化、无止境，包含着理想主义的"乌托邦"（无痛、无疾、无死、无哀）希冀。其价值基线是慈悲为怀、宽厚为怀、无条件、无歧视。其精神底蕴是仁爱、博爱天性，对弱者的悲悯，利他主义的道德境界，同病相怜的体验映照。其难点是关怀的具象化、细节化、强度、可感受性。

临床医学人文训练不仅增进人文胜任力，还旨在刷新医学人文的观念，重新标定临床医学的价值基线。一是重新审视医学的目的与张力,譬如真理与情理、知识与信仰、知识增长与精神发育、科学与人学、技术与人性。二是认同语言的抚慰、故事的启迪、观念的隐喻跟手术刀、药片一样重要,有时比它们更重要。三是确认照顾比治疗重要,陪伴比救助重要。治疗、救助的窗口小又窄,照顾、陪伴的窗口大又宽,医学无法包治百病,但可以通过照顾、陪伴关爱百人,情暖百家,安顿百魂。四是认识身—心—灵、知—情—意、救助—拯救—救赎、救渡的递进关系,树立更高的救治目标。五是明白医学人文关怀不能止于怜爱,仅有爱是不够的,要帮助病患确立新的生死观、疾苦观、医疗观。

现代医学人文的精神发育经历了二战之后的思想史陶冶,源于对职业良知的叩问。前已提及,1960 年秋,美国新罕布什尔州汉诺威市达特茅斯学院举办了一场"现代医学中良知的重要问题"研讨会,会议主席是著名微生物学家杜博斯(R. Dubos),此前,他新出版了一部质疑现代医学的专著《健康的幻影》。会议规模不大,但与会者都是鼎鼎大名的科学家、社会名流,有英国牛津大学内科学教授皮克林(G. Pickering),美国神经外科泰斗彭菲尔德(W. Penfield),著名内科学家麦克德莫特(W. McDermott),遗传学家、诺贝尔生理学或医学奖得主穆勒(H. J. Muller),达特茅斯医学院院长特尼,时任美国总统科技顾问的吉斯佳科夫斯基(G. Kistiakowsky),世界卫生组织总干事齐索姆斯(B. Chisholms),《两种文化》的作者斯诺(C. P. Snow),《美丽新世界》的作者赫胥黎(A. Huxley)。会议首次发出医学遭遇现代性危机的警讯,源自医学技术的长足进步带来健康乌托邦的幻觉,越来越多的专家认同技术万能、技术决定论,相信技术进步将解决一切人类疾苦问题,甚至逼退衰老与死亡。与会者提醒世人思考理性的医学如何在科学实在与生命存在、技术与人性之间保持张力,让医学真正回归人性,而不是任凭技术主义的惯性去泯灭人类良知。

这一技术进步、良知褪色的理念后来在当代医学思想史家詹姆斯·法努（James La Fanu）的专著《现代医学的兴衰》中得以延续，书中他回顾了现代医学的百年飞跃，认为科技革命，尤其是大科学、大药业催生了新技术的不断涌现，使得临床医学演化为临床科学，临床医生演变为医学科学家、技术工程师，病人成为受试者，甚至沦为非人化的小白鼠。伴随技术至善主义的抬头，技术至上、观察（视觉）至上盛行，必然带来医学的去神圣化、去主体化、去情感化，滑向对象化、客体化、数据化。医疗逐渐偏离了救死扶伤的目标，大药业主导诊疗指南与临床路径，检查、处方越来越多，越开越长。于是产生四大悖论：医学做得越多，医生受到质疑和责难越多，医学污名化、医生妖魔化越甚，医患关系越紧张；医疗技术越进步、越精致，健康知识越普及，老百姓误解越多（无知反倒无畏），社会对健康越焦虑，对医疗安全越恐惧，在死亡面前高技术也是无效（失灵）技术，无法阻挡死神的脚步，只会让濒死的痛苦延长；现代医学越发达，人们对替代医学越热衷；高技术越普及，卫生费用支出及家庭负担越沉重，因病返贫的落差越惨烈，穷生富死越严重。

对于当代医学人文意识起到主要推助作用的还有阿西洛马会议，正是它开启了生物学研究中"应然—必然"逻辑的质疑通道。会议的缘起是这样的：1972 年，美国斯坦福大学生物化学家保罗·伯格（Paul Berg）和他的团队从感染猴子的病毒 SV40 中分离出一种基因，采用化学方法将其组装到达姆拉噬菌体的基因组中，首次实现了不同生物体之间的基因拼接。伯格团队本来计划进一步扩大战果，将这种组合的杂合体基因插入大肠杆菌，但冷泉港基因实验室的罗伯特·波拉克（Robert Pollack）提出质疑，认为 SV40 会让小白鼠和仓鼠罹患癌症，如果将这种病毒基因插入存活在人体中的细菌可能存在致命的危害。于是，伯格团队放弃了拟定的试验计划。推而广之,伯格与波拉克提议警惕基因新技术的风险,于是,由美国国家科学基金会、国家癌症卫生研究所资助,于 1973 年 1 月 22—24 日召开了第一次阿西洛马会议,一百多位顶尖的生物科学家与会,重点讨论生物实验中使用病毒可能产生的潜在风险,附带也讨论了重组 DNA 的技术问题。就在同一年,基因内切酶技术取得重大突破,使得实验室里可以自由剪切组合基因片段,鉴于这一技术可能产生严重的基因伦理风险,在全球一百三十多位专家参与的讨论核苷酸研究的戈登会议上,英国生物学家爱德华·兹夫(Edward Ziff)与保尔·赛达特(Paul Sedat)建议会议主席马克西姆·辛格(Maxine F. Singer)重视新技术可能导致有害 DNA 被快速制造与扩散的风险,安排特别程序讨论这一生物危害。尽管许多与会者只关心技术问题,但因为辛格的坚持,还是把许多科学家的注意力引导到生物危害的伦理风险上,最后形成共识:戈登会议建议国家科学院设置特别委员会调查重组 DNA 技术在应用过程中可能产生的生物安全问题。这一共识公开发表在 9 月 22 日出版的《科学》上。时任美国科学院院长的菲利普·汉德勒(Philip Handler)根据这一建议责成伯格组建一个八人专家小组调查此事。1974 年 7 月,尽管该小组内也存在争议,最后还是决定公开致信《科学》与《自然》杂志,提出暂停重组 DNA 技术应用研究的倡议,并着手制定将这些危害降低到最低程度的工作流程与规范。1975 年 2 月 24—27 日,包括生物学家、记者、律师、官员在内的一百四十余位代表再次聚首,召开第二次阿西洛马会议,分三个小组(动物病毒、真核细胞、质粒和细菌 DNA)就重组 DNA 研究可能产生的法律与伦理问题展开对话和交流。争论的激烈程度达到白热化,拥护自律派与反对自律派(包括双螺旋模型发现者沃森[James D. Watson])互不相让,会议因此陷入僵局。最后是印第安纳大学法学院法律专家罗杰·道凯(Roger Dworkin)的发言让会议纷争的天平朝着自律派一方倾斜,多数人转向支持采取谨慎的态度思考规避潜在风险的安全规制和指南。1976年6月23日美国国立卫生研究院正式颁布了《有关重组DNA分子研究的准则》,开启了生物科学共同体内部质疑新技术"应然—必然"的行动逻辑,高度重视新技术发展中的不确定性与潜在风险,将人类共同安全使命作为技术发明发现最高诉求的行动逻辑之门。

四 医学的现代性反思与医学人文的理论基石

在中国,医学现代性的反思也可深究至马克思的异化理论。在《1844年经济学哲学手稿》中,马克思提出四种异化类型,在其文本阐释中侧重于第三、第四种异化。其一为劳动产品的异化(人与机器,人与金钱),技术理性的惯性与滥用,如计算机/手机对于人的奴役,将活法变成算法,从人是机器(通过机器放大、延伸人的功能)到机器是人(机器剥夺、取代人的功能,继而取代人的地位,剥夺人的价值)。其二为人的生命活动的异化(人与身体),癌细胞的畸变,成长、成熟至衰老过程的负熵特征。其三为人同其类本质相异化(人与本我,人与自我):性本善的恶行与性本恶的良心发现,劳作与快乐(幸福)到职业耗竭与不幸,专业人士与成瘾症者(一个人手中有榔头,觉得到处都是钉子;手术医生发展到"嗜血"性,见到血就兴奋;支架医生发展到"嗜支架",人人都是支架的适宜对象,都可以通过装支架获得冠脉功能改善)。其四为人与人相异化(人与人):相爱相杀,恋人之间爱恨情仇、医患之间关怀与怨恨(以怨报德)的转化,关怀—感恩机制的异化,技术进步与道德滑坡,高技术与低满意度,技术制高点与价值制高点错位。

1845年之后,马克思逐渐形成历史唯物主义的异化概念。异化是指主体活动及其产物成为独立于主体之外的客观力量,这种力量不受主体的控制,反过来,主体受到这种力量的控制,譬如"弗兰肯斯坦"(被人制造出来而又祸害人的"超人")、影像技术、高智能的人工机器人。犹如技术的双刃剑效应,物化也具有两面性。在马克思眼里,有两种物化,一是自然境遇的(适宜)物化,一是被异化的(过度)物化。他揭示了物化与异化的关系:如果把物化定义为人的本质力量外化为物,那么异化就是这种外化的物体反过来成为统治、奴役人的异己力量。

运用马克思的异化理论剖析现代医学的技术内核,我们可以获得更多的价值彻悟。可以说,几乎所有医学新技术都潜伏着异化的种子。譬如,许多新技术都带来新的人文(伦理与法律)困惑。在体外受精、试管婴儿等辅助生殖技术出现之前,自然受孕过程中精子、卵子在母亲体内短时间(10 小时内)完成结合,形成受精卵。但是,体外受精技术出现之后,这一过程在体外的实验室试管中完成,受精卵存活并冷冻保存很长一段时间(数日、数月、数年),就有被毁伤、被窃取、被藏匿的风险,而且还会产生生命属性的纷争:未在子宫着床的受精卵是什么,是生命还是非生命?生命的起点在哪里,是具有生命活力的胎儿,还是具有生物活性的受精卵?当精子、卵子成为独立于男女身体与性活动的外在物,成为交易与医疗干预的对象物之后,便产生了诸多新的权利与责任、风险与获益。自然排卵是限量(1—2 个)、周期性、瓜熟蒂落的,但人工排卵、取卵则需要使用高强度药物进行逆周期的促排卵(5—8 个或更多),使用内窥镜进行取卵等创伤性操作,然后置于人工环境中(试管)保存,这一过程给被取卵的女性带来巨大的干预风险,甚至危及其生命。这也给卵泡带来生存适应的问题,它们跟谁的精子结合形成受精卵,在谁的子宫中生长为胎儿(可能是代孕母亲),在谁家(不同的养育家庭)养育,都存在很大的不确定性,于是便产生胎儿遗传谱系的迷乱,不知道谁是母系谁是父系,亲缘关系迷茫,"我从哪里来"(血缘身份标记)成为一个谜团,从而因生殖标记迷失而产生人类种族与家族、血缘(关系)归宿的"漂流瓶现象"。成年之后,他/她们的婚育、性关系都有遗传谱系不清的伦理风险和近亲联姻导致遗传疾病的潜在可能。代孕也带来母子关系的多角化,甚至产生同宫异代的伦理尴尬,也催生女性身体工具化、商业化的忧虑。

器官移植技术的突破带来脑死亡认定的伦理困境。实践中,为保证移植器官的新鲜度,手术时机十分敏感,过早会产生伦理与法律问题(活体摘取器官),过晚则移植器官存活概率下降。而且判定脑死亡之后,为保证移植器官的新鲜度也需要对逝者进行医学干预(使用抗凝药物或者插入动脉导管),这一侵袭性、伤害性干预往往是附加的,不是为了逝者获益,而是为了器官移植者获益,这也给医患之间的知情同意增加了新的难度。

伴随着基因测序等人体遗传信息的敏感捕捉,循证医学对于疾病证据体系的高度透析,以及电子病历等医疗信息技术的发达,公民健康指标、疾病信息、遗传信息的获取、储存、传播变得越来越便利,也使得这些信息被曝光、传播的风险窗口越来越多,被商业利用的几率越来越高,如何保护个人健康指标、疾病信息不受他人窃取及恶意传播,既涉及隐私权的保护,也关涉个体尊严的维护。谁来保护患者的健康隐私,如何防范个人健康指标、疾病信息、遗传信息被泄露,谁有权共享这些信息,如何共享,都不仅是医学伦理问题,还是卫生法律问题。又如医疗帮助与医疗伤害的边界在哪里,是改善病情还是加剧病情?另外,医者行为的正当性问题,也存在正确与正当、科学与伦理之辩,为解除痛苦而协助死亡是否正当?治疗失败引起的身体伤害与蓄意伤害、柳叶刀与匕首、交响乐与噪音的区别在哪里?结果相同，不同的是医者的良好动机，双方的信任理解，事前主客双方充分的知情同意程序，操作行为的合规性。还有医疗行为的特殊免责性，医者只能承诺诊疗科目和过程规范化，无法承诺结果获益性。当独断专行的医者（权威、家长制）遇上任性自负的患者，如何理性决策？于是，两难选择便摆在我们面前。

总之，在不太长的历史时期内，医学人文学科已由"独钓寒江雪"的小舢板逐渐壮大为"卷帘天自高"的江海巨轮，它最令人折服的精神桅杆在各种波浪轰击下已经高高地竖起，那就是医学致力于提升人的全面发展，医疗眷顾人的尊严，坚守以人为本的价值，不断克服技术主义、消费主义的物化、异化、歧化、退化，向着人的全面解放，人与自然、人与技术、人与人和谐共生的目标迅跑。

主要参考文献

1. 张大庆：《医学人文学导论》，北京：科学出版社，2013 年。

2. 美国《人文》杂志社、三联书店编辑部编：《人文主义：全盘反思》，多人译，北京：生活·读书·新知三联书店，2003 年。

3.〔英〕阿伦·布洛克：《西方人文主义传统》，董乐山译，北京：群言出版社，2012 年。

4. James La Fanu, *The Rise and Fall of Modern Medicine*, London：Abacus Press, 2011.

第二讲

现代医学的人文拷问

一 医学的胡闹与混账

在我们的日常交往中,有些词语是需要进行一番甄别的,譬如"胡闹""混账",不捋就不识真容,常常被偏见拽着跑。

先说这"胡闹",原初的意思大概是指"胡人(老外)的嬉闹",并无贬义,不知什么时候我们的先祖看胡人不顺眼了,或者被胡人戏耍了,抑或大汉民族的自大意识膨胀了,一怒之下,把"非我族类"的胡人的闹腾节目给"贬"了,于是,把"胡闹"定义成"不合情理法度的勾当",实在是词语之林的"冤案"。

电影《心灵点滴》就记述了一位医学生的"胡闹"经历。故事源自一段真实的经历:帕奇(Patch Adams)20 世纪 60 年代末进入美国弗吉尼亚医学院学习毕业后,他成立了一个诊疗中心(影片中的安排是他在医学生阶段创办了一所"健康中心"),致力于推行一种更人性化的治疗方法。二十年后,他的个性化的诊所受到了媒体的青睐,他也出版了一本书。在书中,帕奇阐述了他的幽默处方,解释了他为什么总是在"胡闹":包括影片中展示的形象——穿戴得如同一只大猩猩，在病房里堆满气球或在浴缸里装满蜡烛，以便在精神上接近患者或单纯让其发笑，甚至毕业典礼上还有惊世骇俗之举。帕奇以当代医学人文先行者的身份提出了医生应该治疗人，而不是疾病，他坚信，与患者同情、共情（感同身受）和心灵相通，对医生来说与前沿技术一样重要。

在技术主义的医学与医疗语境里，"人本质上是不值得信任的，医生也不需要病人的信任，医学院校的首要任务就是：通过严酷无情的训练，把人性从医学生身上剔除出去，由此来驯化、强化医学生，然后使他们成为医生"——这是帕奇就读的医学院的办学原则。在这里，学生被训练为"医生"；在这里，医生是至高无上的权威，是冷漠的代名词。而在帕奇的理念中，医生不仅救治他人，更重要的是扶助他人，医生在人们最脆弱的时候提供治疗服务，也提供抚慰和希望。

影片中有这样一幕：教授带领一班学生在医院现场教学，他们来到一名糖尿病患者病床前，教学严肃地进行着，"糖尿性溃疡、淋巴水肿、坏组织、抗生素、截肢……"一串专业名词从教授嘴里说出，所有的学生都在忙着向老师提问和记录老师教授的治疗方法，根本没有人注意到这名病人早已紧张和害怕得面如死灰，脸上充满了绝望，在他们面前病人仿佛只是一具没有感情的标本，唯有借助自身的疾病才有机会博得教授的关注。没有人注意到这一切，除了帕奇。

帕奇问道："她叫什么名字？我想知道她叫什么名字。"

顿时，所有人都惊奇万分，仿佛遭遇了外星人一般。是啊，医学院的学生，不问专业问题，却只关注这些无关紧要的身份问题，这太匪夷所思了。因为在这里所有的患者都是没有姓名的（如同731营地里的"马路大"，只有"5床的糖尿病患者"诸如此类的代号），所以也从来没有人教育学生们要去记住病人的姓名。（如今，我们许多假日里参加"飞行手术"的专家也大都记不住自己刀下的患者姓氏名谁、年方几何,却熟知其罹患何种疾病、手术指征。)

帕奇微笑着跟那位病人打招呼:"嗨! 你好!"病人的脸上出现了感激和笑容。

其实,这里隐含着一个重要的医学服务命题:病人是何人？是需要医疗技术处置的"符号人",还是与医院缔结商业契约关系的"陌生人"(情感上形同陌路的"路人"),是罹患疾病等待救助的"朋友",还是我们身陷苦难中渴求拯救的"亲人"(衣食父母,不是亲人胜似亲人)？从道德与哲学层面看,只是利益共同体,抑或还是道德共同体、价值共同体？这个问题不厘清,职业冷漠就成为合理,也无法杜绝,也就没有医患之间温暖的春天。很显然,影片中,帕奇没有唱道德高调(把病人当亲人),而是将病人视为失去健康的"好朋友",善良、悲悯、无私的爱、技术手段的毫无保留(包括有风险的探索性处置),这些职业禀性都适用于这个角色定位,而无须超拔到狭小的亲人范畴。

在为人含蓄、拘谨,行事庄重、严肃的职业环境里执业的中国医生并不完全认同影片中帕奇的"胡闹"行为,譬如在儿童病房里把灌肠的气球套在鼻子上,把体温表、输液用的架子和夜壶都变成杂耍道具的那些情节(对此,许多医生观众认为有些过头,甚至会被周遭误解为精神不正常)。帕奇为了把病痛缠身的病人逗笑,成天穿色彩鲜艳的花衬衫,装上小丑的红鼻子,或是扮成大猩猩,甚至还有一次为了替一位病人实现梦想,在游泳池放满面条,让这位病人如愿在面汤里游泳……导演设计的这些情节有些过度游戏化,显得不合常理,离奇得无法通过正常努力而实现,可能由此削减人文关怀的正当性,但却能令人坦然认同他的治疗理念——欢笑是最好的处方,从而反省传统医院制度下的麻痹不仁。医学关注的人不仅具有生物学、理化学科的属性,还具有社会性、人文性。医患之间也是一种社会化的人际交往，不应该照传统教科书所言，作情感切割，反而要贴切相连。所以医生不该只是躲在象牙塔里做实验，或是开药动手术，而是要尽早地学会和人相处，学习倾听和交谈。医生面对的不是某一种病，而是一个有思想、有情感的鲜活的人。因此，必须向陈腐冷漠挑战，也许不必扮演小丑，却应该引导病人开心，像帕奇一样主动地跟病人交谈，亲切地称呼他们的名字，分享他们的快乐和梦想，也分担他们的痛苦和悲伤，从内心深处给病人带来欢笑和温暖。他让病快快的孩子恢复笑脸，给病入膏肓的老人带来快乐，让原本死气沉沉的病房重新充满活力和希望，即使面对那些已经被宣判死刑的病人，也让他们走得坦然和无憾，带着微笑离开。

影片中有许多发人深省的对白，最引人深思的是："死亡并不可怕，可怕的是冷漠。"

医生抗击疾病的努力可能会失手，也可能失败，但假如以慈爱面对患者，以救赎的精神，陪伴患者度过疾苦，则双方都可以从慰藉中获得圆满。医生这个职业的神圣之处在哪里？人类无法逃避死亡，医生所做的一切都是为了让人们更坦然面对，心态平和地接受死亡，避免身心的煎熬和折磨，而这一切过程的杀手是冷漠。我们付出的快乐永远比从中得到的要少，经营快乐是项稳赚的营生，用微笑点燃人性中的善，用善去延续人类间的爱。不要将救死扶伤看成是医生天经地义的责任，其实每个人都应该有帮扶他人的恻隐之心，那是中国传统文化镶嵌在我们心灵深处的精神遗产。生活中，常常有人会问医学生，医学生也会经常独自叩问："什么是医学？"权威辞书上赫然写着"医学是科学，一门研究人类健康维护与疾病诊疗、预防的科学"，这样的定义没有错，但是特鲁多医生用毕生的职业感悟道出了医学的真谛：人性关怀的窗口大于技术服务。

再说说这"混账"，本意是商务交往中的"账目混杂"，它会给正常的商务结算带来一些混乱。解决起来并不难,交易双方坐下来细细分辨开来就是了。不知什么时候开始,"混账"也变调了,逐渐演化成一个道德感、情绪感都很强的训斥语。其实,这世界是复杂的,许多事、许多学问都遵循"混沌"的原则与规律行事,不会全是"小葱拌豆腐",需要"顾左右而言他"。因此,我们不能完全以会计或审计的头脑处事,把"混账"的眼光与多元的思维统统打倒,也不能一听说"混账"就毛孔发冷,以为在挨骂或者受斥。

无疑,人类认识自身的医学是复杂的,它的身份就有些"混沌":"医学是什么"一直是一个问题,是科学?是人学?在国人这里,无论是知识分子还是普罗大众都坚信医学是科学,只有"一小撮"人文学者认为医学也是人学(包括人的科学),但在西方,"医学不是科学"的认知却是十分普遍的。或者可以折中一下,医学既是科学,又不是科学,基础医学是科学,临床医学更多的是技术与艺术,因此,诺贝尔奖的医科项目叫"生理学或医学奖"。

要厘清医学的属性问题,还得先定义好"科学"的内涵与外延。在中国,社会大众语境中的"科学"是真理的代名词,是正确性、实用性、权威性的知识与方法,在这个意义上说话,医学必定是"科学",这涉及医疗活动的社会合法性问题。

严格意义的"科学"源于西方的两大历史思潮,一是古希腊学统中"为真理而真理、为学术而学术的,而非功利地对自然界的纯粹理性与客观秩序的探索活动"。这种类型的科学,"五四"时期被译成"赛先生",颇为传神。它的特征是内在性、纯粹性(非功利性)、批判性、建构性,科学思想史家吴国盛称之为"沉思型的科学"。

对"科学"的另一个理解是指欧洲大陆在文艺复兴之后,伴随着近代实验技术与方法兴起之后的"以预测为先导(自觉的而不是自发的)、锁定特定的研究主题与条件、随机取样、可重复实验、运用统计方法进行结论分析"这样一系列重证据、重实证、重数学运用的还原论研究流程与形而上学的思维范式。其特点可以归纳为真理性、探索性、客观性、随机性、可重复性、功利性，吴国盛教授称之为"力量型的科学"（一说为"实验型科学"）。

如果按照广义的科学定义，医学即科学没有疑义，但如果遵从严格意义上的"科学"传统与立场，医疗活动中的许多程序与内容是必须"入另册"的。譬如"病因"，科学的病因学必须是客观的，因果链条的演进关系是循证的、确凿的，统计数学的导入提升了医学群体研究、疾病一般规律的认知水平，但是无法突破"个体"医学研究的复杂性"高墙"，抵达"个体"人类的多样性、复杂性包裹的"真理内核"，何况我们当下许多的病因追究仍然是离体、动物体、静态、单因素、单向度、线性的初级研究，需要在活体、人体、动态、多因素、多向度的高级研究层面上"补课"，因此，许多情况下，尤其是个体疾病的因果分析都是推测性的、或然的、片面的。现实的研究瓶颈是"脑科学"的精微奥秘至今迷雾重重，人类的躯体性，即生物学属性与灵魂性，即心理学、社会、人文属性无法在这里融会"并账"，只能简单"混账"。

病因学的"混账"境况必然波及治疗学，科学的治疗应该是针对真实病因的"靶心"处置，但无奈很多情况下，无法寻找到真实的、彻底的、完整的"靶心"，也就无法给出病因学治疗，而只能作发病学、症状学处理，甚至只能作泛化的准心理学治疗（安慰剂治疗，而不是严格意义上的心理治疗）。心术不纯者更是为了提取药品奖励，把有用的、没用的甚至有害的药品统统堆上去，开的不仅是学理上，更是良知上"混账"（医德沦丧）的处方。回顾一下近代医学的历史，检点一下自己的医疗行为，医学都干了些什么？都能干些什么？我们应该建立自省力，尤其对于人类在医学上的"拯救力"（干预力）不应该太狂妄、过分乐观，要常怀敬畏之心。在临床上常常有这样的现象：资深大夫说话、下结论比较谨慎，多是"以×××多见""以×××可能性大""我们将尝试做×××治疗"云云，恰恰是初出茅庐的医学生口气最大、结论最肯定。在美国撒拉纳克湖畔有一座医生的墓，墓碑上这样写道："有时，去治愈；常常，去帮助；总是，去安慰。"这个墓志铭大概真实地表达了近二百年来人类医学与医疗的心态与姿态。

也许，仅仅从理论医学与伦理的层面来讨论有些"干涩"，我们可以回到鲜活的医疗生活中来"拉家常"。一个医师与患者共同的日常经验就是——疼痛。在临床上，疼痛是最普遍的主诉，最直接的求医动因，是底座最庞大(病因最庞杂)的"冰山之尖"，也是遭受社会批评最多的医疗项目，如"治标不治本"的症状学处置，"头痛医头，脚痛医脚"的局部治疗，其实，根子都在疼痛形成、表现的多元性、多样性、复杂性上。在患者的主诉中，疼痛的叙述(部位、频率、强度，忍受度，伴随感受，前因后果等)是最主观、最直觉、最个性，也最富有想象力、最离奇、最矛盾的"文学"与"司法"素材，每一次疼痛的发生与演进都有一个精彩的人生故事，都是一个心理、社会事件，一个判例，甚至是一个精神事件。仅仅从生物学向度去解读是分内的、省事的，但却是苍白的，也是片面的，而一旦归于心理、社会、人文的非躯体领域，又是一场无谓的"知识游戏"，依照当下医疗现场的繁忙景象来说几乎是奢侈的、几近无聊的"虚韬"与"折腾"，最终难以在有效处置上有所"作为"。所以，许多临床大夫不愿意接受"混账"的多元探究思维，而惯性地循着生物学还原论的思路继续"分账"下去，一时恐怕也难以指责他们。不过，一旦脑壳里(脑科学)的秘密被破译，生物—心理—社会—人文的交换密码与机制被找到，局面就会发生巨变，它的意义将会大于 DNA 双螺旋模型的发现，也会比 DNA 的模型与机制更美妙复杂,到那时,人类不仅可以轻松地疗治疼痛,还将在更广阔的天地里认识生命、疾病、死亡,驾驭自身的命运。

风物长宜放眼量,如果着眼于未来医学的远景,着眼于医学的"必然王国"境界,当下还是应该有那么一些对"混账"的宽容以及进取之心。

二 医学的颜色与变色

医学是什么颜色?大概没有人认真问过这个问题。其实,它也算得上是医学人文的一个母题,因为它不只是一份职业的社会表情,同时也是职业自省的一道精神豁口,只是常常会被世人担心流于感性,因而不归入严肃的思考。对个体经验而言,色彩的感受具有社会性格,能折射出人们的心理、审美特质,同样,通过一门学科和职业的颜色可以解读它的人文禀性。不信?试试吧。

作为社会公共愿景,医学是红色的。那是"红十字(红星月)"旗帜的颜色,它闪耀着人道主义的光芒,热烈、奔放,同时又慈悲、善良,在战地,在灾区,垂危的伤者、奄奄一息的病人,只要举头而望还能看见飘扬的红十字旗帜,生命就有希望。红十字精神的伟大在于救助不分阶级、政党、信仰、意识形态、种族、肤色、性别、年龄、尊卑、贫富、美丑,展示了一种博大无私的爱与纯粹。

作为生命与人文的寄托,医学是绿色的。那是大自然的本色,绽放着蓬勃之花,涌动着盎然生机。人类在自然医学阶段,治病疗伤、内服外敷的药物大多是生鲜草木(虽有动物、矿物入药,但绝大多数是植物药),医、患眼里是一片绿色的天地。绿色也昭示着人与自然、病人与医生之间的和谐关系。

作为心理关怀，医学是蓝色的。疾病常常伴随着焦虑，甚至是恐惧，蓝色可以给人以安宁、恬静、温情之感，让人面对生命的陡峭山坡与悬崖，不再沮丧，不再忧伤。

作为现代职业象征，医学是白色的。"白衣天使"给人的第一印象是洁白的大口罩、整洁的白大褂，背景是白病房、白床单、白机器、白药片，白色喻示着无菌、敬畏、肃穆、神秘、距离、服从与纪律、巨额的消耗与艰难的支付，也散发几丝淡淡的寒意，同时透出浓烈的技术主义的肃杀与消费主义的沉重。

其实，在熟视无睹的现实生活中，医学的颜色是朦胧的、杂色的，对许多人来说是无意义的。人们的视觉体验似乎已经失去了"人文的记忆"，这是令人感到悲愤的。我们不是一群思想的动物吗？但细细一想，也许这种追问完全是一种苛求，不是人们不愿意思考，而是缺乏"精神拷打"的径路，毕竟当下医学人文的空气是稀薄的，人文思辨的"扫帚"还扫不到职业底色的"房间"，我们需要来一次彻底的"重新清扫"。

我们常常用"变色"来表述革命与颠覆，来描述社会的转型与政权的易帜，其实，医学的"变色"也是近代社会转型中一道特有的风景（暂且不去追索远古先民由"本能的医学"向"经验的医学"的演进）。17世纪中叶以来，人类医学在短短的一百年里，就完成了从"经验的医学"到"实验的医学"的"变色"与"转型"。在中国，这个进程晚了两百年，但时间错后，大戏照样演，只是剧本有些"变"：19世纪初，西医大举进入华夏，中西交争，也用了一百年，医疗与保健主体易位，传统中医不断地边缘化。无论是最早发生在欧洲的那场"变革"，还是发生在中国的这场"转身"，都是一次"变色"，其基本模式是知识与技艺方面由"绿"（自然主义）变"白"（技术主义），人文主义追求与道德实践方面由"绿"（人本主义）变"红"（人道主义），同时也在不断变"黄"（拜金主义、消费主义）。变而化之，蔚然成风。因此，从思想史的"有色眼镜"看去，百年医学的激荡变迁是政治体制、思维观念、人文、社会、科学、经济生活"巨变"的一个混合反应，一个鲜活的"变色"标本，它对东西方来说都是"人文传统的失落史"，是"科学建构的突进史"，还是"人文传统与科学建构的冲突史"。也许它的表征只是服用的药物由"绿"变"白"，医疗场景由"家庭"转到"医院"，由徒手的"望闻问切""视触叩听"到"声光电磁"的探头"包围"、"血气液津"的精细化学分析，由简陋的"刮骨疗毒"到精妙的"器官移植"，我们"征服"了大量"微生物"的"叛乱"，也"替换"了许多失职的"人体零部件"，甚至已经从基因层面破译了生命与疾病的密码，不久将可以控制"生老病死"的进程和"扳机"……这一切都是不争的事实，我们有理由"欢呼"，有资格"加冕"，但是，还不能说人类医学完全掌控了生命的"波澜壮阔"，在疾病地图上，我们已经"占领"了"交通要道"，但离全面"光复"还很远，何况疾病的版图还在不断地扩张。最应该反思的是在"一路高歌"的突进中，我们还需要"谦卑"与"敬畏"吗？我们也需要"盘点"当下的技术进步付出了多么沉重的社会代价，还应该"丈量"曾经、即将面临的"思想沼泽"有多远，我们将如何跨越？譬如：技术主义的异化如何限制？消费主义、拜金主义的贪婪（另一种"白色污染"）如何遏制？技术完美与道德完美的分裂如何弥合（"红"与"白"的交汇）？失落的医学人文传统如何找回？又如何创造性地重建新的人文主义大厦？这无疑是一次医学角色与视野的重新确立，我们这一代医学家大概不能只是技术前沿的"狐狸"（智者），而应该成为背负人类生命质量提升、创造社会福祉的"大象"（圣徒）。

总之，职业的"变色"成就了医学的繁华梦，也带来它痛心的人文失落，这似乎应了"熊掌与鱼，不可得兼"的事理，但历史不会倒退,去重新唤回技术短缺时代的那份无奈温情,我们渴望的是人们能在技术飙升与人文抚慰之间实现一份自洽,创造一种和谐。

三　现代医学的向度

"向度"是什么？它是一个物理学概念,意思是说物理量的递延具有一定的方向性,是一个"矢量"。后来,人文研究把它引入精神生活的梳理与建构,借用它来揭示思想流变的多向性与当代思潮的多元生态、主流趋势。毫无疑问,这个概念和它提示的思维镜像,对医学生与他们的老师来说有些陌生,因为,这之前很少有人用这个概念来叩问医学,说起来这恰恰是院内医学人文"贫血"的标志(说来奇怪,科学人文的学术人群恰恰熟知这个概念)。

医学是人学,它不仅仅是人类关于自身形态、功能、代谢现象与规律,生理、病理、药理知识,诊疗、护理、康复技术体系的建构历程,也是生命中痛苦与关怀、苦难与拯救,职业生活中理性与良知的搏击、升华的精神建构历程,因此,医学的精神向度是相当丰富的。现代医学是医学发展的最新阶段,它所呈现的精神向度不仅是丰富的,而且是精彩的。

向度思维是学科前行的战略审视与考量,具有这种思维境界的人不多,也不必多,各个学科都一样。在现代医学园圃里,早在20世纪70年代末,就有一位叫恩格尔的大夫,极力倡导新的医学模型,推动医学由"生物医学模型"向"生物—心理—社会医学模型"转变,力求从本质上改变现代医学的视阈,丰富现代医学的向度。这一变革直接改变了人类"健康"的基准与定义,健康"不仅只是没有疾病和虚弱,而且应该在躯体上、精神上、社会上保持完满的状态"(WHO关于健康的定义)。这一转换对于现代医学的向度拓展是有限的,只是初步延伸到社会学的领域（心理学本来就是现代医学的"近邻"，相形之下，现代人文学科不过是它非常边缘化的学术"远亲"），尽管如此，它对于现代医学的"现代性"凸显却具有划时代的意义。在思想界，学术的"现代性"不仅仅是学科知识的线性递进，只在内容上呈现当代形态，而是在演进路径、学科形态、思维方法等诸多方面对既往知识本体进行反思与批判，并在反省中完成螺旋式提升。其中最鲜活的命题、最迫切的使命就是对"知识技术化"的冲刷，以及对"知识思想化"的培育。而"知识技术化"恰恰是现代医学的致命伤，论及"知识思想化"的气息，现代医学更是相当缺乏。

　　知识的技术化，表现为两个特点：一是在非常狭小的范围之内，处理一点一滴的问题（有类于医学研究中的还原论思维与形而上学方法）；二是这种知识以及研究主体都努力与活生生的人和社会相疏离。相反，知识的思想化则在活生生的人与社会的关联上做点滴的事情，融合成完整的人，汇流成完整的社会与时代，成就一份人生与社会的承担。在法国存在主义大师萨特看来，前者只是技术家，后者才是真正的知识分子。在现代医学与当代医学家面前，也横着这样一个岔路口：是走知识技术化的路，还是走知识思想化的路？这关涉学科未来的活力、职业的尊严。少年时代读西方乡村小说，依稀有些相似的记忆，就是小镇的"良知"总是由三个人——牧师、校长、医生来承担的，遇事镇长都要问策于他们，似乎威猛的警长也只是"劳力不劳心"，细心想来，作为小镇灵魂人物的医生大概不只是会处理躯体的伤痛而已，而是具有良好的人文素养与超凡的人格魅力。

　　人文主义，无论是人文主义理想，还是人文精神，抑或人文知识谱系（哲学、历史、文学、艺术、宗教五大学科），对于医学都是一个传统而又崭新的向度，比恩格尔的"生物—心理—社会医学模式"更加

"波澜壮阔"。它不是对技术向度的稀释,而是其"立体性"丰富,不仅对医学与医家的精神内涵有极大的拓展,同时也给予医疗以"矫治性"(建设性批判)提升与人性的滋润。因此,现代医学人文的兴旺之日,也是现代医学的现代性"灿烂"之时。

何谓医学的"现代性"的灿烂?首先,它是**"有用"的医学**(人文主义并不排斥技术向度的充分发展),完成从"有效"的医疗到"高效"的医疗的技术飞跃。继而成为**"有理"的医学**(理论医学)、**"有根"的医学**(医生),在这里,不仅只是述说技术之理,还应该展示哲思之理、智慧之美,有历史的积淀,有人文的渊薮,有伦理的关怀,有人与人心灵深处的呼唤与辉映。由此真正超越医学的技术功能,成为**"有情"的医学**(医疗)、**"有趣"的医学**(医疗与医生)。归根结底,成为**"有生命"的医学**。那才是"现代性"医学理想的港湾。

由此看来,我们完全有理由热情地拥抱"医学人文",把医学多向度发展的罗盘同时对准医学人文的向度,提速!!

四 现代医学的"内衣"

"五四"学者是开放的,也是有趣的,他们把西方的"科学"与"民主"引入华夏九州,冲撞了几千年的庙堂文化,闲时还不忘一一冠之以中式雅号。根据词首发音,科学成了"赛先生",民主成了"德先生",朗朗上口,一来将严肃的概念拟人化了,二来也将高深的学理世俗化了,人们谈论起来便顿觉轻松、亲切。根据这一原理,这近代舶来的西方现代医学(Medicine)便可称之为"麦先生"了。

其实,从"科学"到"赛先生"、"民主"到"德先生",语境与语义是有着些许差异的:"科学"的理解偏向于知识本体,是人类的一大知识体系,而"赛先生"则除了知识之外,包含着它的文化土壤;同样，"民主"侧重于学理、制度、实践，而"德先生"则可能囊括知识之外的历史传统、社会与精英表情等。前者是"硬"表述，后者是"软"表述，打一个俗的比方，前者是原生态，"光着膀子"，后者出了厅堂，"穿上了衣服"。所以说，回眸一百余年风云际会，叩问"五四"的使命是否完成，一定要看你定的是什么标准：是"科学"的标准，还是"赛先生"的标准？如果是前者，成绩斐然；若论后者，打些折扣，也就是说"赛先生"被扒了"衣衫"，"光着膀子"进了国门（相反，"德先生"的"衣服"被允许拿进来了，"身子骨"并没有挤进来）。拿近代思想进程中的大是大非命题打这样的比方的确有些不雅，但仔细想想还算贴切。

回头来看看"麦先生"，论血统，它没有"赛先生"纯正，是一个"混血儿"，有科学的血脉，也有"人文学科"与"社会学科"的基因。但是，在中国，一般的理解都是将"麦先生"看成"赛先生"的兄弟，姑且如此吧，我们也可参照"躯体""衣服"二分法的思路来发些议论。

毫无疑问，一百多年来，西方医学的知识、技术在中国的传播与运用十分深透，而且，"麦先生"也不曾跳过"脱衣舞"，相反，它的"服装"还不少，有西装，也有中式大褂，有时装，也有唐装。这几年，医院管理几乎"全盘西化"，医学社会学系列、医学人文系列也大举登陆，医学模式转换的呼吁、医学目的的讨论、医学伦理的论争都"热热闹闹"，外加传统文化中的儒道国粹近来备受推崇，中西会通的实验也给"麦先生"披上不少中式衣衫，总之，"麦先生"的外衣是越来越华丽了。伴随而来，医疗体制改良的"药方"越开越猛，圣徒式的典型人物越树越多，无私的先进事迹越讲越神（先进人物的道德奉献不是一种普世的伦理实践），但是，医患关系越来越僵，道德空洞越填越大，二十多年风风雨雨的"医疗改革"还被某研究机构宣布失败，真是委屈。为什么？没有人说得明白，其实，若是有跨文化经验，将今天中西的医学生活略作比较，或者循着历史的线索去追忆20世纪初叶的医学教育与医事活动，不难体察到"麦先生"在今日中国的"不爽"与"尴尬"，在于他"光着膀子穿西装（或唐装）"，实在是少了一件"内衣"。

这是一件精神的"内衣"，它是每一位投身医学职业的人士毕生中对生命意义与独立职业价值的追索，是一份映照职业生活全部的"终极关怀"，是从业者心灵深处独立的价值高峰与行为"戒尺"（职业图腾）。它可以清晰地表述为：无条件、无理由的"善"与"向善"（前者是职业价值归依，后者是职业过程的体验与追求）。它常常表现为一种浓烈的宗教情怀（一种宗教式的职业献身精神与姿态，不一定非得"受洗"、拜神），一份对人类生命的无限虔诚与热爱。前一阵子，有经济学家预言：没有教堂的市场经济是危险的，因为它无法分辨商业游戏规则（"逐利"最大化）与道德沦丧（贪婪、强食弱肉）的行为边界。同样，没有终极意义烛照的职业生活也是危险的，必然会走向伦理失范、道德崩坏。对医学来说，尤其如此。而现代医学在中国的百年实践中，我们常常在淡化、消解、迷乱固有的终极意义和独立的职业价值。

这种消解表现为两种形式：一是以"真"压"善"。这是技术主义者、科学主义者的姿态，我们的大多数管理者也接受或默认这一观点，推行的结果是技术进步，人性淡漠，道德滑坡。当一群职业人完全失去了道德敬畏时，他们的集体意识与行为一旦失范，将是一幅十分可怕的社会景象，不幸的是这一景象似乎正快步向我们走来。二是以"公共价值"来取代"独立价值"（"大一统"意识作祟）。这是王道主义者的主张，从"天下为公""平等、博爱"到各种倡导奉献的"主义"都是阶段性的、公共的社会价值追求，但医学作为特定的职业，有着以"人道主义"为基线的独立价值（而且不应该在它身上加任何定语，包括"革命的"），还应该允许医学的职业生活与俗世的宗教生活结合，共同完成"善"与"向善"的心灵净化与道德实践。在全世界的医务界，"红十字精神"除了人道主义本色（拯救、施舍、同情）之外，也包含准宗教的普爱精神与奉献精神。"麦先生"在西方就与基督文化有着紧密的联姻，中国现代医学教育与交流的先驱们也大多具有深刻的宗教背景与宗教情结，这一选择似乎没有什么罪孽，相反还令他们笃定了无私服务社会的信念。中国一流的热带病专家钟惠澜教授在回忆一代名医林巧稚的德行时曾深情地说："林大夫和我都曾经是虔诚的基督徒，笃信耶稣，但并不是一种宗教迷信，也从不做礼拜。只是崇拜耶稣为人群献身的精神，并以此为自己行动的信条。"（在厦门市各界纪念林巧稚大会上的发言）而公共道德教义中浸泡的后一代人在离开"政治挂帅"的时代转入市场经济的价值多元环境时，他们的职业奉献与道德自觉远不如当年林巧稚（改造前）们那样笃诚、坚定。善良、纯粹的基线伦理与道德追求被私下里讥为"犯傻"，不时发生的医疗失职与腐败事件已成为千夫所指却又司空见惯的社会顽疾。更可怕的是责任人的嘴上往往挂着优雅的职业微笑，面对媒体与公众，满嘴都是高调的公共道德教条，知与行断裂，诚与信缺失。这比单纯的道德沦丧更要命。对此，抱怨与讨伐大概都无济于事。依我之见，还是赶紧为"麦先生"找回那件丢失的"内衣"，或者再置办一件新的合身的"内衣"。都难，都难！

主要参考文献

1. 尘元：《在语词的密林里》，北京：生活·读书·新知三联书店，2008 年。

2. 〔英〕罗伊·波特等编著：《剑桥医学史》，张大庆等译，长春：吉林人民出版社，2000 年。

3.〔英〕约翰·V.皮克斯通:《认识方式:一种新的科学、技术和医学史》,陈朝勇译,上海:上海科技教育出版社,2008 年。

4.〔美〕杰若·古柏曼:《医生如何想》,杨小山译,长沙:湖南科学技术出版社,2012 年。

第三讲

医学的现代性魔咒

　　林林总总的医患冲突案例,不仅表达了大众对医学、医疗、医院道德形象与职业行为的理解与情绪,也引出消费时代医学人文价值重估和重建的话题。无疑,媒体上的这类案例大多是典型的,而且是情绪化的,既有"白毛女"式的冲突,多由医院方倚仗卫生行政、技术霸权独断强行,谋财误命,最终诉诸法律裁决(刑法序列以伤害罪惩处,而不是单纯民法序列以赔偿而结案),亦有"威尼斯商人"(莎士比亚的一出名剧,写犹太商人的劣行)式的冲突,医者冷漠、贪婪,处事严守规则却消弭了固有的道德和人性温度,商业逐利和价值恶性被放大,最终也导致医患冲突的不可调和性。这类报道的集丛性不仅导致医疗职业的社会信任度低下,甚至还在一部分当事者心中形成顽固的仇医情绪。在此,我们不能指责或拒绝新闻监督的职能,但应该看到,这类案例的频发并非偶然,决非一张"医疗腐败"的标签能够包罗起来定性,也并非出几位惩治恶医的"包青天"就能消解社会层面的信任危机。相反,在"白毛女"与"威尼斯商人"式的道德清算中,人们很容易以偏概全,将作为社会群体角色的医者无辜地推上审判席。其实,在现实生活中,医疗欠费,殴打医护人员致伤致残以至致死的情况时有发生。究其深层的原因,仍然是公正与信任的危机。靠单方面的职业道德教诲、道德偶像的宣传难以填平医患之间的信任鸿沟。此时，医学人文学科应该走出书斋，承担起消费时代医患价值重构的道义和责任，同时也彰显和重建自身的价值。

一　消费时代的医疗景象

无须赘言，消费时代是市场经济的产物，它有别于短缺的战时供给时代与计划经济时代。对医学来说，知识和技术商品化了；对医疗活动和医院机构来说，一者医疗产品完全按照市场原则进入流通和交换，二者医疗消费的供求关系不断变化，买方市场的格局已经形成，在许多地方，卫生资源发生了结构性过剩；对百姓来说，针对医疗服务的支付有了自主选择的空间；对社会来说，卫生保健服务支付、交易中的公开、公正、公平性，成为政府监管、舆论监督、行业自律的新课题。在这里，"公开"可望打破医患之间的信息不对称，把药品生产、流通，器械使用的成本，专业服务中的知识技术含量充分告知患者，帮助他们建立适宜的代价评估体系与支付选择能力。"公正"涉及医患个体在医疗保健活动中各项权利，尤其是决策权、决策参预权的划分和制约，其基本权利是宪法赋予公民——也是纳税人（医患双方共享）的生命权和健康权（医疗权），患者一方还享有支付所取得的消费者权利（在欧美以病人权利法案来确定）包括叙述权、解释权、自主决策权、知情同意（选择）权、要求保密权、隐私权、追究权案等，医者取得执业资格后所享有的隐私询问权、处方权、技术处置权、伤残与死亡证明权、意外伤亡的责任豁免权等，以及由消费服务合同（挂号为凭）关系确定后按合理价格执行的报酬索取权、遵医承诺征询权等。这些独立权利并不难认定和理解，难就难在医患之间的权利边界的划分与制衡，权利保护与道德自律之间的协同。医学人文的职能就是要提供公正与公平的合理性论证以及与人文传统的对接。从这个意义上讲，消费时代医学人文学科的价值重建，其基点是实践性，即贴近世俗生活、直面现实危机、服务现实的制度创新和管理优化。

无疑，消费时代的思想基调是消费主义，即把个人的物欲满足和身心快乐放在第一位。这一思潮促使人们不断追求新潮的、奢侈的消费品以满足自己的精神快乐。此时的消费已不再是一种生存的手段，而被看成生命的目的，为消费而消费。消费主义折射出人性的弱点，需与要，适宜、合理的消费与过度消费、浪费的边界不清，消费（欲求最大化）具有强大的惯性与加速性，导致消费竞赛（欲望膨胀），消费越来越快，越来越多。欲望的特征是不可满足，不能满足，需要人性的价值、灵魂的力量来平抑。

弗洛姆在《占有与存在》中说得好："看起来，我好像拥有一切，实际上一无所有，因为我所有的，所占有的和所统治的对象都是生命过程中暂时的瞬间。"生命的短暂性（死亡的风险无时不在）是针对消费主义的一剂清醒剂，花钱买不到命，也买不来健康，诊疗中的人财两空是给医学领域里消费主义泼的一盆冷水。生命中，宿命与欲望有着永恒的纠结：欲望是鲜活的，宿命是残酷的；欲望是张扬的，宿命是收敛的；欲望是红色的，宿命是黑色的。

当下，人们普遍不接纳痛苦与死亡，对痛苦和死亡采取一种完全抗拒的态度，认为医疗技术是推土机、电熨斗，是自动售货机，医院里有先进的设备和药品，医生应该包治百病，这是天大的误解。在当下高科技、高消费、高风险的现代医疗格局下，似乎一切失治都是医学的失职，一切死亡都是非正常死亡，都是医生、医院的过错，而不是自然归途，无论多么高龄离世都被解读为"因病（疾病肆虐）抢救无效（医学无能）"，这已成为消费时代价值迷失的风向标。

二 医患失语与"人"的失踪

医学人文并不神秘,作为一种理念,它倡导对人的关怀,主张以人(医院情景中主要是指病人或接受医疗服务的人)为中心的医学价值观。于是,医学的故事首先是人与人的故事,而不是人与机器的故事。这个故事从门诊开始,医患之间最普通的沟通是对话,即言语的交谈,包括叙述与聆听、描述与解释。今天的医患危机与医学人文的缺席就始于对话,熟视无睹却又十分严酷的现实是患者叙述权与解释权被剥夺,处在一种"失语"与"半失语"的状态,表面上看是叙述语码的世俗化与科学话语的严谨性之间的分歧,即社会语言与职业语言之间的不可通约性,本质上是"病人世界"与"医生世界"的深刻差异以及技术与人性的冲撞。

毫无疑问,医患之间的交谈在约定氛围中进行,"陌生的听话人与讲话人"到"理想的听话人与讲话人"之间有着漫长的距离,除了少数亲情求医与友情求医,这个距离感的缩短需要人性与人格的黏合,也就是说在技术服务之前,有一双方角色确认的仪式,双方是平等的对话者、交谈者,病人有充分的叙述权、解释权,在自身病患诊疗过程中是积极的参与者。美国著名医学人类学家凯博文(Arthur Kleinman)在他的《疾痛的故事》(*Illness Narratives*)一书中论证了这种参与的合理性与必然性:从现象学观点看,我们每个人都"是"(be)他和她的身体,而且"有"(have),即体验(feel)一个身体,生病的人就正"是"(being)并体验(feeling)一个与自我有别也可能与他者(正常或生病)相同的生病的身体,也就是说,这个人也可能像医生一样以超我之心在观察自身的病体,同时在体验自己的病患,比较平时的自我与病中的自我,当下病中的自我与既往病中的自我,并按照自身病患意义模型（症状象征、文化突显的病痛、个人的社会背景）进行诠释和评鉴，也就是说，他们既是故事的主人公，又是讲故事和收藏故事（病史）的人。在我们的医疗生活中，医患差异转换成医患冲突的起爆点恰恰就在于只重故事的结果，而忽视故事的主人公和讲故事的人。诊室里的对话往往十分简约（只是一个典型）：

医生：哪里不舒服？

病人：头疼（头疼可以是一个色彩斑斓的故事）。

医生：几天了（指的这一次发作）？

病人：三天了……（欲言，被制止）

以上是诊断学教授的主诉必备要素，随后的询问则可能是"公费还是自费？""带了多少钱？"了解之后便急匆匆地开出一堆检查单……"检查去吧！"当然，所有的检查完成后，医生会认真审单，做出诊断，然后给予处方，但初诊场面是十分无为的，这种医生很像是莫里哀喜剧《屈打成医》中为了藏拙而寡言少语的冒牌医生斯嘉纳赖尔。病人走出诊室，抱怨骤然升起：其一，医生不耐烦，不让我说话。其二，医生不真诚，打发我去做检查，不认真听我说话还让我多花钱。其三，医生不相信我，只相信机器。从医学人文的角度分析，其缺失是十分明显的。首先，医者只重视机器的检测与观察、描述，忽视现场的观察与描述，忽视体验层面的叙说。其次，医者对症状的理解指向生物化、平面化、片面化，而漠视疼痛背后丰富、立体的社会心理、文化人类学内涵。没有诉说，没有"故事"，也无法采集到鲜活的诊断素材。最后，医患之间信息严重隔离，交流不畅，先是病人叙述不充分，然后是医生叙述不充分，没有意识到叙述与对话在医疗人际交往中的价值。本质上是忽视医疗活动中人的需求规律，每一位病人上医院，看医生，通过支付来取得医疗、保健服务，必须完成几个确认：

一是对医生技术、人格的确认，将自己的生命交付一个陌生的他来处理是否合适。二是对支付的合理性的确认，值不值得。确认的方式就是交谈。因此，医患之间的交谈绝不仅仅是病史的采集，而是一个仪式，病人从中获得两个确认，医生从中获得患者的信任，同时也是治疗活动的开始，从心身医学的角度看，一切治疗、一切交往都包含了心理治疗，病人的叙述、倾诉即是治疗，但前提是必须有职业的倾听者、对话者、引导者。对许多慢性疾病来说，交谈还是治疗培训，漫长的治疗过程中不仅需要技术精湛、道德高尚的好医生，也需要理解服从、善于学习、积极沟通的好病人来实现遵医关系的锁定，医疗方案的精细执行、反馈契合也需要多次交谈的资讯积累。

从商业关系上看，交谈是谈判，是对消费者权益的尊重与自我保护，一些昂贵的诊断项目、药品的使用需要作投入—效益分析及代价比较，要充分听取支付方的意见。虽然任何诊断手段与药品的使用都具有科学上的合理性，但如果代价超出其承受能力或造成其生命质量更大的伤害，则应选择替代或放弃，如让一位濒死的癌症患者多存活一天却需要他的家人饿一年肚子，应由支付者自行决定而不应强调技术的可能，更不能以科学的名义作道德上的欺瞒，譬如夸大某些诊断技术和药品的价值，从中谋利。现今揭露的许多医疗腐败案例的根结、历史遗留下来的医疗决策中的家长制传统，所有不平、不公，也是不善、不真的起点，都是医患双方信息不对称，缺乏交谈、协商。因此，一项全面的、制度化的对话机制的建立是消费时代中国医学人文建构的重要课题。既然"失语"导致"人"的失踪，就需要从治疗"失语"来改变这一境遇，找回失踪的"人"。当下的医患"失语"本质上是职业"失语"与制度"失语"。因此，情绪化的批评无济于事，必须在职业价值层面撕开缺口，同时在制度层面适度调摄，才可能真正颠覆现行的"意义"系统和"操作"系统。

其一，关于客观性与真理性。现代医学凭借声光电磁技术的装备建构了一个严密的客观化认知体系，以及理论化的真理论证机制，但医学的本质仍难以彻底告别经验性、艺术化，也就是说主观世界的合理性仍不容忽视。医患双方的接触与交往中，医生自恃客观性与真理性，欲排斥、消解来自病患世界的主观性、个别性，因此，只需采集最平实的访医诉求、最素朴的疾病感觉，认定一切病史都是现病史，如同克罗齐的名言"一切历史都是当代史"，而现病史则是由医生作为客观世界的主持者用眼、耳、手及其延长物显微镜、计算机断层扫描（CT）等仪器来记录和分析的，病人作为病患主体的体验以及由这种体验所产生的倾诉行为、解释话语统统被视为无客观价值的表达，只会干扰真理性。于是，不会说话的机器报告比唠叨的病患倾诉显得更有价值。其实，这是一个认识论上的迷误，主体的体验不仅是客观的，而且比观察更真切，不能因为非职业化的经验式表达、非术语的个性解释而否认患者体验的客观性，恰恰要格外珍惜这份来自体验世界的报告，即使是与现行医学的结论、规律相悖，亦可能是一种特例，是一只"黑天鹅"，可以用来丰富现有的医学知识系统。再者说，医患交谈并非全盘接受倾诉者的言辞，让倾诉者感受到被尊重与他的言语被采纳是两个不同的概念，完全可以有所区别。当然，医生的劳动应该按时间区段来计量，而不应只按预约个体来计算酬劳，必须从制度上尊重倾诉者和对话者的劳动。

其二，关于机器证据与适宜性。医学研究与服务的对象是人体，是生命，因此，客观性、严谨性是至高的职业原则。机器证据的提供恰恰高度契合这些原则，这也是技术时代给予医学、医疗实践的巨大福利。但医疗决策是一个经验性、客观性参半的过程，机器证据的多指标系统与高支付必须受到适宜性的约束，许多情况下都应回归到医患对话及听诊器、体温表等视触叩听技能的充分施展，那种以证据客观性、严谨性为幌子来滥用高技术的行为并非出于对证据本来价值和意义的尊重,而是畸形的技术主义的表现欲,或是设备商应用激励下丧失职业操守的丑行。当然,医院体制中如何将机器检查激励剥离出来,提高技术服务、智力服务的薪酬、奖励是一个现实课题。我们讲医患失语导致"人"的失踪,不仅走失了病人,也走失了医生,交往冷漠与医疗中的技术崇拜、机器崇拜是对医生价值的削减。任何时候,人都是机器的主人,人与人的故事比人与机器的故事更精彩。

三　当医生成为病人

《当呼吸化为空气》讲述了一个神经外科医生脱掉白大褂,换上病号服,罹患恶性肺癌,一度向好,又二度反复(复发),最后踏上死亡归途的那段身心灵煎熬的故事。2013 年 5 月,一段时间里无法解释的胸痛,一张问题 CT 胸片,美国斯坦福大学的神经外科医生保罗(Paul Kalanithi)被确诊为第四期转移性肺癌,年仅 36 岁。

常言道,"大病之后才明白",一位医生的病中彻悟不仅是人生价值的权重不拘于财富、地位、名誉,而更在健康境遇,还有对医生职业价值的反思,保罗彻悟到:好医生并不是起死回生的人——凡人终有一死——而是直面生死,引导患者及其家属理解疾苦、死亡这些事,并伸出温暖之手,去抚慰那些满布伤痕的躯体与灵魂,给予他们爱和力量。因为有一天,我们自己也需要。

不知从何时开始,医生穿上了象征着权威、力量、洁净、坚毅的白大褂,患者却要身着象征着谦卑、脆弱、无助、恐惧、焦虑、沮丧、迷茫的病号服,白大褂们也很少想到有朝一日会换过来。其实,白大褂不是疾病的盾牌,医者不是上帝,而是凡人,换衣服可不是小事,而是一次深刻的跨越,顷刻间完成了身份、地位、心理、社会境遇、伦理角色的跨越。当医生成为医生兼病人,既是病患者,也是治疗者,既是体验者,也是观察者,既是蒙难者,也是拯救者,既是同情者,也是被同情者。医患双重角色的叠加犹如道德"日全食",不仅身心一体,而且主客一体,"一体"共情取代了"异体"共情,此时,利他就是利己,以病人为中心就是以自我为中心,敬悉病人就是敬悉自己,伤害病人就是伤害自己。

疾病体验还可能颠覆医生对疾病因果的推论,不吸烟,喜欢阅读和户外运动的外科医生、新生儿父亲,应该不在肺癌高危人群之列,意外的"机缘"撞上了这位循证医学的坚守者,也让他对医学功能、技术价值、医生角色、医院服务内容(手术—药物)有了新的认识,自我诊疗评估使他发现某些实验室里的克癌利器在临床上疗效平平,个性化的诊疗远比方案化的干预显效。病后的抓狂也唤起他对医患疾苦共情的反思与忏悔,原来同情与共情并非一件事,前者只是例行的关注与不走心的慰藉。随之而来的是沟通、关怀的平面化、简单化,还有职业倦怠滋生的冷漠、技术自信滋生的傲慢、诊疗代价的欠考虑,以及冗余技术应用时的茫然。

还不止这些,还有更多的深意,那就是对医者第二身份的咀嚼。这个身份就是脱掉白大褂、身着病号服的病人。疾苦体验与咀嚼的丰富细节,会让医者超越教科书和执业经历中的感知,达到对疾病认知的突破。丰富真切的疾病叙事也揭示了生物医学视域之外的社会关系的震荡与破裂:如疾病角色的罪感萌生(深忧会拖累他人与家人),家人、同事、朋友心态与姿态的改变,一方面是亲友的充分关注、倾情眷顾,一方面是排除情感干扰,客观主义、技术主义的零度诊疗,难以接纳的是个别同事眼神里掩不住的无情、厌恶、躲避,言行的虚伪、欺瞒。患者对社会支撑,如心理倾诉、灵魂安抚有强烈的渴望,却时常感受到四壁茫茫无抓手的空旷,从而导致生命信心、信念的崩解,对生命未来的失望与绝望,对生命坦荡、豁达的匮缺。此时,更丰富的个体死亡想象,如死亡逼近的读秒感,死亡恐惧与重生渴求、现世眷恋,都一一浮现在眼前。

更为深刻的体验是通过医—患角色转换,医生(客体、观察的)与患者(主观、体验的)视域交融,医生对患者的疾痛、苦难从抽象同情到具体身受,引发道德感、使命感的升华,灵魂的向上与向善,从而替代由道德训导到伦理自觉的传统路径,完成从生命自觉到文化自觉的转化。

陪伴者、抚慰者、见证者、安顿者终于变成了被陪伴、抚慰、见证、安顿的人,生命进入倒计时,在迈向死亡的最后时光,最后的眷恋与抉择、身心灵的颠簸与跌宕无法自己观照,同为医生的妻子记录了保罗豁达、尊严、平静的生命离场经过,犹如泰戈尔笔下的秋叶之静美,那是他被诊断为肺癌后两年,年仅 38 岁。

四　征服疾病与敬畏生命

医学人文的价值关怀不仅弥散在诊断室里,也穿插在治疗的全过程中。治疗作为医疗的核心工序,更具有技艺的特征,现行的治疗观更反映了技术主义的脆性。众所周知,20 世纪最显赫的发明是抗菌药物,从百浪多息(磺胺药)到种类繁多的抗生素,创造了割灭与控制大部分传染病、感染性疾病的人间奇迹,也创造了一种治疗上的"传染病模式"。首先是要找到确切的病原体,再研制一种杀死病原体的药物,这也是一种典型的"战争模式",有"敌人",有"杀伤性武器",有"战场",有"战斗",把治疗关系定格成对抗关系,药物手册里有许多类药物都以"抗××"命名,抗生素、抗寄生虫药、抗感染药物、抗肿瘤药、抗过敏药、抗贫血药,连维生素 C 都曾叫"抗坏血酸剂"。其实,维生素类是营养要素,属于补充型的治疗思路,而非对抗型思路。从医学人文的角度看,"战争模型"的治疗观容易产生两种迷失:一是把病人当"敌人",把疾病与生命混为一谈。抗生素的摄入不仅杀死致病的细菌,作为代价,也杀死了正常的菌落,使人体内菌群生态发生倾斜,同时抑制人体内免疫功能,中间代谢物还可能引发免疫反应。二是确立了外在干预(涉)占主导的治疗观念。尽管还原论方法将生命如同"剥洋葱"式一层一层地分析、描述,揭示出微观世界的奥秘与过程,但并不等于被认知的生命过程是可以肆意干预的。在人类进化史上,优势选择与弱势淘汰机制决定着人与自然的适应关系,自洽与平衡都来自非干预或较少干预的内在反馈调节。从本质上讲,对生命的干预是有限的,也是无益的,因此,运用干预手段总是有条件的、阶段性的和权宜的,而抗生素为代表的"抗××"模式夸大了干预的价值和功能。另一项临床医学奇迹——手术学也助长了这种观念的傲气,解决了消毒与麻醉两大瓶颈问题的外科技术一百多年来发生了革命性的变革,手术摘割处置、器官移植、人工器官替代都为干预主义提供了有说服力的证据,似乎干预(涉)生命和疾病过程成为不言自明的定律,相反,那种维护自然平衡论者主张有节制地干预的观念被视为落后与保守。随着人类对自然生态过分干预而出现灾害性气候、环境恶化、生命质量下降等众多事件并引发讨论,生态学医学传统开始受到尊重,但在强大的干预主义思潮面前仍然显得弱小和苍白。其实,医学的选择不在于是否放弃干预,而在于确定干预的条件与边界,以及建立干预的远期与群体评估机制,以使"干预"成为医学的理性手段,而不是让医学沦为干预主义的精神婢女。随着医学模式的转变,传染病不再是健康的头号敌人,大量功能性疾病、心因性疾病、生活方式异动性疾病的出现正在改变人们的治疗观,自然疗法、心理疗法、行为疗法以及药祸、医(药)源性疾病所致的矫正性治疗都冲刷着现代治疗学的河床,动摇着干预主义的观念根基。

从医学人文学角度看,20 世纪的医学未能分开疾病与生命的认知疆域,将征服疾病和敬畏生命这一范畴的两极孤立起来,绝对化,讲"征服"而忘掉了"敬畏"。其实,人类对疾病的征服也是有限的,可以征服单一的疾病,但无法征服其全体。无论发生何种高歌猛进的技术飞跃,都将是如此。所以,史怀哲(Albert Schweitzer,又译施韦泽)在非洲丛林里与热带病搏斗近六十年,走出丛林时却怀揣着一套敬畏生命的伦理学纲领。在他看来,面对生命的个体,仅有科学技术的知识和实践无法进入医学职业生活中包含纯粹的理解和智慧的那片领域,也无法进行幸福与尊严的分享。史怀哲的"敬畏"既包括对疾病自然过程的认同,也包括对人的最高需求——尊严和幸福感的维护,后者是人的,也是人的医学的最终目的,征服疾病只是其中的一部分使命。

要在治疗实践中保持"征服"与"敬畏"的张力,还应切入另一个命题,即医学中的科学与人文的冲突。在医学科学高度发达,医疗技术日新日高的今天,人们从物理学与生物学、求真与崇善、人文传统(智者传统、博物学传统、有机论传统、生态学传统)与科学建构(实证、功得、还原论、形而上学)的差异中发现了科学与人文的价值冲突,并呼吁通过对话来达到共生、协同与平衡、契合的关系。很显然,在实践中这种努力有些一厢情愿,对科学与人文这"两股道上跑的车"还没有找到一个可以"并轨"的道岔,即使修建了"并轨道岔","扳道工"也存在着深刻的价值迷惘,这份迷惘来源于批判意识的阙如。作为基线式的认识,医学研究处置活体的生命、有意识的生灵,但在 20 世纪物理学理论和技术强势的拉动下发生了基线偏移。无须讳言,19 世纪下半叶至 20 世纪最显赫的学科是物理学,几乎所有的科学英雄都是物理学家,物理学的每一项新学说都让全人类为之震撼,物理学引发的各种技术进步都给各个学科及世俗生活带来巨大变革。尤其是医学,受惠最多:电子显微镜帮助人们认识到分子层面的生命构成、代谢方式;计算机帮助影像学一层一层剖析生命区段;还原论指示着医学的技术方向,几乎所有的生命现象都可以还原成机械的活动、热力学的运动,人就是自动化程度很高的机器,手臂运用杠杆原理与反馈控制,眼睛运用光学的透镜原理,耳朵运用声波振动传递原理……无疑,生命科学包含物理学的原理,但生命绝不可能由这些原理以及还原论方法所穷尽。而人类基因组测序工作框图的完成,系统揭示了生命奥秘的终端细节,被视为基础医学的划时代进步,它使得人类在认识自身方面大大前进了一步,从而为实证的、形而上学的科学建构挂上一块硕大的勋章,使得科学与人文的价值天平倾斜向科学一方。在此应当强调,绝不能低估这些技术勋业的价值,但医学人文的价值也不会消解,且不说由基因技术带来的伦理问题需要医学人文科学来调整、规范,来自体验层面的病患、痛苦、苦难仍然不能以基因技术完全揭示,因为,人的灵性所在、高级调节中枢在大脑,脑的奥秘仍然有待探索。即使有一天大脑之谜被解开,也不能说医学科学到达了顶峰,从终极意义上讲,生命是不可知的,是一条没有出口的隧道,所以生命是值得敬畏的。而终极的"不可知"不等于过程的"不可知",某种疾病、某种功能、某项代谢、某种调节机制是完全可以探明其过程和原理的。从现实功利角度看,医学征服疾病的业绩是巨大的,但面对病人,面对人类,失去敬畏之心的医学又是冰冷的、有缺陷的。医学人文就是要寻回这一份敬畏。它的意义不是为医学的知识和技术部分添砖加瓦,使之"更科学""更进步",而是转换其坐标,使之更多人伦的温暖,更多人性的理解和智慧。

应当指出，这里所强调的以"敬畏生命"为中心的人文旨向不是科学精神所能容涵的。科学精神讲科学历史中的怀疑、现实中的批评，讲打破偶像，挑战权威，通过这种姿态来培育创新，才使科学更科学，技术更进步。当然，怀疑也好，批评也好，需要建立一种历史的参照，当人们从科学史、科学哲学层面来把握时，科学是人文的，科学精神在本质上是一种人文学的姿态，但科学精神的旨向仍然是功能性的，目的是创新。而人文精神则是建立一种对历史传统和生命个体的关怀，这种关怀有时不是对真相的把握，甚至恰恰相反，它是培养对这种现象客观性建构之外的一种艺术化、人格化的距离感、神秘感的探究，本质上是建立一份真诚和敬畏。这与科学精神打破陌生感、追求彻底的透视感是相悖的。我们无法完全消弭这种非科学的价值追求，恰恰要正视这种差异和对立，树立一种二元价值观。当我们面对生命、面对医学，一方面要以科学精神去改变，以技术手段去干预，因为人类疾病的秘密是可以探究的，可以用人类的知识体系去刻画的，躯体功能、代谢也是可以改变的，疾病更是可以征服的；同时也相信生命的奥秘在终极点上是不可知的，是人的知识无法穷尽的，只能无限接近，因此，对生命应该常怀敬畏之心、关爱之情。我们现时代的医学虽然有了长足的进步，但仍然只能像美国纽约东北部的撒拉纳克湖畔的墓志铭所说："有时，去治愈；常常，去帮助；总是，去安慰。"这是一份理性的谦卑，也是医学人文的朴素境界。

五 生命奥秘的隐喻

中国古代哲人喜欢以寓言故事为意象，映射出不凡的思想意涵与隐喻，人们熟悉的许多成语故事里都富含着生命的哲理与医学的洞识。譬如《左传·成公十年》中的"病入膏肓"，膏肓之间是一个无法抵达的绝对空间,喻示医学存在着永恒的盲点,无法抵达全知、全能、全善之境,一切试图跨越这个不确定性的边界,抵达膏肓彼岸的人都是痴妄之徒(无独有偶,一百年前的美国医学泰斗奥斯勒也认定"医学是一门不确定的科学,充满可能性的艺术",无奈之余,才采纳特鲁多大夫墓志铭所言"有时,去治愈;常常,去帮助;总是,去抚慰",如果有一天医学能够抵达"膏肓",实现"总是,去治愈",那就无须人文关爱了);再如《山海经》中的"混沌之死",面目混沌恰是其生存的本相,当被西王母一厢情愿地美容成眉目清秀之时,便是它的死期,隐喻生命存在着永恒的不确定性,不可归结于实证主义路径的绝对真相,不确定性的驯服和偶然性、偶在性的消灭恰恰催生生命的末日;《庄子·养生主》中的"庖丁解牛",以解牛为业的庖丁手中那把刀用了十年,仍然跟新刀一样,缘于他善于用刀,从不以刀刃去硬劈骨头,而是穿行于骨节之间,喻示生命中有许多风险,只有规避那些林林总总的生存风险,才能游刃于无刃之间,无伤真气元神,长生久视;陶渊明笔下的《桃花源记》,樵夫穿越的秦人洞可以理解为一条生死隧道,洞外的"桃花源"就是奈何桥外的极乐世界,在那一方净土上,不仅生命空间得以转换,时间、身份也全都丢失,隐喻生命之轮回,遁入另一个更美妙的世界,死亡不足惧,甚至还有些可爱;《长阿含经》卷十九中的"盲人摸象",暗示在自然面前,人类的认知总是相对局限的,无法包罗全貌,以碎片化的认知视野只会作出以偏概全的判断。

如前所述,时至今日,生命的科学化与医学的现代化导致了"现代性魔咒"的流行,现代医学越来越不可爱了:医生做得越多,抱怨越多,挨骂越多;公众对生命、医学了解越多,似乎误解越深;生物技术越进步,人类反而越贪婪,越疯狂;低技术时代医患更容易和谐,社会满意度更高,高技术时代医患冲突频仍,满意度反而更低;医院占据了技术制高点,却失守了道德制高点,人们对高技术、高消费之下的人财两空越来越不接纳,一切死亡都是非正常死亡,都要通过打医生、砸医院获得补偿……难道冥冥中真有一道魔咒在暗中约束着人类?常人有可能知晓、破解这些魔咒吗?答案是魔咒与智慧的悟药早就在那里,世世代代都有哲人在不断地重复,只是人们不曾在意。在此列举几则,以醒医林智者。

1. 希腊神话中的"医神之死"

——救死扶伤与起死回生间有一道不可逾越的深壑

古希腊人创造了丰富的神祇体系,诸神诞生,才有百业传承,医有医神,叫阿斯克勒庇俄斯,健康女神则是美丽的少女海吉娅,他们都是太阳神阿波罗的后代。阿斯克勒庇俄斯是太阳神阿波罗和宁芙仙子科罗妮丝的儿子,经典形象是手执蛇杖,目含神圣,从容而淡定地迎击人类疾苦。古往今来,医界都将蛇绕木杖作为职业的象征。海吉娅则手持装有蛇的银碗,身旁环绕着象征吉祥平安的橄榄枝。海吉娅是医神阿斯克勒庇俄斯的女儿,因此才沿袭了蛇的图腾。阿斯克勒庇俄斯操蛇杖救死扶伤,几乎抵达起死回生的高度,谁曾想,其精湛医术引起众神之王宙斯的忧虑,宙斯担心他的起死回生术越位,改变人类生死格局,于是以雷霆处死了他。阿斯克勒庇俄斯之死告诫人们:医生是人,不是神,神尚且如此,何况非神的医者,尽管他们付出百倍的努力,仍然无法企及决定生死的高度,因为在救死扶伤与起死回生之间有一道不可逾越的深壑,所谓"道高一尺,魔高一丈",不可狂妄,也不可戏玩,虽有一往情深,难逃万般无奈,没有生机无限,只有危机重重,苦难、生死都是人类宿命,无法超越。那些试图踏平苦难、消灭疾病、征服死亡、永远健康的乌托邦念头还是趁早放弃为妙。

2. 柏拉图的"洞穴囚徒"

——虽置身现场,却未必就知道真相

在《理想国》第七章中,柏拉图构筑了一个永恒的"洞穴",人一生下来就是"囚徒",被囚禁在这个洞穴里,手脚被(固有观念、意识、习俗)捆绑着,躯体与头颅都不能自主动弹,眼前是洞壁,背后是舞台,舞台背后是篝火,火光将舞台上的表演映射在洞壁上,身在现场的囚徒便以为他们看到的影像是绝对真实的,其实,那只是影子,与幻觉无异。柏拉图要告诉我们的是"可见的不可见性":没有绝对真相,即使你在现场,真相在火光、映射、影像中早已丢失,我们捕捉到的只是光影,是被建构的镜像关系,是真如,而非客观的真相或本相。在当代,思想家苏珊·桑塔格复活了柏拉图的"洞穴囚徒"隐喻,告诫人们不必迷恋影像空间里的真实;尤其是医学界,不应该陶醉于那"并非真实本身而仅仅是真实影像"的虚拟世界,警惕"拍片"是对这个世界真相的篡改,此像非彼相,有影像未必有真相,摄影"既是核实经验的一种方式,也是拒绝经验的一种方式","既是一种虚假在场,也是不在现场的标志"。临床诊疗中,遭遇痛苦是一回事,向拍摄下来的痛苦影像讨生活是另一回事,影像泛滥会造成医者心灵的"钝化效应",对苦难的关注、敏感会弱化,同情、共情能力下降,道德麻木。技术化生存与道德异乡人体验纠缠的结果是人性的迷失。

3. 哈里·柯林斯与弗雷特·平奇笔下的"勾勒姆医生"

——用第三只眼去审视医学的目的和被异化的创造物

"勾勒姆"是犹太神话中亚圣用黏土和水制成的有生命的个体,它的实际操作技能比人类强,但无法克制与控制自己。医学也是被人类智慧建构的"勾勒姆",它的错误只能由人类来买单。面对生命本身的多样性、复杂性、不确定性、偶然性,医学这个"勾勒姆"可能因为自我(技术)惯性或狂妄、莽撞而产生异化,继而给人类带来不测。由此牵出医学目的与价值分野的争论,作为科学价值诉求的医学讲究真理性,作为救助手段价值诉求的医学讲究实用性,医学究竟是一门以群体利益、长远成功率为重的纯科学,还是一门以个人利益、短期效益为上的救助手段?两者不可通约,发生冲突时如何平衡?由于"勾勒姆"的隐喻对医学界而言比较陌生,需要进一步的诠释,因此,二位作者不厌其烦,以安慰剂效应、江湖医生得宠、扁桃体诊疗、替代医学的接纳、雅皮士流感和纤维肌痛等有争议的疾病的认知、对抗死亡的心肺复苏术(CPR)的无奈、艾滋病激进主义分子的权益、疫苗接种与父母的权利等案例,从社会建构维度揭示了医学作为纯粹科学、乐观技术的荒诞性,向人们展示了哲学叙事的路径与修辞空间。

4. 玛丽·雪莱杜撰的"弗兰肯斯坦"

——医生不能够也不应该充当上帝

《弗兰肯斯坦》是 19 世纪初叶在英国流行的一部科幻小说,也是惊悚小说的开山之作,作者是年仅 23 岁的玛丽·雪莱(Mary Shelley),她是诗人雪莱的继室。故事里的男主人公和怪物都叫"弗兰肯斯坦"(Frankenstein)。男主人公是一位聪慧而自负的医学家,他脱离科学共同体的伦理原则和监督,凭着强烈的探索欲与创新冲动通过盗墓获得优秀的局部器官(教授的大脑、铁匠的骨骼肌肉)拼接出一个有生命的同名怪物,成为其生命制造意义上的"父亲"。后来这个怪物作怪,祸及自身及家人、同学,高智商的他还嫁祸于人。最后,"父子"间产生了仇恨,争斗相杀,男主人公本人连同怪物都死于这场创新的游戏,"弗兰肯斯坦"也成为疯狂、邪恶的科学家(医学家)的代名词。深究起来,这场危机绝不是技术创新危机、生命管理危机,而是对人性迷乱、技术疯狂的节制与拷问,弗兰肯斯坦的悲剧给科学共同体留下三个巨大的问号:一是人类是否能轻率地启动人造人的技术进程?二是为什么高新技术不仅可以造福人类,也可能祸害人类,技术双刃剑锋利的刀刃如何接受伦理刀鞘的约束?科学家能否扮演或充当上帝?如果僭越自然位序,撕去生命的神圣面纱,抛弃敬畏之心,去充当上帝的角色,就必然要承受这个世界赋予的道义秩序责任。如今,器官移植在技术上已经没有多少瓶颈约束,能够发生的技术创新就应该发生、必然发生吗?再生医学、基因编辑实现人类功能增强,脑移植创造奇迹,低温技术追求死后复活……种种诱惑正在考验着医学界的道德智商。非不能也,实不敢妄为也。

5. 卢里亚的"老虎机与破试管"嘲讽

——医学正在大量吞噬金钱,却只绘出支离破碎的生命图景

《老虎机与破试管》是 1969 年诺贝尔生理学或医学奖得主卢里亚(Edward Luria)自传的书名,他以其一生的微观研究洞察、彻悟出一个道理,那就是医学界的技术竞赛如同往老虎机里塞角子,大量消耗社会资源,结果只不过在还原论的光环下造就了一只"破试管",即医学研究大量吞噬金钱,却只绘出一幅支离破碎的生命图景。在实验研究如日中天的黄金时代敢于剑指还原论的研究纲领,尤其需要学术勇气,更需要理论洞察力和穿透力。不过如何逃离还原论的羁绊实现范式突围,作者并没有给出合适的建议和解决方案。但即使如此,已十分难能可贵,要知道还原论背后强大的理论支撑是实证主义、证据主义、客观主义、机械论、对象化、数据化,在基因组学、蛋白组学、细胞组学、循证医学、大数据研究风行一时并构成巨大惯性的当下,卢里亚的哲学隐喻实在是一副难得的清醒剂,要真正悟透卢里亚命题的价值启示仍需时日。

6. 卢森伯格的医院印象："来自陌生人的照顾"

——越需要越撤离的病中情感支持

这个命题同样也源自一个书名，它是哈佛大学医学史与医学社会学教授卢森伯格（Charles Rosenberg）的《美国医院演进史》的主题。作者想要告诉大家，医学本质上是"来自陌生人的照顾"，也是与陌生人的沟通。沟通起点很低，凭着小小一张挂号单，医生成为病人个人生活的"闯入者"。为了医疗和保健的目的，患者要将个人的秘密告诉医生，让医生观看、触摸私密的部位，甚至冒着巨大的风险去迎接伤害性药物与手术的干预，而他们对医生的德行和技艺却知之甚少。人们在健康时，生活在适意、恬静的家庭氛围中，尽情地享受着亲人的眷顾与温情；而一旦病魔缠身，躯体与心理遭受伤害时，却要暂别亲情的环绕，被抛入"陌生"的环境，去向"陌生人"倾诉，并接受"陌生人"的救助与照顾。在各个悖论中，医护人员如何面对快速亲善关系，如何共情，才能与患者缔结情感共同体、道德共同体、价值共同体、命运共同体，这是横亘在当下紧张的医患关系，从失信语境到信任重建，以及未来民主化的医学格局面前的一道难题。

7. 战场伦理的异数：给重伤的战友补上一枪

——不是哗变，不是伤害，而是成全

这是伦理原则的一次战场畸变：战场上，奋力杀戮敌人、牺牲自我的自杀性袭击都会得到鼓励，牺牲者通常被尊为战斗英雄，获得军功。但枪口不能对准自己的战友。何时可以例外？只有基于战友尊严的他杀、自杀与协助自杀才被默许。譬如部队奉命转移时，通常要处置那些丧失了战斗力且无法转运的重伤员，这一行动会得到本人的认可甚至恳求，"兄弟，给我补一枪吧！"战地指挥官也会即时认可或默许。这里没有发生内讧，更没有叛乱或哗变，而是内部协商下、深情依恋下的自裁。大家都深知伤员死在自己的阵地上远比死在敌人的残忍折磨下更舒坦，此时，执行（补枪）者通常是他们的战友，开枪时没有任何罪感，反而认为是成全友人。由此类推，当癌症晚期患者经受着巨大的痛苦煎熬，且现有的医疗水准无力阻止病情恶化，要解除身心痛苦的折磨，死亡才是唯一的解脱之途，医护能否应患者或家属的请求提供慈善助死服务？如果战场伦理得到论证与认可，也就消解了医者危难救助的"单行道"思维和行为，软化了医者永不言弃的立场。此事关涉医者的尊严与价值，也牵系着他们的伦理底线与情感跌宕。缺乏足够的反思精神和无畏的职业勇气，没有医生与护士会否定临床行为的价值，深陷技术主义泥沼的人们有一千条理由为自己辩护，诸如：医者救死扶伤的天职；百分之一的希望，百分之百的努力……积极抢救原则指导下的心肺复苏（CPR）是本分，尊重患者意愿的拒绝抢救（DNR）才是大逆不道；认定一切死亡都是病魔作乱的非正常死亡，都有抢救的空间，都应该借助技术的力量予以抵抗和阻断。没有寿终正寝，唯有高技术抗争。救过来，皆大欢喜；救治失败，无限遗憾；人财两空的局面更是无法接纳与平衡，或者造就了技术支持下生存的植物人状态，欲生不能，欲死不甘，家人与社会投入巨大，生命质量与尊严丧失。医学总是在无限危机与有限治疗、生之诱惑与死之宿命，生命（神圣）无价与医疗有价之间荡秋千，英勇的医者不必像战士一样战斗到最后一颗子弹，而要像将军一样，既要与死神决战，也要与死神讲和。

8. 五味太郎的"鳄鱼和牙医"与孙思邈的"虎撑"

——医者的奋不顾身与奋而顾身

这个寓言源自五味太郎创作的一本儿童绘本《鳄鱼怕怕、牙医怕怕》,讲述了鳄鱼看牙医的寓言,鳄鱼犯了牙疼病,准备去牙医诊所看医生,出发前踌躇再三,它知道牙医诊所里全是各种刀叉钻磨的"五金器械",医生们都是"钳工",在牙齿上舞刀弄钻,想来一定会很痛苦,本来就牙疼,再去接受治疗岂不更痛?此时,在牙医诊所值班的大夫听闻鳄鱼要来看牙,也惊出了一身冷汗:那鳄鱼一口凶悍的牙齿,在我给他做治疗时一不小心合上牙床咬下去,我的两个胳膊就完蛋了。于是双方都陷入恐惧之中。这一天终于来到了,鳄鱼和牙医各自怀揣着恐惧和不安在诊室里相遇了,怎么办?好好沟通,解除不信任而产生的恐惧感,然后再进入诊疗环节。当然,绘本的本意是劝慰小朋友要好好刷牙,不要等到看牙时再后悔,然而,身处医患紧张关系中的医生护士则从五味太郎的叙述中读出医患"双恐惧"的隐喻。正是这份恐惧与不安让现代社会陷入两难:对于患者来说,医疗获益、风险、代价总是交互纠结,不可两全;对于医者来说,是奋不顾身,还是奋而顾身?孙思邈的"虎撑"隐喻为这一困局提供了解决之道。孙思邈(581—682),唐朝草医,技术精湛、医德高尚,被世人尊称为药王医仙。传说当年孙思邈进山采药,回家途中被一只斑斓猛虎拦住了去路。惊恐之余,药王发现它眼里并无凶光,只是趴在地上,张着大嘴,默默地望着他,像是有所乞求。药王仗着胆子上前端详。原来,那老虎的咽喉处被一块骨头卡住了,咽之不下,吐之不出,疼得它浑身直抖。药王欲伸手帮它拔出,但担心拔出时老虎一闭嘴,自己的胳膊就毁掉了。正在为难之时,他猛一抬头,看到扁担上拴有两个铜环。药王急忙取下一个放入老虎嘴中,将血盆大口牢牢地撑住。然后一只手从环里伸进去,迅速地将骨刺拔出,并涂抹上止痛生肌的药膏,救了老虎一命。很长一段时间里,每每药王上山采药,这只老虎都默默跟随,暗中保护。后来,人们把铜环制成手铃状的"虎撑",这成为游方郎中(串雅)的道具,他们身背药囊,走街串巷,手持虎撑,边走边摇,街坊听闻铃声就知道郎中来了。在今天看来,"虎撑"撑起的是医患之间的信任,患者不再担心自己的病无人治,医生也不再担心自己在治疗中受到伤害。这个寓言告诉我们:医者要创造条件为患者解除痛苦,同时也要有效地规避风险,奋而顾身比奋不顾身更明智。寓言中老虎尚知感恩,何况万物之灵的人类呢?

无疑,要破解医学的现代性危机,必须穿云破雾,去探究生死、疾苦、健康、救疗、预防、康复的初心,寻找内在的基本范畴,由此去洞悉生命的原初智慧,去彻悟职业真谛。说来有趣,医者丽塔·卡蓉(Rita Charon)曾经就自己的姓氏作过一次哲学叙事的尝试,她询问自己同为医生的父亲,为何姓氏里有一个"Charon",老父亲深沉地告诉他:Charon 的本意是"冥河摆渡人",生死之间有一条冥河,我们医生家族的子弟就是穿行于这条河流的摆渡人。摆渡人的工作不是绝地反击,也不是逢凶化吉,而是深情的陪伴、呵护、见证,它将给病人带去魔法般的欣慰,让病人在陪伴中与死亡和解,陪伴者在陪伴中也可发现生命的意义。好医生不是能够彻底击退疾病和死亡的人,而是能够帮助病人面对疾病与死亡威胁却仍然感受到恩宠与充满勇气的人。绝症病人最绝望的事不是疾病、病痛本身,而是极为强烈的被抛弃感、无意义感,这让他们感到无比痛苦。……丽塔·卡蓉从父亲的叙事中发现了自身的使命,开创了叙事医学这门新学科,也开启了破解医学现代性魔咒的新机遇。

主要参考文献

1.〔美〕阿瑟·克莱曼:《疾痛的故事:苦难、治愈与人的境况》,方筱丽译,上海:上海译文出版社,2010 年。

2.〔美〕保罗·卡拉尼什:《当呼吸化为空气》,何雨珈译,杭州:浙江文艺出版社,2016 年。

3.〔美〕卢里亚:《熊掌与鱼——一位诺贝尔奖得主的精神历程》,颜青山等
    译,青岛:青岛出版社,1999 年。

4.〔英〕玛丽·雪莱:《弗兰肯斯坦》,刘新民译,上海:上海译文出版社,
    2007 年。

第四讲

我们需要怎样的健康

  随着"健康中国"战略的全面实施,人们越来越重视健康,关注自身健康,每个人都在不断地叩响健康的门扉。一般来说,人们习惯于凭直觉,循常识,查词典,检索网络,也可以深入生命学科的谱系与奥堂,去咀嚼,去挖掘,去探究。什么是健康?知识论的回答通常是搭积木(格式塔)式的建构,内涵、外延的推敲,权威、共识的依从,而历史、社会、哲学、政治语境中的健康则不仅是建构的,也是解构的,对于健康促进者的哲理关切而言,应该作双向解读,而非单一的建构。

  什么是健康?有人凭直觉三分钟作答,有人用一生的智慧来作答,因为健康既是一个职业话题,也是一个公共话题;既是一个关于真理的话题,也是一个关于真谛的话题;既是一个简单的问题,也是一个复杂的问题;既是一个高深的命题,也是一个世俗的命题;既是一个知识的命题,也是一个体验的命题。对于这个命题,有人希望有"放之四海而皆准"的标准答案,有人则认为应该不断地审视,不断地重新定义,通过永远的提问、永远的续写,不断廓清人对自身生命的认识,对生命意义的理解。

一　健康的概念分析

英国学者米尔德丽德·布拉克斯特(Mildred Blaxter)在《健康是什么》一书中将健康定义为疾病的对应体,疾病不过是健康的偏差。健康,被作为一种功能,一种状态或境遇,一份平衡和动态平衡。不同医学模式语境下有不同的健康意识,当下流行的健康不过是生物医学认知的健康,如果将健康拓展到相关的社会模式,它便是一种资本、资产、产品、消费、交易、市场。

　　健康内涵、外延的规定性是不稳定的,存在着多义性,因此,有人戏称健康是一头盲人眼中的大象,一个丰富绚烂的万花筒,一道永远也无法平衡的不等式。健康还是一条奔流的大河,有方向,有速率,不是单向递进,而是双向变频、变轨、变奏,一方面越来越强壮、和谐、平顺(越来越好),一方面越来越虚弱、衰退,直至衰竭、衰亡(越来越坏)。因此,不同的维度、不同的镜像,有不同的阐述。健康内涵上的差异体现在视点上,存在着个体与群体,状态与趋势,局部考量与整体考量,宏观指标与微观指标,世俗认知与学理定论,主观感受与客观评价,生命要素与生命流程,生物学与社会学,循证与叙事,指标体系与心理、社会、文化境遇等不同的解读。需要应对空间(躯体,躯体之外)及生命周期中动态的健康漂移话题(生老病死,失能失智)以及健康储备的流失。健康境遇存在波动性、多样性、不确定性,生命无常,健康也无常,健康可能遭遇"黑天鹅"与"灰犀牛"事件的冲击,凸显出强烈的偶然性,如车祸、空难、战争、饥荒、瘟疫、动乱等偶然事件可以让健康顷刻归零。科学知识社会学(SSK)认为健康是科学与医学修辞规制下的生命书写。何谓健康人,何谓病人,不过是身份建构(医者评判,客观检测+自我意识、定义,自我建构),包含着身体政治（失健康即失自由），羸弱者、依赖者（累赘）隐含着被照顾、被歧视、被边缘、自我罪感。健康人与病人之间存在一个模糊的灰色地带，也有人虽然不正常，但不表现疾病，身心可接纳，如"神经衰弱"者。战场上，生病（发烧）、受伤（非重要器官中弹）的战士常常以健康人的面目出现，奋勇杀敌，称为"冲锋隐匿现象"。

　　健康外延上的差异体现在学科背景上：传播学、社会学境遇中的健康，主要关注健康认同与健康促进（公众理解健康）；医学、公共卫生境遇中的健康，主要关注健康教育与健康管理；哲学、历史、宗教、人类学境遇中的健康，主要关注健康观念与健康文化的塑造，从人生哲学看，健康是生命的理想境遇，既是生命质量和生活品质的考核与刻画，也是生命愿景的张扬；财政、经济学境遇中的健康，主要关注健康产业与健康经济；政治学、管理学境遇中的健康，主要关注国家健康（健康中国）与民族健康高水准、高境界的抵达。健康的语用学意义则随着语词的使用境遇而变化：健康作为名词，标注一种生命的完好、和谐状态；健康也是形容词，是正确、积极、和谐的同义词，譬如健康人生、健康社会；健康还是动词，健美之意就是健而美，通过健康行为抵达美的状态。

　　健康的词源学有中西之别、传统与现代之别。从词源学考察，其古希腊语为Υγιεια，指希腊神话中的健康女神海吉雅，相传她是阿斯克勒庇俄斯的女儿，因此健康（health）在古英语中有"强壮"（hale）、"结实"（sound）和"完整"（whole）之意。古希腊人把战神、奥林匹克竞赛的优胜者奉为健康偶像，从而赋予健康以集体、国家信仰与信念。古代中医将保命全生奉为健康，日常身体不求健但求和，生病时不求治但求养，派生出养生、摄生、惜生、护生、厚生的众多境界来，而不仅只有卫生一途。中医经典《黄帝内经》的语汇中没有"健康"一词，只有"平人"，即正常人、平常人。因为健代表亢奋，是巅峰状态,人不可能永远维持,而康代表温宁、平和,可能适时调整,所谓平人,基本特征为阴平阳秘,精气神和顺。此外,中医体质学说彰显出健康人群的个体异常性,好体质是"正气存内,真气从之"的状态,而体质偏失的早期不一定有显性疾病的发生,只是生命质量的渐次下降,成为疾病滋生的温床。

无论中西,健康首先是生理学意义上的健康,包括与性别、年龄相称的体能与智能,肌体对环境的适应能力,对创伤的修复能力、代偿能力、应激能力。婴儿车里的婴儿是健康人,但不具备大部分活动功能与行动半径,环境的适应能力也很弱。不过,传统健康观受生物医学模式的影响,把健康单纯地理解为"无病、无残、无伤"。这个单一维度的健康模式使医生仅关注疾病治疗,而忽视疾病的预防,忽视了生理、病理、心理和社会因素的相互作用对健康和疾病的影响。现代健康概念无论是内涵还是外延都在不断地扩展,经典的表述自然是世界卫生组织(WHO)关于健康的定义:健康不仅为疾病或羸弱之消除,更是体格、精神与社会之完好状态。这个定义最大的亮点是生命关注必须超越躯体,超越生物学,从身、心、社三个维度衡量健康的水平,是生物—心理—社会医学模式在健康概念中的具体体现。1978 年,WHO 在国际初级卫生保健大会上发表了《阿拉木图宣言》,重申健康不仅指躯体无疾病或不虚弱,还包括心理健康和社会适应良好。该宣言指出:健康是基本人权,达到尽可能的健康水平,是世界范围内一项重要的社会性目标。十一年后(1989),WHO 又优化了健康的内涵,在躯体健康(physical health)、心理健康(psychological health)、社会适应良好(good social adaptation)之外,追加了道德健康(ethical health),既考虑到人的自然属性,又考虑到人的心理、社会、道德属性。因此,健康的内涵逐步拓展为七项主题,分别为:躯体健康,指个体的结构和功能状态,以及对疾病和损伤的反应;情绪健康

（emotional health），情绪稳定和心情愉快为情绪健康的重要标志；心智健康（intellectual health），指个体认知、理解、思考和决定的知性能力；灵性健康（spiritual dimension），指人们的信仰、观念、意识、人生态度；社会健康（social health），指个体愉快、有效地扮演自己的社会角色；职业健康（occupational health），指职场或执业境遇中的健康指标合格与和谐；环境健康（environmental health），指自然环境受控（温度、湿度、污染指数达标），适宜人类活动。不过，关于"健康是什么"的命题，认知拓展基本上聚焦于个体，沿着内涵要素的丰度做文章，没有变换思维原点。在 2016 年 8 月 19—20 日召开的全国卫生与健康大会上，习近平总书记提出要把人民健康放在**优先发展**的国家战略地位，以普及健康**生活**、优化健康**服务**、完善健康**保障**、建设健康**环境**、发展健康**产业**为重点，加快推进健康中国建设，**全方位**、**全周期**地保障人民健康。一个"优先"，两个"全域"，在空间轴上提出"五个"健康面向，在时间轴上提出生命全流程覆盖。这个关于健康认知的新表述将全要素（身—心—社—灵）、全方位（国家治理思路，政治—经济—社会—文化，卫生—计生、社保）、全生命流程（生—长—壮—老—死，生命周期曲线）有机统一起来。从 WHO 健康定义的丰满到全国卫生与健康大会健康定义的立体拓展，修辞的突破引入群体、动态的认知维度，必然带来健康观念、行动（动员、传播）的更新，成为凝聚国民生命热情与家国情怀的价值追求。

二　健康的正反面

现代健康认知的深度表现在互文性的揭示上，需要厘清以下八对关系：

其一，健康与失健康、非健康（虚证，非疾病状态）。两者之间有一条被建构、被约定的边界，从个体的口述不适（身心难受）到集体的指标检测，某些人在比较中被标定为异常。健康与否，证据多为偏离正常值的躯体指征，尤其是那些处于检测临界值边缘的个体、属于系统误差的假阳性个体，健康与非健康、病与非病，全系于一纸报告。生命感受缩窄化的同时，全听命于循证指标，若平均值（大样本）并非正常值，指标制定者会成为众矢之的，或许其科学素养与专业水准无须怀疑，但医药利益集团对健康/疾病指标日益增加的介入与操控也引起人们的担忧。

其二，健康与正常、超常，健康与异常，健康与疾病。作为常识，健康就是正常、无疾，疾苦、异常就是不健康，而现实中有一种"带病的健康"（语出《罗密欧与朱丽叶》中的唱词："亮的烟、冷的火、病的健康"），这不是很矛盾吗？生活中若是依照生理正常值来筛查每一项指标，那么世界上没有几位纯粹的健康人，一切健康都是相对健康，而非绝对健康。相反，某一个体终身无疾，连感冒这样的微恙都未曾罹患过，此人绝对是健康人，但绝非正常人（常人食五谷杂粮，一定会生病），而是超人。

其三，健康与残障。据统计，残障失能群体只有 15% 是先天的身体损伤（失聪，失明），85% 属于后天因素所致，由健康人群遭意外（灾难、车祸、运动伤）而瞬间失能。许多人有着青春活力和健康技能的记忆参照，于是，残障在这份参照下显得尤其无法被接纳、认同。传统的认知是残障必然失能，无法与健康人一样施展体能，但现代康复技术以及器官替代、器官增强（人工）技术具备恢复甚至超越原个体生理功能的效能，打破了残障人士失能而不健康的铁律。最普遍的情形莫过于近视人群的屈光矫正；特殊的案例如南非残疾运动员奥斯卡·皮斯托瑞斯（Oscar Pistorius），他肢体残缺，被归于非健康人行列，但因为装备了特别研制的假肢，残而不障，行走如飞，步速比健康人还快，是残疾人 100 米、200 米和 400 米短跑世界纪录的保持者，被誉为"刀锋战士"，是一位肢体功能健全的残障人士。

其四，健康与灾害。可能会发生不可预期、不可抗、雪崩式的生命溃败，如地震、台风、泥石流、雷暴、洪水、战争、饥荒、瘟疫、暴恐袭击、车祸等，瞬间产生大量的疾苦、残障和死亡，健康顷刻灰飞烟灭，健全的身体机能即刻丧失，完全不以人们的意志为转移，这足以证明在自然灾变事件面前，人类的卫生（维生）、救治、康复能力是十分脆弱的。此时，人们获得救助的希望十分强烈，敬畏、悲悯、共情、拯救是战胜宿命、绝望的迫切追求。

其五，健康与反健康。反健康是一种社会意识和价值选择，本质上是对公认的健康价值约定的排斥、拒止，包括邪教信念、享乐主义驱动的反健康行为。反健康的最大诱惑是强烈的过程快感和荣耀感，如为某种意念控制的集体自杀、吸毒、酗酒、滥交；反健康行为还具有一定的疾苦美学，如剖腹仪式中的残酷美学与结核病患者的病态美学（午后桃花妆）。

其六，健康与亚健康。亚健康者是一个巨大的"非病非康"的中间人群，甚至大于健康与疾病人群。据有关资料统计，全世界符合世界卫生组织关于健康定义的人群只占总人口数的 15%，同时，还有 15% 的人群处于疾病状态，其余 70% 的人群则处于第三状态（亚健康状态）。从动态把握与趋势驾驭的角度看，健康中国的当务之急是尽可能地吸纳亚健康人群加入健康人群，而非把他们推向疾病人群，而且亚健康人群的健康问题不在躯体与器官层面，而在功能、环境与生活方式层面，调摄（干预）起来比较顺畅，收效也很明显。

其七，健康与长寿，健康与死亡。长生久视、不老不死，很长一段时期被视为健康的金标准。如何面对衰老所带来的失能（躯体)、失智(心智)、失控(免疫)、失意(情感)、失速(生命节奏)、失落(灵魂)、失望(信仰)、失重(无意义生存),使长期休养与长期接受照顾的老人在有生之年保持良好的生命品质与生活质量,是健康促进的题中之义,但一旦进入无品质、无尊严的生命终末期,健康的指针就应及时调整,跳出"好死不如赖活"的心理黑洞,坦然接纳死亡,豁达面对死亡,将安康、安全的目标转变为安心、安宁、安详、安顿。

其八,健康与幸福。健康、幸福都是生命品质与生活质量的指标,但一个是福利,一个是福祉,幸福的权值要高于健康。健康侧重于卫生、医疗服务方面,而幸福则涵盖人生体验的诸多面向,包括信仰、财富、名誉、地位、爱情等。一味把健康诉求理想化、内涵泛化,等同于人类幸福,不利于健康事业的定位与发展。

三 谁来主导健康?

什么是健康?谁来决定谁健康谁不健康?健康可分为健与康:前者为亢奋(健),后者为平顺(康)。个体健康看状态,群体(公共)健康看趋势;健康考核分局部考量与整体考量,宏观指标与微观指标;健康的空间既锁定躯体,又游弋于躯体之外。线性考量聚焦于生命周期中的健康(生老病死,失能失智),也关注隐形的健康储备的流失——"熵"的耗散(普利高津)。生活中的健康境遇呈现多样性、不确定性,常常有人喟叹生命无常,健康无常,既有天择(宿命)也有人择(诱惑),健康与偶然事件相连,顷刻之间可归零。当然健康与否,医生说了算,他们通过专业的观察与诊察,专业知识+现代诊断设备(影像、生化实验等)来下结论。其实很大一部分健康与疾病是由病人根据自身的体验与敏感度——疼痛、难受、痛苦来定义的;在现代社会,医药利益集团定义健康、疾病与疾病趋势的发言权越来越大,譬如头皮屑、口气不清的新恐惧,甲流烈度定级(疫情人为放大),高血压正常值的修改,各种临床指南的确定与颁布,都有医药利益集团的影响力在发挥作用。最后一个因素是文化习俗、制度强权,也参与了健康、疾病的定义,健康作为身份与美德的一部分,关涉公民权利,如健康的地中海贫血基因缺陷者及健康的乙肝表面抗原阳性者的工作权,还有健康的艾滋病病毒携带者的缺陷和疾病标签是否跟耻辱(同性恋、性传播疾病)挂钩,都是一个社会公平正义的核心指标。

医生队伍里常常会冒出一些反思者,《英国医学杂志》(*BMJ*)2011 年发表了一篇《过度诊断:适得其反》,作者就是三位医生Welch、Schwartz、Woloshin,他们告诉人们,大多数病例可以在早期诊断中获益,但是在今天,太多的情形属于过度诊断,人们不仅不受益,反而深受其害。典型的案例是前列腺癌,大规模普查使众多成年男性被诊断为前列腺癌,并接受不必要的治疗,每当一位患者避免死于前列腺癌,就有 100 位接受过度治疗。随着疾病定义的变化,范围的扩大,治疗门槛的降低,很多人仅仅因为存在不良事件的风险就被扣上"病人"的帽子:高血压诊断标准的降低使得高血压病人数量猛增了 35%,而高血脂定义的改变则使数千万美国人成为患者。在美国健康保险体系中,确诊为抑郁症的人数 1992—1995 年间到 2002—2005 年间翻了一倍。1998—2010 年,抗抑郁药的使用翻了一倍,11岁以上人群 11% 在服用抗抑郁药。将悲伤和生活中的紧张情绪视为精神障碍是医学对个人情感的侵犯,由此带来不必要的药物治疗和相应开支,浪费了医疗资源,同时使得真正需要帮助的患者难以获得关注。

再举一例:正常分娩是疾病吗？从生物学角度看,怀孕与分娩是女性生殖系统的高级功能,应视为正常的生理过程。女性怀孕期间,健康和疾病的界限变得模糊起来,一些轻微的紊乱可能引发严重的危及母子平安的病理骤变。《威廉姆斯产科学》指出:必须保证孕妇处在严密的监护之下,防范各种不利情形出现。回望20世纪,人类发生了一场生育管理革命,分娩地由家庭(家生)转移至医院(院生),传统产婆让位于专业产科医生,世纪初全美只有5%的产妇在医院分娩,80年代上升到95%,产妇死亡率降低了98%,婴儿死亡率降低了94%。干预主义思维催生了无痛分娩技术,造成剖宫产率居高不下(全世界平均为15%,中国某些地区甚至高达70%),也带来产后忧郁症的急剧增加。因此,必须寻求合理的度,阻止生育过度技术化。

四 健康与健康主义

当下,健康意识是晃荡的,在希望与奢望(过度想象)之间荡秋千:希望(需)是早期诊断,及时救助,最大限度地减轻痛苦,最大限度地降低干预风险,病中悉心的呵护、关怀,适宜的诊疗消费,积极康复,带病生存,尽可能地提升生活质量;奢望(要)则是药(术)到病除,诊疗措施万无一失,病后平复如初(痊愈),永不复发,无需承担诊疗成本,永远健康,永远年轻,长生不老,长生不死,没有烦恼,没有痛苦,快乐无边。于是便产生了健康主义的信念。

健康主义批评是当代技术主义、消费主义境遇中健康反思的最新进展,现实中诸多健康乱象(如过度诊断、养生迷局、保健品替代医疗、环境及食品安全)都与健康主义意识不无关系。20世纪80年代,新自由主义的权利话语促成了健康主义的兴起,将个人的健康权利转变为个人的健康责任。是否需要医疗保健,以及在多大程度上求助于医疗保健应取决于个人的选择。美国伊利诺伊大学政治学系教授克劳福德（Robert Crawford）于 1980 年率先提出健康主义概念（其含义是健康可以通过个人改变生活方式而获得，个人对自己的健康负有责任），并将健康作为一种公民追求的超级价值（super-value）。健康主义成为 20 世纪下半叶西方发达国家的一场泛社会运动，不是强迫而是主动赋权，人们通过预防医学、瑜伽、冥思、摄生法、节食等来改变生活方式，以达到增进健康的目的。20 世纪 90 年代，捷克医学家斯克拉巴尼克（Petr Skrabanek）提出应该对健康主义保持警惕，他观察到政客们常常乐意谈及健康主义，因为关注健康可提升他们在民众中的受欢迎程度，实际上也增强了他们控制民众的权力。健康主义反思背后是一系列的张力：一是宿命与诱惑的张力。健与康、病与药，本是一种生命的态度，是人们对待痛苦、死亡和医疗的基本态度。二是自由与规训的张力。福柯认为人类文明的历史其实是社会强化规训的历史，但"规训"没有好名声，常常被污名化，而自由主义（任性）被奉为人性的圭臬。三是管理与治理的张力，即公众健康（卫生）利益与国家现代（管制）治理（国民福利与身体规训）的张力。四是民生与民粹的张力。倡导健康公平，必须理顺民生与民粹的关系，切不可把民粹当民生，不可把绝对平均主义当作健康资源分配的原则和前提。

主要参考文献

1. 〔英〕米尔德丽德·布拉克斯特：《健康是什么》，王一方、徐凌云译，北京：当代中国出版社，2012 年。

2. 孙小玉：《失能研究与生命书写》，高雄：中山大学出版社，人文社会科学研究中心辅助出版，2014 年。

3. R. Crawford, "Healthism and the Medicalization of Everyday Life", *Internation-*

al Journal of Health Services, 1980, 10(3).

4. Petr Skrabanek, *The Death of Humane Medicine and The Rise of Coercive Healthism*, The Social Affairs Unit, 1994.

第五讲

医学中的视觉主义

　　1971 年 10 月 1 日,英国工程师安布洛斯(James Ambrose)与豪斯菲尔德(Godfrey Newbold Hounsfield)用他们研制的 X 射线扫描仪为一位女性颅内肿瘤患者进行了实验性诊断扫描,图像是清晰的,但费时达十五小时(后来这两位荣膺 1979 年度的诺贝尔生理学或医学奖)。1972 年 11 月,在芝加哥北美放射学年会上,两位工程师所在的科艺百代公司召开了一个盛大的新闻发布会,宣告他们投资研发了世界上第一台 CT 机。新闻界、医学界在感叹技术神奇之余纷纷投去欣喜与期待的目光。然而,一触及价格便咂舌惊叹:这台样机报价 30 万美元,这之前,欧美医院里最昂贵的影像诊疗设备也不超过 10 万美元。第二年该机定型投产后,便以每次改进升级涨价 10 万美元的速度不断刷新购机价格。商业性投产的第一代 CT 机报价为 40 万美元(短短四十年后,最新型的价格已攀至千万美金的高位)。然而,该机的社会认同与商业推广之途并不平坦。最初只生产六台,四台留在英国(伦敦、温布敦、格拉斯哥、曼彻斯特各一台),两台被著名的梅奥医院和麻省总医院买走。美国于 1976 年制定《联邦卫生计划法》,规定 40 万美元以上的设备购置必须通过地方及联邦政府的两级需求考核才能获得许可,很显然是针对 CT 机这个新宠。卡特政府的卫生教育福利部长卡利菲诺（Joseph Califano）曾放话："并非每一个车库里都必须泊一辆卡迪拉克，同样，并非每一个医院都需要一台 CT 扫描仪。"这种情形一直到里根遇刺案之后才得以改观。其实价格只是表象，包括医改中对滥用高端影像设备过度诊断的批评和质疑，这种"以机养医"的无奈是特定时期扭曲的服务价值造成的恶果，我们真正应该深入挖掘的根脉是技术主义、消费主义思潮投射在医学中的视觉崇拜。

一 医学中或隐或现的视觉崇拜

医学中的视觉崇拜在技术哲学界被归为科学的视觉主义，美国学者唐·伊德（Don Ihde）在《让事物"说话"：后现象学与技术科学》一书中将其界定为：追求科学的目的，所有的感觉器官都被还原和转译成视觉形式。这种视觉主义被称为"还原的"和以视觉为中心的思维定势，被学界认为是一种"偏见"。其偏失之处在于将诊疗中的视觉效应无限神化，推崇眼见为实、真相大白，奉行高技术崇拜、分辨率崇拜，将复杂的诊疗过程单一化、简单化，使之成为一堆视觉经验和影像证据，直接造成医患之间的技术性失语及沟通的功利化（去人性化，去温情化）。其认知根源是生命的对象化、客体化及还原论思维，从而遮蔽了生命活动的主体性、体验性。其致命伤是对痛苦体验的漠视，难以承受之痛是诊疗过程中失去人性的温度。

毫无疑问，医学中的视觉主义思潮带来了医院里的百"机"宴，也带来了现代医学空前的客观性危机，医学在获得疾病部分"真相"的同时失去了固有的"真诚"，在谋求"正确"决策的同时却失去了职业的正当性、正义性（因而冲突不断），医生在追逐"真理"细节时失去了职业真谛，因为"痛苦无法显影，影像没有体温"。因此，我们在判定疾病真伪的背后，还应该拷打良知，叩问正邪、高下、善恶、雅俗、美丑，度量得失、祸福。殊不知生命是神圣的，也是神秘的（永远也无法真相"大白"，只能"中白""小白"），一切生命活动都是身心灵的总和，同样，疾病也是一切身心、社会关系的总和，绝非高技术探头所能把握。当下的客观性危机不只是失之于度（过度检查，过度诊断，大诊小治），还失之于德（职业冷漠），不仅迷于眼（只相信机器报告），还迷于心（人性的迷失）。因此，仅仅只有限购（设备）、限用（临床路径）、限价（按医院分级设限），无法根治"影像崇拜症"。

毋庸讳言，近三十年来，视觉的信息化（瞬间精细记录，大规模复制与传播）与信息的影像化改变着人类认识世界的基本方式，使得现代人类的时空观念和半径大大地扩展了。医生透过影像技术成为客观、敏锐、中立的观察者。对此，美国批评家苏珊·桑塔格在她的《论摄影》一书中提出了一连串质疑：其一，相机镜头的物理特性使科学摄影带有绝对的客观性，摄影者是"置身事外"的观察者，摄影的观看完全是非个人化（排斥主观体验）的。其二，影像在物理意义上是一个虚拟的世界，但在科学、文化、艺术意义上却是一个实实在在的真实世界。其三，技术无法克服偶在性，没有人能就同一物体拍出同样的照片（犹如哲学家所言，人一生中不可能踏入同一条河）。因此，她担心我们这个世界直面物体、事件的朴实的、单一的观看（直击）越来越少，而代之以照相式（由照相机所支持、记录）的观看。她呼吁，不仅需要技术的"金刚钻"，还需要哲学的"榔头"进入人体影像技术的思想史现场。

在技术哲学家行列中，海德格尔是一名主帅，他曾经宣称"技术时代是思想贫乏的时代"，我们那些对于技术的熟知（常识）其实不是真知，更不是真理。观察上肉眼借力机器眼、电子眼，识别评判上人脑借力电脑，其原理都是功能等价，把器官还原为功能，寻求相同的功能实现方式,改进这种实现方式使之更强,最终都将走向替代。因为机器在某些方面所具有的能力已经远远超过人的自然能力,如果不能协调好人—机关系,机器便会成为一个源自人类却又异化于人的力量。

　　临床诊疗中,视觉主义思潮常常面临着图像与真相断裂、分离(即使是小概率事件)的困境,本质上是人类身体的无限丰富性与影像的单一性之间的永恒矛盾,也证实人的感官必然要经受偶然性的捉弄,同时彰显出病理标准与共识的非确定性与流动性。客观与主观、绝对证据与相对证据、一般证据与关键证据、完全证据与部分(适度)证据、真实证据与伪证据的迷失与纷争由来已久,焦点在观像(现场,临床)与读像(非现场,离床)的分隔。更致命的认识论困乏是我们常常用简便的图像统计学(只是大数原则、概率与系统误差的归纳)来取代复杂的图像解释学(涉及一般与特殊,主观与客观,个体经验与群体共识、临床证据的系统综合联系)。唐·伊德告诫我们,技术成像的实践造就了复杂的视觉诠释学。这种诠释学保持了诠释学所具备的批判性、解释性的特征,与其说是语言的解释,不如说是知觉的解释。如今,视觉诠释学的困乏使得影像之真不时沦为影像之误:一方面过度图像化引发过度诊断的诟病,另一方面过度迷信机器导致陷入人工智能研究中的一个经典陷阱——“机器撒谎”,包括听任机器撒谎和以机器的名义撒谎。似乎人们无法对机器谎言作道德追究,但事实上医生承担着对一切谎言的道德控诉。

　　另一对视觉主义的批判来自芒福德(Lewis Mumford),他跳脱出影像技术的真伪、善恶径向,直接指向人与机器的驾驭与被驾驭关系,指向人的主体性的沦丧。他在《机器的神话》一书中指出:“计算机控制的自动化所带来的最严重的威胁还不仅仅是在诊疗过程中挤走了人,而是它替代了人的心灵,并破坏了人类对自己做出独立判断能力的信心——任何判断都不敢与这个系统相左,也不敢超越这个系统之外。"芒福德预言,在不久的将来,智能化(甚至人格化)的机器医生或将取代实体医生,机器中性的工具角色彻底改变。始于影像崇拜的机器替代只会导向这样的无奈结局:作为人的医生开始眼睛"失业"(废弃),同时也交出了观察的权利,随后其重要性下降,与医疗工作逐渐脱节,到那时,医生既看不见病灶(无能力),也不愿看病人(无意愿),进而失去职业生活的意义与尊严。因此,他不动声色地告诫我们:"使用机器以扩展人类的能力和使用机器来收缩、取消或代替人类的功能,其间有着很大的差异,在第一种情形中,人们能够行使本身的权威,而在第二种情形中,机器接管了控制权,人类成为一个超级傀儡。所以,问题并不是毁灭一切机器,而是要重新恢复和认定人类的控制权。"

由此看来,我们的临床大夫们还不能只瞪大眼睛紧盯屏幕或胶片,去搜寻"影像之微",还应该寻找会思考的第三只眼,即以哲学之眼去驾驭"生命之幽",这样才可能摆脱医学中视觉主义的诱惑与陷阱,告别影像崇拜,进入"物与神游"的自由境界。

二 眼见为虚:可见的不可见之物

"可见的不可见之物",这是黑格尔的一个命题,揭示了人类镜—像的叠层关系。著名的库利(Charles H. Cooley)名言这样说:"我并不是我自己眼中的我,也不是别人眼中的我,而是意象中的别人眼中的我。"由此开启了镜中实(实证主义,真相,生物生命的机械化、粒子化、去生命化)与镜中虚(意象,真如,艺术生命的凸显)、镜中他(哈哈镜的扭曲效应,陌生化迷失)与镜中我(反映论,建构论,具象化浅薄)的对话与思辨之旅。后来福柯(Michel Foucault)、梅洛-

庞蒂(M. Merleau-Ponty)有新的阐发,福柯最早从语义学层面质疑现代医学的诊疗路径,医生从关注"怎么不舒服"(难受、受难)到关注"哪里不舒服"(特定部位的病因与病灶,然后予以绞杀)。有趣的是中国文字中充斥着影像的语义学辨识与悖论,分开来看,影与像都不是什么好东西:影是幻影、鬼影、光影、电影,展示了模糊的、漂浮的、不确定的、虚幻的、幻觉的、玄观的、无形(非客观)的存在;像为二度的、传递的、反映的、可观的、直观的、物性的。而相为建构的、理性的(真相)、主观的、心性的(相由心生)。但奇怪的是,影像两字重叠,便昭示着坚硬的存在,是客观的、直观的、可靠的、可信的物性存在,纯粹影像即刻成为通往纯粹理性的舟车。由此可见从影、像到影像,跨越了心与物、物与神的鸿沟。

中国古人就有超越视觉限制的追求,如扁鹊"饮上池之水""视见垣一方"(《史记·扁鹊仓公列传》),展现了透视功能的想象;《西游记》中的孙悟空有一副火眼金睛(相对于唐僧、八戒、沙僧的"肉眼凡睛"),能识别各种伪装的妖怪,同时自己又可以隐身,不被别人识别。不过,中国古代的视觉观念有些驳杂,甚至怪诞,一方面秉持视觉优先论,认为视觉客观、真实,高于其他感官,"眼见为实""百闻不如一见""见微知著"("可视性"追求的文化动力学机制)。在中医四诊(望、闻、问、切)中,望诊居于首位,而且存在视觉傲慢,所谓"望而知之谓之神",无须病人开口,病情了如指掌。"望"不同于"视",有恭、仰、远之意;相对而言,西医视、触、叩、听之视诊有平、实、微之意。视觉优先论还体现为视觉即思想的意识,眼为心之窗,看到了即明白,见—解,看—法,观—点的连缀就是这个意思。另一方面听觉优先论也有例证,譬如"聪明",其内涵为先聪而后明,耳聪而目明。现代胎教实践先是学会聆听,然后才开眼看世界。中国文化中还有另一层视觉玄妙论,于是,有"观—音"的境界,开掘了眼—耳的关系,追求眼耳互通,即视觉可以抵达听觉的感知疆域。道家还有"内视"的境界,修炼功夫可以实现内景返观的主体观照,算是对视觉优先论的对冲。

中国美学境界中,开掘了诸如意与象、象与眼、象与言的思辨窗口。首先是象与意的纠缠:象生于意,故可寻象以观意(王弼);得意忘形,于是乎大象无形(《道德经》)。对于"大象"而言,视觉是无力的,在这里"大象"乃不受时空所限的真理性在场,它不但是无形的,也是沉默的("大音希声")。因为无形,拒绝视觉的抵达;因为沉默,为听觉提供了可能。譬如痛苦(难受)的景象,以及心理、灵魂的律动总是朦胧的,常常不可视(不可辨察),只可以聆听。既然视觉尺度可以转换与超越,便有了可见的不可见之物、不可见的可见之物之两分,如望神志(由形到灵,得神、失神),热恋中男女的秋波递送。古人还注意到象与言的纠缠:言生于象,故可寻言以观象(王弼)。意—象—言可以互动,意以象尽,象以言著,故言者所以明象,得象而忘言,象者所以存意,得意而忘象(王弼)。

应该承认,人类认知中感官效能的分配有视觉偏好。尽管胚胎时最先发育的是听觉和嗅觉,其次是味觉和触觉,最后才是视觉,但人的感官中,超过80%的外界信息通过视觉分析器进入人脑。相形之下,听觉只占10%,嗅觉、味觉和其他感觉器官只占不足10%。人们对于视觉的依赖性最高,由此,视觉成为最重要的感觉器官(形成视觉霸权),世俗生活中,眼睛不仅会观察,还会说话(视觉传情):随意一瞥,不经意的扫描,漫无目地看,长时间凝视,暗送秋波,眉目传情,眉开眼笑,怒目圆睁……当代社会的基本特征是视觉狂热与影像增殖。受其影响,现代医学也快速步入显微化的视觉历程,把微观的浮现作为打捞真相(循证化)的唯一路径,渐渐踏上失去全貌(整体)、肢解生命的盲人摸象之旅。应该说,医学对人文的排斥始于视觉崇拜,以及对倾听(听觉)的否定。

实用主义哲学大师杜威(John Dewey)说:"耳朵同充满活力和乐于交流的思想情感之间的联系,比起眼睛来说要格外地密切与多样,视觉只是旁观者,听觉才是参与者。"传播学大师麦克卢汉(Marshall Mcluhan)认为,用眼睛代替耳朵去处理和把握世界的开始,是人类告别蒙昧走向文明的标志,但这并不意味着人类就此找到了完善自身感官的可靠形式,眼睛不具备耳朵那种敏感的感知力。因而"中国文化比西方文化更高雅,更富有敏锐的感知力",其合理的解释就是中国人是"偏重于耳朵的人"。梅斯特·埃克哈特(Meester Eck-hardt)通过视听比较,认为应该对听觉的意义进行再认识,以反抗视觉霸权。在他看来,视觉刻画客观真相,倾听滋生关怀之情,听可以给人带来更多的东西,而看则使人失去更多的东西,因为听这个永恒能力是内在于"我"的,而看的能力却是外在于"我"的,也因为在倾听时"我"是恬静的,而在观看时"我"是活跃的。倾听是亲近性的、参与性的、交流性的,我们总是被倾听到的所感染;相形之下,视觉却是间距性的、疏离性的,在空间上同呈现于眼前的事物相隔离。

生活中,关于视觉反思的语汇也比比皆是,看见—看清不是本事,看透—看破才是功夫。熟语中有"视而不见"——肉眼的局限,目力不及,于是渴望借助工具(仪器)来拓展自然功能。娱乐生活中也有眼见为"虚"的魔术师,临床中有影像引导误诊的情形——"目无全牛","四诊"(视触叩听,望闻问切)化为"一诊",立体复合的诊断变为平面单一的诊断;"目中无人"(自动化的本质是无人化,是人的失踪),"看见了""发现了"病灶成为自动语境,而谁发现的,发现了谁的病灶,慢性炎症、癌变背后的身心颠簸,受折磨、蒙难意义何在,却被遮蔽。

1981年3月30日刺杀里根总统的青年辛克利(John Hinckley)

被判无罪，因为他没有犯罪前科，又有精神上的困惑（枪击案发当天服用过精神药物），辩护律师最终通过 CT 照片说服陪审团，认定他精神异常，无法对自己的行为负责。精神病学家贝尔出庭作证时介绍了 CT 扫描，并出示了欣克利的脑部 CT 照片（脑沟分得很开）。这是美国法庭上第一次接受 CT 照片作为物证进入司法证据系统。主审法官派克（Parker）很想知道，这种新影像如何能够帮助法庭厘清案情，但思考后拒绝了 CT 照片成为证据，不过九天后，陪审团接受了辩方的证据，最后判决逆转。

苏珊·桑塔格认为，影像的拍摄是一种对被拍摄物（身体）的占有，甚至是强占、抢占，蕴涵着福柯所言的权力投射（规训），还有马克思预言的异化之虞。影像、照片是现实的缩影，也是世界碎片化之途，每一幅照片都是一个"阴谋"，蓄意或无意地篡改着这个世界，从外貌到心灵，影像本身也被任意地篡改、被缩减、被放大、被剪辑、被修饰、被复制、被装扮、被买卖、被遗弃，被赛博技术肆意虚拟、重建。医生总是拿起患者躯体的影像照片，信誓旦旦地跟病人说这里有疾病的全部证据，不容置疑，于是病人幻想着证据充足就可将疾病击败，使痛苦平复，送死神回老家。这一切永远是一种假设，医学的不确定性、人生的偶在性、疾病进展与死亡降临的无常性，可不是一张、一摞照片所能承载的。此岸与彼岸，永远隔着一条河，影像对真相的呈现，也同样隔着一种莫名的选择和甄信。临床大师可能抓住伟大的瞬间，创造出绝伦的艺术和神奇的诊疗，但背后流淌的依然是对艺术和诊疗永恒的不安。正是因为影像的工业化，使得它被迅速地纳入理性社会的运作方式，但同时也把它降格为真实的知识和信息。人类痛苦无法显影。因此，影像本质上是误导，如果我们按照摄影所记录的世界来接受这个世界，继而理解这个世界，那恰恰是理解的反面，因为理解始于不把表面（表象）呈现的世界当作世界的本质真实来接受,理解的一切可能性都根植于有能力对这个世界说"不"。苏珊·桑塔格不只是要大家认识到摄影和影像技术的局限性,她想告诉人们,摄影和影像都存在着"强迫症"的陷阱:把经验变成一种观看方式,将世界的无尽精彩和丰富多样性、生命的偶在性和苦难的荒诞性终结于一张照片之中。

美,无常;疾病、生命、健康,亦无常。

主要参考文献

1. 〔加〕埃里克·麦克卢汉、〔加〕弗兰克·秦格龙编:《麦克卢汉精粹》,何道宽译,南京:南京大学出版社,2000 年。

2. David Michael Lenin, *The Listening Self*, London & New York: Routledge, 1989.

3. John Dewey, *The Public and Its Problems*, Athens: Ohio University Press, 1954.

4. 〔美〕苏珊·桑塔格:《论摄影》,黄灿然译,上海:上海译文出版社,2008 年。

第六讲

生死盘桓与医学进步

　　三十年来,危重医学的 ICU(重症加护病房)生存境遇、器官移植技术、再生医学、克隆技术、低温技术、电子技术与人工智能各显神通,各种高技术应对不老不死愿望的解决方案可谓捷报频传,衰败器官的修复与人工替代已经覆盖每一个系统。在实验室里,海拉(一种肿瘤)细胞可以有条件地不间断连续繁衍,细胞已经先于生命抵达永生。2009 年度诺贝尔生理学或医学奖得主的贡献就是发现了细胞自我修复的端粒酶,延缓衰老已经不是梦想。如果克隆技术不受伦理羁绊,人人都可以在同一个世界里拥有一个克隆备份(诞生双/多重主体),既可以从中获得可替代器官,也可以其作为整体顶替原来(早夭)的生命主体。人们也可以将自身思维、情感、人格模式变成认知算法移植到智能机器人的电脑芯片之中长期保存,定期复制,也就实现了所谓的"电子化永生"。此外,人机混合(生物 + 赛博)器官的研发可获得数倍于自然器官对疾苦、死亡的抵御能力。如果将这些技术叠加、组合,难保不会在不远的将来出现"永生社区"。

　　2017 年 5 月,中国出现首个人体冷冻保存病体的案例:肺癌晚期患者展女士在呼吸、心跳停止后,由于丈夫的坚持,沉睡在 – 196℃

的极低温环境下,等待未来其所患疾病可以治愈时,被唤醒、复活。据了解,实施人体冷冻手术价格不菲,需要千万级的资本,每年维护费大概50万元。这显然是富人们的专利。资助展女士进行冷冻手术的山东省银丰生命科学公益基金会负责人相信,未来会有越来越多的富人来做这件事。

如同战斗机航母上起降既需要弹射器,又需要拦阻绳,制止技术与财富冲动的是哲学家与伦理学家,因为对于这个新陈代谢、代际更迭的世界来说,某一个体或群体进入不老不死境地是不道德的,破坏了世界进化的秩序。哲学家们更未随着技术、财富起舞,他们坚定地认定死亡的合理性,永生不在躯体层面,而在精神层面,所谓精神的飞扬,人类精神延续比肉身不灭更有价值。于是,生死豁达成为一种人生智慧,也成为医学反思的支点。

一 死亡的医学叙事与哲学叙事

死亡研究由来已久,大致有两个向度:哲学、宗教属于形而上的研究,探究超验的灵与魂,努力开拓精神空间;医学、心理学、社会学则是形而下的研究,注重经验、体验、观察的世界。从叙事医学的角度看,死亡不仅是一个冰冷的事故,也是一连串温情的故事。分析死亡的叙事模式,大致有四种形式:日常生活叙事,文学叙事,伦理叙事,哲学叙事。医学从业者的死亡叙事多发轫于医疗生活,在技术叙事之外,兼及文学叙事,其中蕴含着伦理思考,最终直抵哲学反思的价值云端。

医学是人学,医疗服务者要比其他公共服务行业更加逼近生命与死亡,更真切地感受死亡,更多地穿越死亡事件,但他们是否能超越技术去思考死亡,抵达终极关怀,已然是一个悬题。因为生物学意义上的死亡认知，只关注心跳、呼吸、脉搏、心电图、脑电波等指标，以之作为划分生死的客观指标，养成只关心疾病谱与病死率的惯性思维，聚焦于死亡的生物学因素（如病理生理与病理解剖、死因分析），死亡的医疗救助（如 ICU、复苏术），死亡证明与告知，似乎不太关注逝者心灵的飞翔与安顿。于是，死亡被还原为一个技术事件，而非精神事件、伦理事件。

毋庸讳言，死亡是生命的归宿，死神的最后召唤是不可抗拒的。生命对于每一个人来说，都不是"有无"问题，而是"长短"问题、"高低"问题、"轻重"问题。向死而生揭示了残酷的终极真相，生命必然由健康（强壮）走向衰退（失能—失智）、衰竭（器官功能抵达极限）、衰亡（正熵抵达负熵），由平衡走向失衡，由青春活力走向衰老。这一进程与其说是规律，不如说是宿命。对此，有许多临床医生会走出单纯的生物学视野，超越技术，超越财富，步入生死的哲思之旅。譬如癌症病房里的医生，因为常常陪伴病人去迎击死亡，咀嚼死亡的恐惧，也同病人一起去深入思考死亡的意义，感悟生命的真谛；ICU 病房的医生也不缺死亡思考，ICU 病房里拥有最先进的器官功能增强与替代的设备和药物，却常常无力逆转临终病人衰弱的生命，无法维护生命的最后尊严，无力无奈中，必须思考"什么是生命""生命的尊严何在"；心脑血管病的医生通常也对死亡充满哲思，他们面对太多的猝死案例，面对太多的心肺复苏无力回天的临床境遇，常常感叹生死无常，医学无法掌控生命、疾病转归的偶然性，心中往往一直纠缠着"无常""偶然性"的困惑，寻求解惑；此外，精神、心理科医生也是死亡哲学的积极思考者，在他们的话语谱系中，梦境、灵性、信仰、意识、意志等精神空间一直没有被纯生物学及理化还原价值与实证主义方法学完全占据，弗洛伊德学派的精神分析学说虽然遭到质疑，还在顽强地坚守着独有的理论与实践高地，存在主义哲学家的理论魅力与思想辉光也依然回荡在这个学科的价值圣殿中；疼痛科医生也不简单，疼痛不仅是一个躯体困境，也是一个情感、心灵与精神困境，伴随着人类的社会化进程加快，心理、文化投射也丰富多元，桑德斯在安宁疗护实践中提出整体疼痛、综合管理疼痛理念，开启了疼痛干预的哲思之旅。

死亡哲学有三个面相：一是身体哲学，分别着眼于躯体（生物学）、身体（身—心—社—灵）、圣体（神圣的身体），思考实在与存在、偶在与永在的张力；二是技术哲学，穿越危重症医学（器官功能替代）、再生医学与克隆技术、低温技术、电子技术与人工智能（虚拟永生），反思技术的边界，着力反思生命的因果性、偶在性、永恒性；三是道德哲学，拷问救助的伦理困境，区分应然—必然的代价，思考延长生命还是延长痛苦的二元困境。很自然，死亡哲学绕不开认识论与价值论，笛卡儿的身心二元论留下一个巨大的黑洞——究竟有没有超越肉体的灵魂存在，蕴含着灵与肉、形与神、始与终的纠缠、徘徊。同时，死亡哲学也寄托着人类永生的希冀，如前所述，海拉细胞在实验室里实现有条件不间断地连续繁衍，预示着细胞已经先于生命抵达永生之境。

死亡的本质究竟是什么？生物学研究仅着眼于死亡过程的考察，究竟是点（心、肺），还是线（心肺—脑），或者是面（运动神经控制面、感觉神经控制面）？哲学则要跳出具象研究，去开启时间之辨、空间之辨、情理之辨。

死亡本质叩问的第一个维度是关于生命的时间之辨。人类有三种迥然不同的认知，一是有始有终，二是无始无终，三是有始无终。实证主义的医学坚守第一种，但濒死体验研究催生了"灵性空间"，如时间丢失、空间旋转、身份模糊、访问死去的亲人，长期照顾与安宁疗护催生了"灵性关怀"，都无法完全纳入实证主义的窠臼。此外，技术性死亡还在致力于建构新的生命时间,融合共时性与历时性的鸿沟。山东济南展女士死后,亲人尝试低温冷冻技术保存遗体,希冀其日后起死回生,与亲人重逢,殊不知,冷冻新技术只能凝滞逝者的时间,无法凝滞幸存者的时间,即使再生技术令逝者复活,由于共时性与历时性的错位,必将产生无法与亲人相聚的永恒遗憾。因此,我们既要接纳伴随时间流逝而衰、而亡的生命凋零说,也要接纳与时间流逝不相关的生命无常说,还要部分接纳死而不亡(忘)、哀物与慰灵的永生说。但是,永生说,无论是长生不老还是长生不死,都会引发生命有限性与无限性的论争。

死亡本质叩问的第二个维度是关于生命的空间之辨。濒死研究中的灵异访问、灵然独照现象揭示了生命中可见(感)空间与不可见(感)空间、精确(简约)与混沌(复杂)、物质性的物理空间与精神性的非物理空间、真实空间与想象空间的分野。生理空间之外是否有非(超)生理空间?如同中医概念谱系中的命门、膏肓,精神性(灵性)的空间可能是一类非(超)具象空间,包括记忆空间、灵异空间、虚拟空间,未必可以在生理、心理层面得到阐释,但精神性(灵性)对话的拓展有利于哀伤关怀过程中与神灵对话、与逝者对话,起到安魂的效应。

死亡本质叩问的第三个维度是关于生命的情理之辨,可以细分为感性与理性、诗性与理性、悟性与理性、爱欲与理性等诸多分支。情感层面要回答死亡是暂别还是断离?一场没有重逢的别离,没有复活的寂灭,是敌人还是朋友?面对死亡,是欣喜、好奇、接纳、豁然、释然还是悲伤、恐惧、沮丧、羞愧、罪感?理性层面要回答:死亡是墙还是门,是单向门还是旋转门(轮回),是结束还是新的开始,是万劫不复的深渊还是通往别处的隧道?从这个意义上看,关于死亡的哲思可以铸造价值(信仰)灯塔,在哲思的过程中,人类的情感、意志、生命彻悟、豁达填充了死亡的虚空，获得了恩宠与勇气。

死亡建构了生命神圣与医者神圣的信念，揭示了生命历程的不可预测性。命运的起落无常，痛苦、疾病、死亡降临的偶然性，展现出死亡的诸多面向：慢死与快（急）死，意料之外与意料之中，有准备的死与无准备的死，可接纳的死与不可接纳的死，有尊严的死与无尊严的死。最终由神秘、神奇、神通、圣洁体验派生出神圣医者的敬畏感、悲悯感、使命感、天职感。

二 现代衰老与死亡意识的嬗变

现代死亡意识的变迁主要体现为衰老、死亡的异质化。在当下，衰老成为一种可以阻断、疗愈的疾病，死亡成为一个可以逆转甚至避免的事故，长生不老、长生不死成为医学技术化的宏大愿景与必然归途。2009 年度的诺贝尔生理学或医学奖颁给了一项抗衰老研究，在获奖者的技术语境中，衰老不过是为细胞供能的线粒体的端粒酶丢失了，只要修复或补充端粒酶，就可以制止衰老的进程，就像旧鞋底磨穿了，再换一双新鞋。在这之前，还有诸如自由基"捣乱"的衰老理论等，形形色色的衰老学说都是将衰老进程归结于某一生理因素的紊乱或某一病理因素的干扰，只要纠正这些紊乱或排除干扰，衰老就被延缓，直至被拒止。再生医学、基因技术、克隆技术也为人类抗拒衰老提供了新的解决方案，衰老带来的基因序列变化完全可以通过基因编辑予以修复，衰败的器官可以通过克隆备份予以替换。飞速发展的人工智能技术也为人类永生描绘了另一种可能的图景，那就是人工智能的生命拷贝，人的活法不过是计算机的算法，肉身可以由赛博器官叠拼而成，心理、行为、社会属性可以通过在生期积累的大数据分析之后予以还原，继而实现虚拟再生。总之，现代技术开启了衰老即将被征服、死神即将被驯服的幻象与幻想。

现代死亡研究的另一个特点是直击濒死选择和生命终结的境遇。得益于现代急救技术与器官替代为特征的重症医学的长足发展，濒死复活的奇迹越来越多，这些死去活来的个体通过濒死叙事打开了一个未知的体验空间，一个特别的声音，一道耀眼的金光，一条长长的隧道，继而时间丢失、空间丢失、身份丢失、邂逅逝去的亲人，这些细节给人们带来了生死之间的过渡体验，医者仿佛是冥河的摆渡人。这也告诉我们，死亡并非痛苦之旅、沮丧之旅、绝望之旅，如同民俗里所说喝一碗孟婆汤，跨过一座奈何桥，踏上一条黄泉路，去远方旅行，不是赴死，而是佛教所言进入往生与轮回。这些濒死叙事也告诫人们，此时此刻，灵性的开阔值得关注，生命的尊严值得关怀。生离死别总是难免，濒死复活仅是少数，道别必须伴随着道情、道谢、道歉、道爱才算完美。

2008 年，英国天空纪实频道播出一个纪录片，展示一位患神经元疾病的病人科拉吉（Craig Ewert）在他人帮助下实施安乐死的过程。这是对医学，尤其是老年医学发誓阻断死亡使命的更大挑战。节目还没有播出就在英国引起了很大反响，人们争论的焦点首先当然是安乐死的问题，还有这个节目是否应该在电视上播出（具有帮助公众理解死亡的教育意义，也带有公开挑衅医学使命的意味）。因为公开播放，人们可以从电视上看到科拉吉在临死之前和妻子告别的情景。妻子说：我爱你！丈夫说：我爱你，非常爱你！这一幕生死离别的情景非常震撼人心。这段纪录片告诉我们，人死的时候希望有尊严，是平静的、安详的，它决不希望被人误解误读成对生命的不尊重。正是出于对生命本身的尊重，才会有越来越多的人赞同出于绝对自愿的安乐死。生命是最珍贵的，也是最尊贵的，人们不愿看到生命被折磨得满目衰败。

美国电影《死亡医生》讲述的是头发花白的杰克·科沃基恩（Jack Kevorkian）医生的故事。他是美国密歇根州一位备受争议的医生，在几十年的职业生涯中，亲眼见过无数人为病痛所折磨，却求生不得求死不能。杰克坚信医生的职责不仅是要尽最大努力医治病患，更要设身处地为病人着想，满足他们的需求，包括他们对死的渴望。因此，他尝试帮助对生活失去希望的病人施行安乐死。但是杰克的做法遭到了普罗大众的一致反对，人们斥责他剥夺病患的生命，更送给他"死亡医生"的绰号。在这一过程中，只有姐姐玛格和少数几个朋友默默支持着杰克的工作。面对巨大的压力，杰克从未表现出退缩，他深知病患的痛苦，因此为了帮助他们解脱即使身陷囹圄也在所不惜。这部电影的生活原型是人称"死亡医生"的美国病理学家杰克·科沃基恩，2011年6月3日在密歇根州罗亚尔奥克市一家医院病逝，终年83岁。他在1990年6月施行了其第一例自杀援助——通过自制的"自杀机器"，协助将致命毒剂注入一名54岁老年痴呆症女患者的静脉。之后多年间，科沃基恩因倡导"死亡权利"并协助约130名患者自杀而在美国引发广泛争议。其间，科沃基恩因"胆大妄为"4次被司法部门指控谋杀，其中3次被无罪释放，一次被判指控无效。为掀起全国针对安乐死的讨论，1998年他将自己协助一名患者自杀全过程的录像送给哥伦比亚广播公司电视节目《60分钟》播放，随即遭到指控。1999年科沃基恩被裁定二级谋杀罪名成立，被判十年监禁。服刑八年后，科沃基恩因表现良好获得减刑，于2007年6月假释出狱。重获自由的科沃基恩继续活跃在公众视线中，不断通过发表演讲、撰写专栏文章、参加电视节目呼吁安乐死合法化。2008年，他作为密歇根州底特律市的独立竞选人竞选国会众议员，以对抗"剥夺美国人选择死亡权利"的最高法院，但以失败告终。2010年，影片《死亡医生》再现了科沃基恩为病人争取"死亡权利"所做的种种努力。

安乐死的中国经验发生在陕西汉中：患者夏某长期患"门脉性肝硬化"，1986 年 6 月 11 日病情恶化，被送入陕西汉中市传染病医院肝炎科，6 月 19 日出现肝肾综合征，生命垂危。儿子王××、女儿王××为减轻母亲的极度痛苦，强烈请求肝炎科主任蒲××为母亲注射冬眠灵（杜冷丁），致使患者死亡。随后，陕西汉中市人民检察院以故意杀人罪起诉蒲××、儿子王××，两人均被收审。经四年的审理，1991 年 5 月 17 日，汉中市人民法院做出判决，宣告两人无罪。该案曾轰动一时，被称为中国第一例安乐死案件。其后，死亡选择话题成为社会"风暴眼"，学界组织专题讨论（1987 年中国社科院哲学所发起安乐死讨论，1988 年上海召开"全国首届安乐死社会、伦理、法律问题学术研讨会"），随后触发全国性大辩论。此后，安乐死由医学命题转为社会观念命题。1994 年 10 月，中国自愿安乐死协会成立，随后发布了协会章程。1995 年 3 月，八届全国人大三次会议上，170 位人大代表提出 4 份推动安乐死立法的大会提案。

著名作家史铁生脑溢血后实施尊严死的事件，给社会带来一次灵魂的震撼，成为豁达生死的示范。2010 年 12 月 30 日傍晚，史铁生静静地躺在朝阳医院急诊区的手推板床上，呼吸微弱，命悬一线。后转院至宣武医院，著名神经外科专家凌锋教授将可能救过来但生活质量会很低的预后告知了史夫人，没有太多解释。她随即告诉凌大夫，放弃一切介入性的急救举措，平静地签署了停止治疗的知情同意书。史夫人说，这不是她即兴的决定，而是史铁生郑重的生前预嘱。根据这份预嘱，史铁生还捐献了他的肝脏和眼角膜。九个小时后，史铁生的肝脏、角膜在两个新的生命体中尽职地工作，他的"生命"依然在欢快地延续。在史铁生的追思会上，时任卫生部副部长的黄洁夫教授深情地说：史铁生 23 岁就下肢瘫痪坐到了轮椅上，无法像我们一样站起来生活,但是,他的死让他高高地站了起来,而且站到了中国人的道德高坡上。无疑,史铁生的死是一个示范,我们完全可以像他一样坦荡地、从容地、诗意地、利他地死去,而不是惶恐地、焦躁地、慌乱地、凄惨地踏上生命的归程。

尊严死不等于"安乐死",而是让病人在临终时能有尊严地离开。实施尊严死没有安乐死那么复杂,只需要签署一份不予复苏(DNR)的"生前预嘱"。这是本人清醒时自愿签署的一份法律文件,表达生命末期希望接受什么类型的医疗照顾,包括是否使用生命支持系统(气管切开、心肺复苏、电击)以及如何在临终时尽量保持尊严。"生前预嘱"必须至少有两位成年人签署见证,他们不能是患者的亲属和配偶,也不能是患者的遗产继承人和医疗费用的支付者。"生前预嘱"的由来是 1976 年美国加州通过的《自然死亡法案》(Natural Death Act),允许不使用生命支持系统延长不可治愈病人的临终过程,也就是允许患者依照自己的愿望自然死亡。不久,美国各州相继颁布法案,以保障患者的医疗自主权,"生前预嘱"作为这项法律的配套文件应运而生。中国的生前预嘱文本与程序由"选择与尊严"网站与生前预嘱推广协会发起和组织,需签署文件确认"我的五个愿望":我要或不要什么医疗服务?我希望使用或不使用生命支持系统?我希望别人怎样对待我?我想让我的家人和朋友知道什么?我希望谁帮助?无论如何面对死亡的降临,公众的死亡教育都迫在眉睫。美国第一门死亡教育的正式课程 1963 年春季由罗伯特·富尔顿在明尼苏达大学开设。文学艺术作品中的死亡是最鲜活的教案。如今,死亡学课程分化为死亡哲学与死亡伦理学、死亡心理学、死亡社会学、人类死亡学、临床死亡学、死亡政治学、死亡教育学。其核心命题是:我们需要怎样的死亡意识和救助期望?

2003 年,伊丽莎白·库伯勒·罗斯(Elisabeth Kübler Ross)的

《论死亡和濒临死亡》入选巴诺书店评选的"改变美国历史进程的 20本书"，《时代》周刊称赞作者罗斯是 20 世纪最伟大的思想家之一，她的研究改变了人们对于死亡的茫然无措，促进了社会对病人弥留之际的关怀（临终关怀、安宁照顾）。这是一部具有拓荒意义的图书，作者罗斯是一位心理医生，长期研究病人临死之前的躯体和心理状态。她尖锐地指出，没有人与那双临终的眼睛真诚地对视。她呼唤人们坐到濒死病人的床前，倾听他们的心声，同时吁请医生打破职业偏见，走出治疗中心论，聆听病人心灵深处的诉说。该书最大的贡献是厘清了死亡过程的心理接纳机制，即著名的五阶段学说：拒绝——愤怒——挣扎——沮丧——接受。她的学说现今已被广泛接受，成为一种常识。由于死亡的心理表征在医学、心理学发展的漫漫长河里一直被忽视，因此，她的学说具有划时代的意义。

在德国，生命终末期服务涵盖以下内容：帮助临终患者认知（生命终末期）现实，把握现实；控制痛苦，如缓解晚期癌症患者的疼痛；满足患者的生理、心理需求和爱好；满足患者的亲情需求；建立良好的医—患、护—患关系，以及弥留期疗护。在新加坡，生命终末期服务包括：在充满人性温暖的氛围中，为生命终末期患者提供适当的躯体、心理、灵性服务与照顾；为参与终末期照顾的医护人员提供心理、灵性服务的培训与指导；研究生命终末期患者痛苦的症状及其原因，提供个体化的服务与照顾；协调好居家护理、医院、临终关怀组织（义工）的服务衔接。

生命最后的岁月总是匆匆忙忙，没有时间叩问：何为善终？何以善终？中国人传统的"善终"指的是在可预知的自然亡故中，没有太多的痛苦，只有衰弱。临终时节，亲人绕膝，诉说衷肠，爱意融融，交代最后的遗言，了却最后的遗憾，揭开最后的心结，放下最后的心事。然而，现实中往往一切都显得务实而具体，专注于抢救的程序、后事的嘱托、遗产的分割。我们不曾凝视那双临终的眼睛,可能浑浊的眸子突然一亮,给我们讲起毕其一生的感悟,可医生和家人却毫不理会,规劝老人不要想那么多。我们坚信躯体的衰弱必定带来精神的衰弱,其实,那双临终的眼睛在与死神的对峙中也许能洞悉人生的最后真谛。逝者的遗憾就在于没有在最后关头从容地把对人生的感悟说完。

总之,"向死而生"不仅是一个哲学命题,也是一个世俗命题,如同蒙田所说,与其被死神穷追猛跑,不如停下来,与死神对酌,达成某种妥协,在有限的时空里摆脱尘俗,做出一些无愧于自己生命的事功来。因为死神总是铁面无私,地无分东西,人无分贵贱贫富,归期来临,一律发配"西海",即使有世间最先进的设备、最优秀的大夫也无济于事。此时,坦然地接受死神的邀请,和它一起驾鹤西行,实是人生的最后一次壮游。

三 死亡救助与医学现代性

在我们今天这个技术崇拜的时代里,不仅"死亡是什么"需要重新定义,同时,"我们如何死亡"也在重新建构,死亡的意义更需要重新诠释。死亡已经绑定医疗技术,尤其是器官替代与支持技术,从某种意义上讲,今天的死亡就是关机时间抑或是停电时间,而不是生物器官或生命体的瞬间自毁进程,意念中的油尽灯灭(寿终正寝),宗教及民间传说中的阎王爷、上帝或者死神"吹灯"的时辰。ICU技术延长了死期,使衰竭的生命垂而不死,多米诺骨牌斜而不倒,造就了"不死不活"(植物人)的境地,即生理性(生物学意义)存活,思维、情感、尊严丧失的社会性死亡——持续性植物状态(PVS)。

现代医学无时不在挑战着死亡的必然性,但迄今为止,并未能改变人的必死性。不过,社会的进步(战争、动乱、饥荒频率的降低)、急性传染病防治管控水准的提升、生命管理(生命风险控制)技术、延缓衰老技术与长寿规律的探索,减少了瘟疫对于人口早夭的威胁,增加了长寿人群的比例,也开启了与死神讨价还价的空间,培育了得寸进尺的超级长寿继而不死的欲念。现代医学还试图超越死亡的偶然性,但至今也未能实现。不过,应该承认现代急救技术增加了起死回生的机会,如前所述,器官功能替代技术可以延续衰败器官的机能,在人—机混合生命状态下,垂死的生命可以长期苟延残喘,衰败的生命获得生物学意义上的"存活",开启了临床上逢死必救、永不言弃(1%的希望,100%的努力)决战死亡的信念和人人都能安享天年的欲念,也引爆"生存"意义的大讨论,生物学意义上的苟活(好死不如赖活的植物人)与"全人"意义上的存活(有情感尊严、有社会性)的交锋。这也引发对于"苟活"代价的考量:不仅患者承受着巨大的身心痛苦,家庭与社会也必须牺牲十分稀缺的资源去承担巨大的医疗技术支付,满足"穷生富死"的心理诉求。开放生命终末期救助的自决性、选择性的需求,滋生出尊严死、放弃救助(DNR)、灵性照顾、慈善助死等伦理话题和安宁缓和医疗制度的尝试。

我们有必要质疑现代医学"单行道"式的救治选择,其宣言就是"永不言弃",正是这一顽强的职业信念将医学逼入一个卒子过河的境地,它是典型的战士思维,而非将军思维。很显然,"永不言弃"反映了一种当代的社会意识(恋生、恶死),甚至是一种生命观。这种观念很容易助长当下社会对医学功能的过度期许和畸形想象,一旦不救,就是医者背弃了诺言,就应该追究他们的忠诚,使得悉心救助的医护人员置身于道德审判席上;它甚至还成为一些人医疗欠费的道德辩词。其基本点是对死亡的恐惧与拒绝(零容忍,一切死亡都是非正常死亡,都是不正当的),人人都幻想长生不死,信奉好死不如赖活。这种意识在高技术医疗格局下得到了强化。要知道死亡是生命的一部分，是再自然不过的人生节目，相当多的死亡属于生命个体的自然凋零（寿终正寝），无需医疗技术的介入。而且，对于极度痛苦（如癌痛）者来说，死亡是疼痛的终结，是最有效的止痛药。要通过正确的死亡教育让人们消除恐惧，学会坦然接纳，顺从自然归途。

在当下，"永不言弃"成为医者施救的道德宣誓与行为逻辑。作为道德宣誓，它无可厚非，是"救死扶伤"的注脚；但要作为行为逻辑，则大有商讨的余地。追溯医学史，没有"永不言弃"信念确切的首倡时间，一定是在生命替代技术相对发达，关键技术隆重推出的某一天，可能是人工心肺机或 ICU 的发明日，也可能是叶克膜技术（体外心肺循环）的专利日，或是人工肝、人工肾、肠外营养的推广日。因为在低技术时代，人们总是感念人在"病入膏肓"面前的回天无力，深知"医学是一门不确定的科学和充满可能性的艺术"，医生永远也不可能"全知全能全善"，只能"有时，去治愈；常常，去帮助；总是，去安慰"。无疑，在病魔和死神面前，医术有短板，医生有盲点，全力施救开始、无力失救告终的情况不时出现，医者一往情深却万般无奈，患者含辛茹苦却撒手人寰。最后，医患双方都只好以"道高一尺，魔高一丈"来自慰，只有在生命替代技术一路狂飙之际，许多危机重重、山重水复、命悬一线的险境才可能峰回路转，展现生机无限的曙光。于是，医者才敢信誓旦旦地对患者、家属乃至社会承诺"永不言弃"，殊不知"永不言弃"的背后隐藏着深刻的道德悖论。

首先，"永不"表达的只是一份医者的职业意志，面对危局，一心赴救，没有任何选择退却的杂念。当然，假定有足够的个人财富与卫生资源，永不停电，永不停药，维生的机器可以永不停机，或者发生故障立即更换一台，接力维生，"不死不活"或"半死不活"的局面可能维持很长一段时间，但生命复苏、复活的奇迹未必就能出现，因为疾病的转归有规律——由衰弱走向衰竭，最后抵达衰亡，这无法逆转。生命有极限，如果生死大限来临，豁达的选择必然是接纳、承担，于是"永不"便成为谎言（假动作），甚至是"以承诺去背叛承诺"，因为最终还是必须放弃。

其次，"言—弃"与"行—弃"之间出现了认知—告知裂痕。救治手段与维生机器随着生命的衰亡而终止了，而医者却不能言，不敢言，给患者一方造成"亲人不死"的虚幻想象，持续越久，花费越大，赌命心理越强烈，花钱买命的欲念越旺盛。一旦明白这里面隐藏着"言行"之间的巨大落差，就会感受到一种被欺瞒、被愚弄的感受，有人忍气吞声逆来顺受，也有人铤而走险伤医毁院。此刻，人们更应该反思医学语言与临床沟通中的"报喜不报忧""言正不言反"习俗。众所周知的医学伦理四原则就彰显了临床现实难言的残酷与悖论特质：其一，不伤害原则。药物、手术本身就是躯体完整性与功能元状态的伤害，只能告知相对不伤害与绝对伤害的级差，而不能承诺不伤害。其二，获益原则。患者一方总是期望以小伤害（代价）博取大收益，但也完全有可能是大伤害（风险）获取小收益，甚至只有伤害没有获益，如患者因药物过敏而休克，或手术意外、严重的并发症导致死亡。其三，自主原则。急性（诊）手术因情况紧急存在医方代理决策的境遇，无法做到知情同意，也无法让患者自主。其四，公正原则。优质手术资源短缺，使得就诊、候床、择期、择人存在巨大的人为裁量空间，没有绝对公平，只有相对公平，遵循先到原则、重症优先原则、特需/竞价优先原则、社会身份地位优先原则。由此看来，这四大原则都只言明了临床故事的一个侧面，隐去了真实故事的残酷面，因此，极易引发误读误解。

最后，"永不言弃"的效用不能令人满意。医者"永不言弃"的奋斗换来的并非生命质量的全面提升,而是苟延残喘的"续命",让衰竭与衰亡的间隙拉长,不仅延长了患者受煎熬的痛苦历程,使之欲生不能欲死不甘,病情的起起落落也让家属的心绪如坐过山车。

"永不言弃"背后的症结是如何正确看待现代急救技术及人工生命支持系统的功能。一方面,这些高新技术解除了临床上许多可逆性的生命危象,使之转危为安;另一方面,也使得不可逆的死亡进程人为地延长,不仅延续了临终者的痛苦,也剥夺了他们的尊严。无疑,人工生命支持系统还颠覆了死亡的定义,开辟了"不死不活"的生命境地,引发了死亡标准、生命尊严、死亡权利和植物人救助可能的伦理争论。这也引起健康经济学的关注:现代医疗福利体系不仅面临"看病难、看病贵"的制度设计难题,还面临着"死不得、死不起"的伦理困境。据推测,80%的医疗资源用于支付最后半年的医疗消耗、救助与维生费用(不仅有巨大的社会财富参与,还需透支将逝者亲属未来的生活和幸福)。不惜一切代价抢救或维持已经衰败的个体生命,价值几何?意义何在?需要更加理性地思考和评估。我们需要寻求新姿态:通过死亡叙事、生死教育、死亡辅导等手段走出死亡恐惧,放弃死亡抗拒,转而坦然接纳死亡;在积极干预、阻断疾病进程与悉心照顾、抚慰见证之间保持张力,尤其要有勇气选择适时放弃干预,顺应自然死亡的生命归宿;确立救助新原则,照顾比治疗重要,陪伴比治疗重要;死亡与苦难同时降临时,优先解决苦难问题,放弃无谓的 CPR(心肺复苏),转向 DNR(拒绝抢救),以提高终末期的生命质量为最高诉求。

技术时代、消费时代充满着特例,有人凭借财富、地位享受更充分的生命支持技术,获得更多缓死的权利。而且,和平年代,每一次死亡都是独行的孤旅,没有精神的伴侣,没有灵魂的慰藉,没有人性的呵护,即使机器环绕,也是冰冷的"温暖"。于是,生命尊严的意念超越技术，浮现在人们面前。尊严就是活得有意义、有价值、有品质、有目标，而不在生命的长短，要以生命的厚度、纯度、豁达去冲兑生命长短的忧虑。

无疑，在这个技术与物欲双重纠结的时代，医学遭遇着"人—机复合生命"的死亡、安乐死、尊严死等崭新的命题。是否一切死亡都是病魔作乱的非正常死亡，为何衰老也被界定为疾病（譬如阿尔兹海默症）？似乎一切病症都有抢救的空间，都应该借助技术的力量予以抵抗和阻断，再也没有圆寂，没有寿终正寝，唯有高技术抗争。救过来，皆大欢喜；救治失败，无限遗憾。人财两空的局面更是无法被接纳，于是便很自然地归罪于医生的误治、失职和医学的无能。最为尴尬的是造就了技术支持下生存的植物人状态，欲生不能，欲死不甘，家人与社会花费巨大，而患者的生命质量与尊严低下，这就引出了前述协助死亡（慈善助死）的话题。

死亡面前，医生是作为还是无为？这成为一个现代性的问题。理想的医学与好医生不是能够战胜死神、超越无常的知识体与技术人，而是认同并艺术化地（柔性、温暖地，而不是冰冷、生硬地）帮助患者接纳人的必死性，认同诊疗过程中无法调和的无限危机与有限治疗之间的矛盾，认定"道高一尺，魔高一丈"，一面与死神决战，一面与死神讲和，同时在生命终末期尽力尽责救助、维护濒死者的尊严，给予临终关怀、灵性照顾、情绪安抚、哀伤慰藉的人，是认同并帮助病家接纳无常的死亡（死亡降临的偶然性），接纳起死回生（死里逃生）、寿终正寝的偶然性，同时创造更大的复活几率，通过有效的生命管理（危险因子控制）实现更多的寿终正寝，继而通过生命教育，使之明了生命的五大向度，不仅有长度，还有宽度、厚度、温度、澄澈度，从而滋长对于生命的感恩之心、悲悯之心、敬畏之心、豁达之心。

"好死"作为一种文化约定,包括六个方面:一是无痛苦的死亡,二是公开承认死亡的逼近,三是希望死在家中,有家属和朋友陪伴,四是充分了解死亡,把它作为私人问题和事情的终结,五是认定死亡是个体的成长过程,六是认定死亡应该根据个人的爱好和态度做安排。然而,现代人却片面地倚重抢救术、ICU 维生技术,这些技术本质上是一种"协助偷生术"("抢救"的要害在"抢"),假定的竞争者都是上帝或者死神。既然是"协助偷生",前提还是必须接受和顺应死亡的自然事实,干预总是有限的、有条件的,而不是万能的。ICU技术其实无力改变人类死亡的基本境遇,在无奈(无能)中寻求希望(偷生、抢救),这样看待死亡不是消极被动的,恰恰是一种豁达。技术无端干预无异于凌迟。在中国传统文化语境里,生死之别的优劣还表现在"速率"的维度上,快速、流畅的词汇与感受总是乐事,譬如"快乐""快活",死亡也是一样,最残忍的死刑形式是"凌迟",让受刑者缓慢而痛苦地死去,其时,他的最大愿望是速死,恳求刽子手给予致命一刀,让他痛快地死去。在技术时代,各种器官替代技术维持着许多衰竭的躯体(人—机混合生命),使死亡过程人为地被拉长,不啻为技术凌迟。

　　生命何以神圣?生命神圣包含两重意思:一是生命无比圣洁,二是生命的历程神秘莫测。生命之花如此美丽,又如此易凋,生命之火如此炽热,又如此微弱,生命力如此坚强,又如此脆弱,人类生命如此伟大,又如此渺小,因为神圣,才会有对生命的敬畏。尽管医学有新知、有奇术,但生命总归无常(生存的不确定性、偶然性);虽然疾病可防可治可救,但生命的进程绝对不可逆。现代医学如此昂扬、自信,也如此无力、无奈。究竟是道高还是魔高,无法言说;"膏肓"之幽、"命门"之秘,无法抵达。人生本是一条单行道,途中也会有若干类型可以选择,譬如赖活好死、好活赖死、赖活赖死,最佳的境遇当然是好活好死。总之,生命不过是一段旅程,肉身无法永恒,死亡是肉体生命的归途。

主要参考文献

1.傅伟勋:《死亡的尊严与生命的尊严》,北京:北京大学出版社,2006 年。

2.陆扬:《死亡美学》,北京:北京大学出版社,2006 年。

3.〔美〕林恩·德斯佩尔德、〔美〕艾伯特·斯特里克兰:《最后的舞蹈:关于死亡》,夏侯炳、陈瑾译,北京:中国人民大学出版社,2009 年。

4.罗点点等:《我的死亡谁做主》,北京:作家出版社,2011 年。

5.席修明、王一方:《对话 ICU:生死两茫茫》,《读书》2011 年第 3 期。

第七讲

奥斯勒命题及其当代价值

一　奥斯勒其人

威廉·奥斯勒被誉为现代医学及医学教育之父。他学术兴趣广泛，心志阔达，如同恩格斯笔下讴歌的文艺复兴时期巨人，不只是一位卓越的临床医学大师、医学科学家、医学教育家，还是一位藏书家、历史学家、人文主义者、古典文学评论家、医学社会活动家、医学图书馆事业的创立者。奥斯勒重要的贡献是为医学教育划定了信仰高于知识技能和艺术化生存的职业基线。

奥斯勒毕生博学笃行，笔耕不辍，留下的医学性文章多达 1158 篇，文学性文章 182 篇。他最初在多伦多大学医学院学习，后转学至麦吉尔(McGill)大学医学院，1872 年(23 岁)毕业，随后在伦敦、柏林、维也纳进修生理、病理、外科、神经科学与医学实验研究。1874年，25 岁的奥斯勒被母校麦吉尔大学聘为医学生理学讲师，次年转任内科学教授。1884 年受美国第一家医学院——宾州大学医学院礼聘，主持医学教育，这一年他才 35 岁。五年时间内，他的教改实践令宾大医学院声名鹊起，他也收到约翰斯·霍普金斯大学医学院内科学教授的聘书,成为这所高起点的医学院的教学主管。其间,他将德国组织完善的住院医师制度和英国良好的学习学生制度结合,形成了美国最新的医学教育体系,促进了医学教育和医院正规化的发展,影响力延续至今。作为第一代现代医学教育家,奥斯勒十分注重临床实践,将临床观察方法与实验研究相结合,改革了临床教学的组织形式和课程结构,倡导临床教学与基础学科的结合。他的著作《医学的理论与实务》(*The Principles and Practice of Medicine*,1892)以近代基础医学(尤其是细菌学)为基础,根据病原学和解剖位置对疾病进行分类,出版后奠定了英语世界医学教科书的标准,并被译成法、德、意、西、中等多种文字,也促成了洛克菲勒医学研究中心的诞生。他还是《内科学季刊》(*Quarterly Journal of Internal Medicine*)的创办人之一,留下一部医学史专著《近代医学的演化》。缘此,奥斯勒成为美国医学巨擘,与韦尔奇(William Henry Welch)、霍斯特(William Sluart Halsted)、凯利(Howard Atwood Kelly)并称为美国四大名医。

1905 年,身居医界领袖高位,年仅 56 岁的奥斯勒急流勇退,选择退休,临别时,在马里兰内科与外科学会上做了《整合、平安与和谐》的告别演讲,对他的美国时期的医道、人道作了全面的总结,还对年轻人的职业生涯与未来医学的发展给出了富有启迪性的忠告。环顾 21 世纪的临床医学主题词(整合医学、和谐医患关系),似乎没有脱离 115 年前奥斯勒那场演讲的谆谆教诲。在生命最后的十四年里,奥斯勒回到英伦,出任牛津大学钦定讲座教授,后被乔治五世加封为男爵。最为辉煌的时刻出现于他生命的最后一年(1919),他出任牛津古典学会会长,这个在人文领域最具影响力的职位,也为他的人文主义奋斗画上一个美丽的休止符。在 1919 年 5 月 16 日的就职演讲中,他提出人文与技术互为"酵母"的新见解:一方面,人文是科学技术及医学创新的酵母;另一方面,新科学、新技术也是人文与时俱进的酵母。他认为技术与人文断裂的原因之一是人文课程的僵化，对话困难是由于互相隔膜，过度专业化造就了学术的"管状视野"，厚实的通识课可以架起相互交流的桥梁。这一思路恰恰是当下医学博雅教育的思想风标。思想的强健却掩饰不住他身体的纤弱与衰退，独子爱德华两年前的阵亡把他抛入人生的暗室，老年丧子的忧伤击垮了他脆弱的抵抗力，1919 年冬日里一次平常的呼吸道感染就轻易地带走了他的生命，却留下了他对医学持续的困惑与忧虑：历史洞察的贫乏，科学与人文的断裂，技术进步与人道主义的疏离。

今天，为什么要重温一百多年前奥斯勒的思想？他的思想光芒能够照亮当下前行的道路吗？在一个怀疑的时代，人们有权利质疑奥斯勒的现代意义，诚然，他的疗法早已陈旧，他的医学史著述没有解答高技术时代的困惑，那么，回望奥斯勒难道只是发思古之幽灵，试图用一只早已熄灭的灯笼为新时代引路？不，唯有医学思想家的称号让他成为永远的奥斯勒、划时代的奥斯勒！奥斯勒的意义、价值在于其思想家的魅力、思想家的风采，在于其思想的洞察力与时代穿透力，他属于逝去的时代，也属于鲜活的当下。奥斯勒的道路就是当代医学家永恒的职业蜕变之路，从医学家到医学思想家，从教育家到教育思想家。

对于今天的医学界而言，追慕奥斯勒，绝不应限于书斋里的盘桓，而要不甘于做一位道德理想主义者，直面职业理想与现实的撕裂，以及现代性的侵蚀。相对于当年门户主义、沙文主义、地域主义、民族主义的困扰，如今虚无主义、技术主义、功利主义、消费主义的袭来更加难缠难解，更加需要思想史的烛照。

相对于专门家而言，思想家的品质是不仅关注事实发现，追求真相与真理（规律，规范），还关注价值钩沉，追求真谛（宗旨、本源、皈依）。医者人生哲学的真谛是坚守内心的宁静，即"宁静致远"；临床医学的真谛是"不确定性与艺术感"；医疗活动的真谛是"慈悲与善行"（是使命，而非商业）；大学的真谛是"超越速成与系统、基础与应用、博雅与功利、自由与规训、理论与实操，抵达学术与学养的内外兼修"；医学教育的真谛是"通过教育，铸造医学绅士"；人文教育要追随时代，防止出现旧（古典）人文与新科学的错位，开发与新科学相适应的新人文。奥斯勒的这些论述对于当代医学人文的更新与适应性提出了有益的警示。

二 奥斯勒命题的提出

在奥斯勒众多的思想流脉中，最有理论穿透力的论断莫过于"医学是一门不确定的科学与充满可能性的艺术"，被后世称为"奥斯勒命题"。时光荏苒，奥斯勒逝世至今已经一百多年了，但"奥斯勒命题"依然年轻，仍在叩击着现代医学的灵魂。其核心意涵是不确定性、偶然性、偶在性；临床工作内在的艺术性是生命多样性、疾苦复杂性、感受个体性、干预路径和方法丰富性的二度解读。这是一个充满实践理性的命题，奥斯勒十分强调医学的实践性，倡导床边教学；这是一个哲学化的命题，其哲学启悟是在生物性、客观性追求之外，点亮生命的神圣性、灵性、主客间性、伦理性。奥斯勒命题揭示出生命、疾病转归、苦难与死亡降临具有不可移易（永恒）的不确定性。一是生命、疾病无法解读的复杂性，不可澄澈的混沌性。二是苦难、生死不可预测与把控的偶然性（偶在性），不可驾驭的或然性。生命是一个谜，是一个灰箱，真相无法大白（甚至都无法中白，只能小白），相当多的病因、病理不明确，病情的进展不可控，疗效不确定，预后（向愈、恶化，残障、死亡）不可测。

奥斯勒命题亦即:医学＝科学＋艺术,生命＝不确定性＋无限可能性。

在奥斯勒看来,如果不是个体之间存在巨大的差异,医学也可能是科学,而不是艺术。多变性是生命定律,世界上没有两副面孔是一模一样的,也没有两个生命个体是一模一样的,因此,在疾病的异常条件下,也不会有两个病人表现出同样的病理反应和病态行为。即使是纯粹科学,认知上也有盲点,何况医学并非纯粹(数理范式)的科学,存在着永恒的不确定性,不确定性实际上是稀释医学的科学性,揭示出数理科学与生命科学的类型差异。医学既然不是纯粹的科学,就呈现出可能性、复杂性、多样性、艺术性、个性,尊崇主体性、灵性,可以对冲客观性、齐一性、标准化。而对医学艺术性(技艺)的认同,也在对冲、稀释、软化医学的科学性,希望医者在科学性与艺术性之间保持张力。何况医学实践(临床医学)是一门艺术,而不是交易,患者疾苦的呼唤不是商业的诉求,面对患者的祈求,医生必须用心去操劳,还要用脑去共情。奥斯勒的深意是医者对生命必须心存敬畏,心生神圣,心怀悲悯:人类在自然秩序面前永远是有限的探索者,生命中存在技术手段不可抵达的彼岸;医学是使命,而不是生意,拒绝冷漠贪婪。由此引出医学从业者的多重职业性格:医生＝科学家＋艺术家＋慈善家。

当时,类似的命题还有"特鲁多箴言"(有时,去治愈;常常,去帮助;总是,去安慰),它旨在告诫医者和患者:医学的干预是有边界的,无法包治百病,只能情暖百家,安顿百魂;要敬畏生命,敬畏疾病,丢掉傲慢、冷漠与贪婪。无疑,奥斯勒命题与特鲁多箴言有相通之处。早在两千年前,中国医学先贤也已有"医者意也""医者易也""医者艺也"的洞识。

很显然,奥斯勒命题肇源于奥斯勒时代,那是临床医学的奠基时代,疾病的不确定性(个体差异性,发生的偶在性、偶然性)与病人的不确定性(社会、心理、信仰、精神性、灵性)都十分突出的时代,临床医学无论是理论还是实践都十分幼稚,理解和认同奥斯勒命题毫无认知障碍。很快,临床医学移步换景,进入后奥斯勒时代,临床诊察技术取得长足的进步,理化革命、声光电磁技术导入带来装备的进步。薛定谔率先感悟到普通物理与生物物理的两分,生物复杂性大于理化复杂性。后来,又有生物与生命的两分,生命的确定性大于生物的不确定性。奥斯勒命题建构在生命大于生物、大脑高于躯体、心灵超越心理的认知上,生命伦理与医学伦理的兴起也支持奥斯勒命题的延续(脑移植并非单纯的技术禁区,还是伦理禁区)。同样是医学思想家的刘易斯·托马斯(Lewis Thomas)将临床医学定义为半吊子技术＋最年轻的科学,其时,常常需要依靠不确定的信息作出正确的判断。医生作出正确判断的前提不是检测报告,而是经验与直觉。

　　20 世纪末,现代医学进入循证医学时代,临床思维日益活跃丰富,临床流行病学与统计学导入,产生大(样本)数据、多中心(多视角)、随机对照、荟萃分析。随后,分子医学、精准医学纷纷登场,基因技术、人工智能(大脑奥秘的揭示与模拟)技术纷至沓来。此时此刻,我们还需要信奉奥斯勒命题吗? 不错,循证医学引领医学充分地寻找证据,目的似乎是要消灭不确定性,驯服偶然性,弥合实验医学的确定性—必然性与临床医学的不确定性—偶然性之间的裂痕,但是,它在发展中不断软化立场,追求适时、审慎的姿态与三个充分的平衡,其一是充分的(疾病、健康)证据,其二是充分的(卫生、保健)资源,其三是对患者价值观的充分尊重,就为叙事医学、信仰疗法、尊严疗法预留了后门。因为疾病不只是一个生物学事件,还是一个精神事件,无言的查体、冰冷的机器检测,如果缺乏叙事,患者自己都不能理解疾苦事件的意义。临床医学必须转型——向叙事求教,疾苦的承担者也要成为讲述者,疾病的诊疗者、干预者也要成为倾听者、共情者、分担者,不仅关注疾病的生物学指标、疗效的获得,还要关注身、心、社、灵的颠簸和颤抖,关注疾苦的历程和情节的变化。这是一个全新的临床范式与诊疗框架。叙事维度开启了质性研究与量化研究、循证与叙事的分野。

当代美国医生穆克吉(Siddhartha Mukherjee)在他的《医学的真相》一书中这样写道:时至今日,医学仍然必须在不确定(不完备、不精确)的资讯中寻求确定性,依然存有三大困惑:一是为什么敏锐的直觉比单一的检查更有效? 二是为什么不同的人对相同的药物反应不同? 三是为什么看似有益的治疗方案却是有害的? 诊断过程绝不是对患者表述的症状所在部位进行各种理化检测,然后解读检测结果,作出疾病诊断那么简单,而需要对患者躯体各系统功能、代谢之间的相关性以及全人(身、心、社、灵)征象进行综合分析,才能穿越表象、假象,找到本相、真相,治疗的作业因而更加复杂,有针对症状的治疗,有针对发病机制的阻断性治疗,有针对病因的对抗性治疗,还有针对心理休克、情绪波动、沮丧、绝望的心理治疗、安慰剂治疗,更有针对终末期生命品质维护的姑息治疗,如果掺入伦理(获益、不伤害、自主、公正)考量、哲学慧根(豁达生死)、军事谋略(用药如用兵),现代诊疗就是一盘大棋局,甚至是一场战役,需要大视野、大手笔、大智慧。由此可见,新时代里,奥斯勒命题没有过时,也不会过时。

三 奥斯勒命题的哲学意涵

为什么医学中存在着永恒的不确定性,不能只是从现象上寻找答案,还应该从哲学上寻找支撑。以下范畴构成奥斯勒命题的哲学基础:

1. 生命的多样性与丰富性。生命的多样性不同于生物的多样性，它要揭示的真理是每一个生命都是唯一，每一个个体都有自己不同于他者的指纹、基因图谱、脑像图、心理特征、行为偏好、灵性觉知，所以，信奉普遍性原则的现代医学必须学会谦卑、敬畏，在许多认知与诊疗场合尊重疾病的个别性。外科大夫要知道，有些阑尾炎患者的阑尾长在左边，甚至还有全反位的解剖镜像。内科大夫也不要把感冒药"白天吃白片，晚上吃黑片，大人吃两片，小孩子吃一片"的医嘱滥用。每一个患者都需要量身定制一个诊疗方案，而非照着指南画葫芦，千人一药、万人一术。

2. 对生命的神圣感与敬畏感。接受生命的多样性与丰富性并不难，在现代诊疗装备面前仍然接纳生命的神圣感，继而接纳医学的神圣感却不容易。什么是神圣？那就是基于生命多样性、丰富性的神秘、神奇、神灵、神通和圣洁、圣明。要坚信在生命的深处有一个不可抵达的黑洞，人类必须保持谦恭、虚怀若谷。唯有保持这份神圣感，才不会在现代技术的催化下过度膨胀，才会在医学探索中、诊疗实践中永葆敬畏、悲悯、共情、关怀。

3. 疾苦感受的意向性。人类疾苦既是镜像，更是境遇（遭遇），具有鲜明的主体性、亲历性、体验性、默会性，而疾苦体验常常因人而异，且不被理化检测所捕获，表现得既不可测（无法检测出阳性指征），痛苦无法显影，也不可言说（词不尽意），多被以"难受"之类的模糊语言来形容，他者的洞悉无法代替主体身受（煎熬、折磨），因此，对于苦难的同情不是共情（入情、同理心）。对于苦难个体而言，仅有肉身的穿越（其间）是不够的，还需要哲学与宗教（精神）的超越（其上），才能实现拯救和救赎。

4. 医学的不确定性。这种不确定性包含了诊疗局面的复杂（混沌）性、生死的偶然性、医患之间的主客间性、临床干预的双向性、医学认知的无限延展性。生命永远存在不可知的盲点,真理的彼岸不可终极抵达,也就是说疾病不会在医学探索和技术拷打面前吐露全部秘密,医学总是有缺陷的,不可能做到全知、全能、全善。这份生命觉悟是敬畏之心的理论基石。

5. 诊疗活动的艺术性。医学具有"科学—艺术"的二元性,康德就将艺术判断力看作超越纯粹理性与实践理性的认知形态,杜威是实用主义的鼻祖,但其晚年的体悟却是"艺术即经验"。在炉火纯青的艺术境遇中,没有绝对的主客两分,主体性囊括了客体性。其实,任何临床操作都不是机械重复的工艺流程,而是"心摹—手追"的手艺活,每一天的太阳都是新的,每一台手术都是"初恋",因此,手术大师每每追求"心手合一""出神入化"的境界,在这里,直觉、灵感、悟性才是成功的引擎。

作为精神桅杆、思想风帆的医学哲学,正在为医学巨轮的远航提供更厚重的价值引领、更深沉的精神塑造,让这一时代的医学书写出超越技术、超越现实的思想画卷。

四、奥斯勒命题与新冠疫情

一百多年前的 1919 年 12 月 29 日,70 岁的奥斯勒因为一场肺炎匆匆离世,第一次世界大战也因为一场大流感而匆匆收场,留下5000 万人病殁的惨痛记忆。然而一百多年后,突如其来的新冠肺炎疫情给这个世界带来巨大的震撼,现代医学早已娴熟应对感染性疾病,却在一种新型病毒面前束手无策,没有疫苗,没有特效药,只有古老的隔离手段,保持社交距离成为应对良策。面对世纪疫情大流行的恐惧,我们缺乏的远不仅仅是控制疫情的疫苗和特效药!⋯⋯跨越时空,回想奥斯勒的教诲,人类太过冷漠、傲慢、算计,缺乏对疾病、对死亡不确定性的敬畏，缺乏历史警醒，也缺乏人文洞识。

现代社会里，人们对生老病死的规律有了充分的认识、科学的分析，统计学家们运用大数据编列出某一阶段的死亡谱来，让世人都觉得事出有因，譬如慢病及衰老致死、癌病致死、心脑血管疾病致死、车祸致死、运动致死、风险职业致死……百年前位居前列的传染病致死，因为未爆发大规模疫情而逐渐垫底，被移除到前十位之外。突然遭遇疫情"回马枪"，人们便立马警觉起来，因为它原本是计划外死亡。其实，细想起来，瘟疫呈现周期性活动规律，隔三差五地造访人类，不会消停，细数新世纪的二十年，疫情的烽火台不时燃起狼烟，2003 年的 SARS、禽流感，2014 年的非洲埃博拉感染，2015 年的中东呼吸综合征（MERS），2019 年的新冠肺炎……一波未平，一波又起。与前几次疫情不同，这次新冠肺炎疫病出现群聚性、高感染率的特征，"收割"的多是慢病衰老者，他们大多合并癌症、心脑血管病等基础病变，如同扳机效应，击发的条件早已具备，疫病来临扣动了扳机，救治效果完全取决于国家及地区的重症医疗条件和水准。新冠病房境遇有别：轻症以方舱境遇为特色，在媒体描述中颇有些牧歌式的惬意；而重症则以 ICU 境遇为特色，实在沉重，甚至沉痛，死神的镰刀就架在患者的脖子上，分分秒秒都可能发生生命危象。

此时此刻，有两个临床伦理困境不期而来：一是医生可能被交叉感染，顷刻角色转换，成为医生病人或病人医生，从白大褂到病号服，从救助者到被救助者，角色转换会让医护人员心中浮现道德"日全食"，唤起他们更多的伦理自觉；二是危症床前无亲人陪伴，处于失亲、思亲不得的状态，医护人员必须在技术角色之外，扮演亲人般的料理、陪伴、抚慰、安顿角色，这种职业角色的泛化必然带来劳作强度的倍增，以及责任伦理的延展、关怀伦理的拓界。前者可能因为防护措施到位被基本控制，但后者却因为病例数的短期激增变得十分严峻,疫情早期的医疗挤兑不仅发生在发热门诊,更突出地显现在重症病房里,表现为责任、关怀的稀释、稀薄。

疫情防控、救治正酣,医学人文有发力的空间吗? 它能为缓解疫情、战胜疫病做些什么? 值此非常时刻,对医学人文是什么,需要重新审视。它是义薄云天的集结与驰援,是大爱无疆的仁心与仁术,是心心相通的同情与共情,是情系魂牵的陪伴与关怀,是直面生死苦难的抚慰与安顿。

1. 集结与驰援:不是命令,是职业精神的感召

当新冠病毒肆虐,国家折肱之时,4.2 万名来自全国各地的医疗、护理精英火速驰援湖北。他们无怨无悔,立誓发愿,要为国家分担突发危机的重压,为疫区人民送去生活的希望。他们来不及精心准备,就告别家乡和亲人,逆风而行,踏上援鄂的征程,给我们留下高大、美丽的背影。紧急关头的义举见证了我们民族精神的强健。这也是一次职业精神的洗礼,让社会"重新发现"医学界的职业献身精神,而不仅仅只是他们的技术水准。疫情这一沉痛的"导师"引领我们的灵魂向上提升,唤起人们对人文主义的追问,也让人们获得心流效应的愉悦。

无疑,这场灾难的震撼使我们的心灵得到一次净化,许多人领悟了科学"真理"之上的职业"真谛"。医学是"德行技艺"的高度统一,是超越功利主义的职业价值实现之上而对人性彼岸的抵达。

2. 仁心与仁术:爱与智慧有多大,疗愈的希望就有多大

疫情肆虐时,人心、人性是一面镜子,也是道德底线。此时此刻,不仅是患者需要关照,医生、护士也需要关照,自利与利他形成剧烈的心理、情感、道德冲突,去帮助别人,就增加了自己感染的可能甚至

牺牲的概率，医务界却毫不犹豫，表现出置自身于危险之中的大无畏精神，他们毅然决然，奋不顾身，实现了人文关怀与技术救助的完美结合、人道精神与科学精神的高度契合。灾难降临之时，医者的使命是调动一切技术手段与全部的人性能量去迎击惨烈的牺牲，去战胜死神，拯救生灵，去照亮人生瞬间的黑暗，去温暖生命那顷刻的寒冰。医护投注的爱与智慧有多少，患者疗愈的希望就有多大。医者也在危机中获得灵魂的升华，明白有一种职业境界叫神圣，有一种职业良知叫纯粹。

其背后是医学的二元价值，一方面追求有用、有利（不仅有技术功能，还有价值承诺），有效（技术目标、指标承诺），有理（理性承诺），有根（历史与传统沿袭、积淀与荣耀），另一方面追求有情（职业姿态承诺，职业化的必要内涵），有德（职业行为规范与伦理生活承诺，成为高尚、纯粹的人），有趣（人格魅力的承诺，成为脱离了低级趣味的人），有灵（美学境界与哲学空间，那是医学的"蛇杖"精神与"膏肓"难及的敬畏）。

3. 同情与共情：情有多深，胜利的曙光就有多近

新冠病毒传播力强，多器官损伤路径不明，疫苗与特效抗病毒药无法迅速应用于临床，重症率、死亡率并不高，但感染人数相当多。疫情给社会带来的恐慌、混乱一时难以彻底平息，更需要医学人文发力，医护人员要给予患者更多的同情与共情。

为什么医患共情如此重要？心理学认为共情本质上是对人类孤独境遇的反抗，社会学认为共情是人的社会性的张扬，追求人际交往的丰富性：相遇、相投、相依、相助。共情，是心心相通，更是息息相关，是生命的共在、共荣。

具体说，共情是情感共同体的缔结，患者的冷暖有医护时时牵

挂,医患彼此走入对方的情感世界,获得共同的情感体验、情感应对,形成无形的依恋感,处处收获人性的滋润。只有共情,医者充分地进入患者的心灵深处,才能获得更真实的身、心、社、灵偏移证据与因果判断,洞悉他们的紧张、焦虑、恐慌、沮丧,从而给予更全面、更立体的干预,获得更满意的疗效。因此,在抗疫前线,医患之间情有多深,胜利的曙光就有多近。

4. 陪伴与关怀:有白衣战士在,希望的灯就亮着

生死、苦难的降临无法预测与控制,因此,医护只有技术是不够的,还需要有爱,有豁达,除了积极救治之外,还需要悉心地陪伴、见证、抚慰、安顿,这些临床人文胜任力在此次抗疫中得到很好的培育与升华。

关怀是医学"守护神"精神的核心要旨,体现了利他主义的价值观,是医者的德性与责任,也是医者的义务。关怀是照顾,是服务承诺,是适宜干预,但不是强力控制与不死、痊愈的承诺。在白衣战士那里,隔离间、防护服割不断关怀。医学是医疗技术,更是生命艺术,关怀是医疗救助技能的展示,更是人格的流淌。医疗救助的目的不仅是保命、延命,更要提升生存期的生活品质与生命品质。

我们也要通过各种手段强化医患之间"关怀—感恩"的互动机制,既要鼓励医护给予患者更多的爱与关怀,又要培育全社会对医护人员的感恩之心,尤其要致力于弘扬这次抗疫过程中无处不在的"大爱无疆"情怀,汇集社会的真爱回馈医护职业的仁爱,缔结医患之间的鱼水关系、唇齿关系,共同应对病魔的挑战。无疑,危难时刻,我们每个人都是关怀者,也是被关怀者,都是抚慰者,也是被抚慰者。

5.抚慰与安顿:宿命无法躲避,唯有接纳与豁达

灾难是人性的课堂,苦难是人生的导师,这堂沉重的抗疫课程教会我们重估人生的价值,重新发现职业的价值——珍惜生命,尊重医者,珍爱职业。相较于 1918 年大流感的无差别死亡,2003 年的SARS 10% 的病死率,此次疫情的特点是高感染率、低死亡率、高治愈率。原因很多,社会抗疫反应的敏感,SARS 积累的救治经验,重症支持技术的进步,尤其是叶克膜(人工肺)技术的普及,都给阻击新型肺炎疫情增加了利器。

疫情中,无论对患者还是医者,死亡都是意外,也是不可杜绝的临床事件。在医护人员的呵护下,它可以是一个温暖的故事,而不是一个冰冷的事故:只要医护尽力了、用心了,就该给他们以理解和宽容,而不是“一切死亡都是医生的错”。有些结果是回天无力,“道高一尺,魔高一丈”的无奈,必须接纳,唯有豁达。

总之,新冠肺炎的预警、疗愈之途十分坎坷,再一次印证了奥斯勒命题。大难临头,并非一切危险都可以通过未雨绸缪的“先手棋”扼杀于萌芽之中,疫情提前“吹哨”固然好,但衡量“散发”与“流行”,再判定“爆发”,都需要严谨的科学证据支持;究竟是流感病毒感染(近年来就有 H_1N_1、H_1N_5、H_7N_9 多个波次的流感亚型)还是冠状病毒感染,是老冠病毒作乱(SARS 也是冠状病毒感染)还是新冠病毒肆虐,都需要实验室里的基因测序来甄别、定案,不能见风是雨,轻易地将“散发”作为“流行”来预报,更不能选择“半夜鸡叫”式的预警。疗愈之途既不是“阳关道”,不会药到病除、机到病除、术到病除,也不是“盘山路”,九曲十八弯,扶摇直上,虽然崎岖却必然登顶获胜,最有可能是“过山车”,起起落落、大起大落,最后险胜。很显然,这次新冠病毒感染的归宿不是单器官危象,并不局限于肺部,而

是多器官衰竭,因此,我们应对的不是一只黑天鹅,而是一群黑天鹅,朝我们冲过来的不是一头灰犀牛,而是一群灰犀牛。在医者的职业训练中,不确定性、偶在性、偶然性、个体化、独特性都是无法逾越的潜流与暗坝,他们虽有拯救万民于水火的悲悯情怀,却无逢凶化吉、遇难成祥的万能灵药,敬畏、悲悯之心永远不可丢。

主要参考文献

1.〔英〕威廉·奥斯勒:《生活之道》,邓伯宸译,桂林:广西师范大学出版社,2007 年。

2. William Osler, *The Evolution of Modern Medicine*, A Series of Lectures Delivered At Yale University On The Silliman Foundation In April, 1913.

3. Edelstein Ludwig, "William Osler's Philosophy", *Bulletin of the History of Medicine*, Baltimore, Md. 20:270.

4. Temkin Owsei, "The William Osler Memorial Number", *Bulletin of the History of Medicine*, Baltimore, Md. 23:319.

5.〔奥〕埃尔温·薛定谔:《生命是什么》,罗来鸥、罗辽复译,长沙:湖南科学技术出版社,2007 年。

6.〔美〕悉达多·穆克吉:《医学的真相》,潘斓兮译,北京:中信出版社,2016 年。

锻造临床人文胜任力

临床人文胜任力的拓展加速了医学人文走进临床的进程,也遭遇医学人文与人文医学的理论纠缠,两者的基本区别在于医学的人文性揭示与人文化推进的不同镜像,而以人文化为特征的人文医学当下及未来都得益于叙事医学的平行思维而不断丰富其学理建构。其基本路径是由平行(人文)病历书写逐渐拓展到平行(人文)病理、平行(人文)药理。人文—技术并行的双轨诊疗与医患共同决策,使得人文医学实践更加具有操作性,也将更加契合急—慢病时代的转型,丰富理论医学的学术内涵,促进中西医并用情境中的叙事参照、价值对话与交融。

一 临床人文胜任力:概念的提出

临床胜任力的概念由来已久,曾经作为毕业后教育的基本技能训练科目,致力于医生实操水准的提升。胜任力伴随着阅历的增长而完善,但内容偏重于技术的习得与发挥,医学人文的内涵不足,由此带来技术与人文的断裂。近年来,临床医学人文的建制化,逐步催生了临床医学人文胜任力的系统研究和要素分析。

临床医学人文,又称人文医疗,是当下医学人文五大谱系(理论医学人文、临床医学人文、医学人文教育、医院人文管理、人文诉求的医改)的重要分支。一般说来,临床医学人文有三大基本诉求,一是人文理论的建树,旨在培育临床医学人文新学说、新理论。二是人文技能的提升,着力培育临床人文胜任力。三是人文体验的改善,致力培育医患和谐交往的土壤。其中,尤以临床人文胜任力的拓展最为关键。临床医学人文的最高境界是什么?一是情理交融。二是知行合一。行胜于言,得意忘言,只要我们躬下身子去倾听,去感受,去陪伴,去抚慰,去见证,去安顿,就必然迎来医患关系的春天。深入考察,临床人文胜任力有五大技能,分别为神圣感、共情能力、沟通艺术、关怀能力、反思能力。以下分而述之。

1. 神圣感(Sense of Holiness)。生命神圣、医者神圣,究竟如何理解与践行?如何融入临床生活?医者的职业精神(Professional)有两个面向,不能片面强调技术化的面向,神圣感这样的非技术化面向也应该强化。临床上,神圣感是一种特别的感悟,由神秘抵达圣洁,由信念、意志的圆满抵达过程、操作的圆满。其在临床上可以细分为四种体验:一是诊疗对象的神圣,每一个生命都无比圣洁,一旦庄严托付,必须虔诚面对;二是术者神圣,临床操作中以神圣统领技术,超越救治,抵达拯救与救渡;三是过程神圣,宁神定志,心无旁骛,全力以赴;四是场所神圣,所见、所闻皆感凝重和肃穆。

2. 共情能力(Empathy, Compassion)。又称恻隐之心、同理心,指感同身受、设身处地、换位思考,穿越疾苦的体验,进入疾苦困境与之分享与共担的能力,具体可以演化为陪伴、见证、抚慰、安顿四项操作化的技能。

3. 沟通艺术(Communication)。包括倾听、感受、需要、请求四个环节,也包括沟通中语言、语义、语境、语感的营造,帮助患者梳理病史,诉说疾苦,疏泄紧张,缓解恐惧,还包括困境沟通能力,如告知坏消息,消除误会与误解,避免斗眼——斗气——斗嘴——斗力——斗法的升级,化解潜在冲突。

4. 关怀(抚慰)能力(Crae,Solicitude)。包括目光的关注、躯体的关切、心中的牵挂、包容。医者需要发展肢体语言,达成躯体的抚慰;走进患者的生活,达成心理的抚慰。通过生死辅导,帮助患者穿越、超越苦难(死亡),抵达灵性抚慰(照顾)的境地。

5. 反思能力(Reflection)。这是一份自我警觉与修正、修炼的职业能力,包含两个层面:一是道德化的反思,处理好各种利益相关性,真正落实患者利益至上原则,背后的纠结是利己与利他、是非利害与荣辱清浊的交锋;二是哲学化的反思,医学是一门不确定的科学与充满可能性的艺术,在临床中需要通过不断的反思来规避诊疗的思维陷阱,摆脱教条主义、证据主义,超越技术主义。

临床医学人文的背后是发育成熟的临床人文理论,如叙事医学:以共情、反思、主客间性、感受性、体验性对冲循证医学的客观主义、证据主义;共同决策模式:以共享、共担对冲技术主义、家长制决策,缓解医生代理决策的道德风险;关怀理论:以温情、温暖、温馨对冲冷漠、傲慢、信任危机,不仅研究关怀心的发生与关怀能力的发育,还要研究伪关怀与反关怀;安宁缓和医疗(姑息治疗):以全人医疗对冲功能主义、单行道思维,永不言弃;信仰治疗:医患直面疾苦与死亡,接纳痛苦,豁达于生死,培育信—望—爱;场所精神建构理论:建构有人性光辉的科室文化与场所文化(如手术室文化、ICU 文化、抢救室文化),营造庄严、神圣的境遇,追求环境气场与人格气场、道德气场的统一,让患者实现三重信任(技术信任、道德信任、人格信任),以建立人文示范病区。在老龄化快速演进,长期照护任务愈加沉重的社会转型中,残障(失能、失智、失意、失落)关怀与扶助也将成为临床医学人文的新课题。不久的将来,临床医学人文的视野还应拓展到人工智能服务流程,以及医务(健康)社工实务的策应,志愿者招募与管理,病人组织、教育与管理等方方面面。

现代医学犹如一架巨型飞船,人文胜任力与技术胜任力犹如其两翼,原来一边长一边短、一边轻一边重,于是飞得很艰难。如今,医学人文的侧翼在进一步伸展,使得飞船越来越平衡,颠簸越来越小。越来越多的临床大夫意识到没有人文胜任力的临床技能是冰冷的,没有理想的医学职业生活是平庸的,没有人文滋养的医学科学是单翅鸟,没有人性温度的医疗技术是无花果。

但新的理论问题出现了,在医学人文学术共同体内部,临床人文胜任力究竟归属医学人文还是人文医学,出现了争论。因为两个概念在一段时期内混用,让人们产生了一种认知错觉,以为两个词语之间本质无异,只是提法上的差异,其实不然。可喜的是,近年来,学者们屡屡发起深入讨论,深入辨析这两个概念的差异与学科建设的路径问题。在我看来,虽然两者都秉持"人的医学"的价值理念,超越科学、技术、消费等器物境界,将医学推高到人性、人道、人伦,即精神性的高度,但"医学人文"着眼于医学与人文交集关系以及医学中"人文性"的揭示,在学理上丰富技术—人文二元性的认知,以走出科学主义、技术主义、消费主义的迷失,而"人文医学"则属意于医学"人文化"的掘进,在理论与实践层面丰富技术—人文的双轨思维与张力,抵达全人医学的知行高度。相较而言,人文医学,即医学人文化的路径要曲折许多,使命也艰巨许多,但理论与实践层面的不懈探索已见曙光。

二 平行思维开辟人文医疗的新路径

2000 年伊始,美国临床医学人文的创新者与引领者丽塔·卡蓉首倡叙事医学,这一学说是临床人文胜任力的基本理论,它既包含了医学人文的开悟,也包含了人文医学的开掘,是一个全新的临床范式与诊疗框架。单纯技术化的医学是去人性化的医学,貌似精准的医学处置耗尽了医生的精力与时光,使他们无暇顾及疼痛、苦难、死亡等人类基本困境的情感、心理角色、社会关系破产、信仰、价值观漂移等灵魂挫折、波澜。技术自恋、自负堵住了医生自我反思的通道,加剧了医学的单向度"裸奔"。因此,我们需要重新定义医学的目的:不仅是救死扶伤,还需要回应患者的痛苦,继而解除疾病带给他们的痛苦,让他们重新获得尊严。叙事医学重视医患之间的相遇,通过相遇,更加全面深入地认识患者,尊重并见证(医护、亲人在场,知晓、共情、抚慰的过程)他们的痛苦,给医学带来更多的尊严与公正。卡蓉认为医学无法承诺治愈、康复,但是可以承诺倾听、尊重、见证与照顾。为追求医患共情、反思,卡蓉颠覆性地将文学虚构引入临床医学,挑战了实证主义的传统,拓展了以求真务实为基本诉求的坚硬的医学实证价值,以叙事对冲循证,以故事对冲证据。在故事深处,疾病与疾苦、理性与精神性两分,在疾苦深处,倾诉与倾听并重,从而构成与循证医学的对垒、互补情势,也带动现代医学的转身,从观察视域到体验视域,从疾病关注到生命关怀,实现知—情—意、身—心—灵的整体互动。

叙事医学原理的创新是揭示了临床生活中的"主客间性"。很长一段时间里,临床思维镜像就是客观性、主观性的对立,要么用客观性去取代主观性,要么用主观能动性去抗辩绝对客观性。拓展

"间性"思维,需要思维"搅拌器",那就是多元思维(MDT)、问题思维(PBL)之外的并行思维。具体操练就是书写"平行病历",背后隐含着并行诊断、并行决策的双轨思维,由此抵达共情、反思的临床觉悟与解放,实现医患和谐(共同决策)。平行病历(parallel chart)也是并行病历,在思维板结的标准化的技术化病历之外实现了人文突围,病情不离心情、社情,它也是对疾病中情感、意志、信仰维度的还原。平行病历的要害在"平行"(并行),推而广之,不仅病历可以平行,病理也可以平行,有细胞病理、基因病理、病理解剖、生理病理,那就一定会有一个"人文病理",包括心理病理、社会病理、文化病理。这样的演绎一定会引起病理科专家的不悦。病理学是临床医学中科学主义与技术主义的坚固堡垒,素有"医生中的医生"的美誉,要在这方领地里打入楔子,谈何容易! 好在由医生作家、医生与患者叙事共同建构的肿瘤文学已经开辟了肿瘤人文病理的新天地,医疗剧也不断地将人文病理的理念延展到急诊、重症、护理等境遇。唯有这样,才能真正破解临床"沟通"的困局。其实,一切临床沟通的困境都在于眼中只有生物病理,而对人文病理视而不见、听而不闻。推而广之,临床药理也可以平行,实验室药理之外还有人文药理学(心病还要心药治,安慰剂的妙用)、药物代谢动力学之外还有药效心理动力学(服药的依从性)、文化动力学。叙事医学倡导的平行病历揭示了平行病理的存在,标准病历只能揭示、解释生物学(躯体及部分心理学)层面的病理变迁,还需要人文病理来揭示、解释社会学(人际交往、经济支撑)、精神(灵)性、跨文化及人类学层面的病理变迁。人文病理也是人文治疗(对技术干预的补充)的基础:其一,可以促进沟通改进,从谈病情到谈心情、社情、灵性;其二,可以开启谈话疗法谱系(信仰疗法、尊严疗法);其三,可以尝试艺术(音乐、绘本)抚慰疗法;其四,可以完善死亡教育与善终(从 CPR 到 DNR)辅导。

平行病历夯实了人文医疗的一部分制度基石,通过这一实操性节目,可以找到技术—人文平行决策的突破口,为技术—人文双轨干预开启新的可能性。很显然,平行病历并未止步于病历,还有待扩张到其他临床节点与主题,成为有价值的"平行思维",构成人文医疗乃至人文医学的重要的方法论。人文医学的双轨思维将带来医学教育模式的创新,譬如依照对称、互补原理,医学院可设计平行课程,在教授病理学、药理学、诊断学的学期,并行开设人文病理学入门、人文药理学概论、人文诊断学导论。

叙事医学还将开启健康叙事的多元化,揭示健康人与病人之间的认知弹性。如前面提到的,一些个体虽然不正常,但无疾病,身心可接纳,如"神经衰弱"者;战场上,生病(发烧)、受伤(非重要器官中弹)的战士常常以健康人的面目出现,奋勇杀敌,称为"冲锋隐匿现象"。

三　急、慢病时代交叠与转型

时代呼唤医学的转型,时代也铸造新的医学范式。作为人文医学的开路先锋,彰显人文性的叙事医学与慢病时代结伴而行,慢病时代恰恰是人文医学的最佳演练场。当下,处于传染病征服时代以及老龄与慢病时代的迭代(平行)阶段,SARS 这类"黑天鹅"事件时有发生,老龄与慢病防治的"灰犀牛"事件正不断涌现。穷尽资源,猛打猛冲,短促突击,务求速胜的防治思维在老龄与慢病时代遭遇了资源相对短缺,速胜不能、速败不甘的尴尬,需要变更策略,统筹资源,以时间换空间、积小胜为大胜的持久战思维来应对。但慢病个体也有急性症候的应对阶段,因此,平行思维不可或缺。

无论是急性疾病还是慢病,都凸显了生命残酷的终极真相,差别在疾病进展的坡度：前者是陡降曲线；后者是缓降曲线，但持续降坡的过程中也可出现陡降事件。也就是说，生命衰退（躯体失能、失智）、衰竭（器官功能抵达极限）、衰亡（正熵抵达负熵）的严酷图景更加完整，一步一步由平衡走向失衡，由活力走向失能失智。因此，慢病时代，与高龄社区、长期照护相关的综合性社会服务的需求大幅扩容，康养需求、医疗需求、康复需求、宁养需求都在迅速扩大。可以预测，慢病护理需求、生活料理需求的缺口将大大超过医疗需求。此时，医学与医疗必然遭逢无能、无力、无效、无奈的顿挫，一是慢病越治越多，诊疗的战争模型失灵，致病因子（敌人）不局限于外在的细菌、病毒，更多的是内在的生活失速、免疫失控、功能失调、心理失序、价值失落、灵魂失重、生命失焦—失意，需要走出战壕，放下格斗思维；二是慢病的病程越来越漫长，诊疗的替代模型（技术化生存）遭遇高代价、低生命品质，躯体功能维持、精神凋零的困境；三是疾病越来越难缠，医疗绩效下降（无效医疗彰显）：快治快愈转向慢治慢愈，继而转向不治不愈，快死（猝死）转向慢死（生命支持）、不死不活（无意识、无尊严、无品质生存）；四是疾病的身、心、社、灵表征越来越立体，医生角色正在发生无声的变迁——由救治者到陪伴者、抚慰者、见证者，中止永不言弃，走向接纳与豁达，结束赖活，走向好死（善终）；五是社会、心理、灵性权重越来越大，医疗干预转向，由药物、手术刀到语言、绘本（生死叙事）、音乐（回望青春，遥望天堂），实现心理的安慰（觉悟）、灵魂的抚慰（解放）；六是医学目的正在悄悄变化，由安全、安康到安宁、安详、安顿再到缔结爱的遗产，将死亡的降临转变为爱的降临（道别、道情、道歉、道爱）。

很显然，慢病时代沿用技术主义、消费主义的旧兵器有鞭长屋窄之窘，必须爬上人文医学的新高地。即使是叙事医学的新探索也未必适应慢病时代不断变化的新需求，叙事医学的亮点是"平行"思维模式的开启,但在慢病时代,仅有"平行病历"是不够的,还有许多主题与领域有待"平行",譬如医患"平行决策""平行干预"(尊严疗法、信仰疗法)、立体关怀,还需要建构慢病特色的人文病理、人文药理的新思域。

此外,随着人工智能全面导入,从功能辅助到角色部分替代,人机"并行算法"派生的"并行诊断""并行治疗""智能照护"的命题也会迅速浮出水面,成为显学。

四 平行思维重启理论医学的建构

理论医学带有明显的理想主义(纯粹理性)色彩,很自然地与实用主义哲学驱动下的实证主义医学构成二元、并行参照。在 20 世纪 80 年代,曾经有许多著名学者关注理论医学的建构命题,大连还专门成立了理论医学研究所(1984)。近三十年有些沉寂,需要重启这个有意义的命题。提及理论医学的拓展,人们很自然地联想到理论物理。高度信奉实证与还原论的物理学尚为想象留下一方自由驰骋的空间,许多物理学的发现都首先源自于理论物理的假说性探索,如光的波粒二象性、暗物质、量子纠缠现象,最初都是理论模型,爱因斯坦称之为"思想实验室里的盘桓"。目前还有许多悬案,如"统一场论",在持续地消耗着物理学精英们的智慧。相形之下,医学完全屈从于还原论与实证主义的铁律之下,机械地困在实验室里,不敢越雷池一步。在许多人心中有一条戒律,那就是一切真知都是实验的产物,实验室外无真理。然而,人是万物之灵,不是离体的实验室研究之物,生命体也不会在实验室里人为设定的条件下吐露它的全部秘密。其实,在医学大师看来,实验室里也需要想象,需要物与神游,DNA 双螺旋模型就是思想实验的产物。更有甚者,还削足适履,将医学中精神性(灵性)还原为物质性,将心理学压缩在实验心理学的牢笼之中,将临终、濒死阶段的精神性消退等同于生理性、生物化学的消退,于是精神医学的反弗洛伊德思潮盛行,将精神疾病还原为大脑结构、功能、代谢的偏差,依赖手术、药物的干预。人文医学的缺失带来理论与实践的分离与悬空,譬如在安宁疗护(缓和医学)实践者那里,有"灵性照顾"的倡导,却没有"灵性空间"的开掘,使得"灵性照顾"成为空中楼阁。

如果说叙事医学打开了实验医学与生活世界的鸿沟,开启了眼睛(视觉认知)与耳朵(听觉认知)的协同,实现了虚构(文学)与实证(实验医学)的对话,那么,理论医学则将打开实验医学与遐想(想象)世界的鸿沟,开启想象(虚拟建构)与实证(实验医学)的对话。期望有一天,疾苦个体的社会性、灵性也可以被充分合理地解释与解读,而非被还原成物理性,或被归纳为行为数据库。

总之,理论医学相对于实践的医学,是学理上更自洽、自新的医学。人文医学不仅是对技术单边主义的修正、对人文医疗的理论提升,也更加逼近理想医学的"优诗美地",抵达人格的充分尊重、人性的充分张扬,如马克思所期望的人的全面发展、全面解放。从更具象的职业愿景看,人文医学与全人(身、心、社、灵)医学模式之间存在着深度契合关系,人文医学的充分发育将带来全人医学模式的成熟。

五 平行思维促进中西医对话与融合

中医是带有独特中国文化烙印的本土医学体系,被认为富有人文特征。叙事医学的平行思维给双峰并峙、二水汇流的中西医间的对话与融通提供了较大的容涵性。中医学的发展在历史上受困于实证科学理论突破与技术装备的限制，始终在肉眼视域里条分缕析，转而运用取类比象、医者意也、由意达悟的方法迂回，在实证的诊疗经验之外，蕴含着许多当下文学虚构与美学想象的生命意象。这类生命体验、遐思书写的文本汇入医学解释系统，构成良莠莫辨的芜杂理论，需要认真甄别，也需要对话，还需要在双轨诊疗的格局下不断寻找互洽，而不能秉持实验室思维一概予以否定。一些内容可以归于生命叙事、疾苦叙事，一些内容可以归于生命想象与哲思的范畴，譬如"西王母与混沌""病入膏肓"等寓言，都是生命不确定性、医学不确定性的绝好隐喻。

当下，中西医共同诊疗中普遍存在着平行（互参）诊断、平行（混搭）治疗与平行病理、平行药理的脱节，尤其是疑难杂症的诊疗中，普遍存在着对"医者意也"思维方式的不接纳，对"精—气—神"病理变迁的不接纳，对"痰""淤""津"病理学说的不接纳，对中医辨体—辨病—辨证三位一体与疾病个体化特征刻画的不接纳，对一人一方个性化诊疗模式的不接纳，对"移精变气""引经入络"（药引）、"升清降浊"等文化药理的不接纳。如果循着实验医学的思维去评鉴，只会丢掉中医临床的精髓。简单地取用中药的某个有效成分，无法取得中医辨证论治的充分疗效，因此而指摘中医理论与实践的虚妄性是欠妥的。

如果转换一下认知立场，选择人文医学的角度，就会发现中医的临床叙事与生命书写具有合理性，因为叙事方法主张多元性、相对性和主观性、主体化、自我观照，消解一元性、绝对性、客观性、客体化、对象化。丽塔·卡蓉笔下的五种医学叙事特征为时间性、独特性、因果性/偶然性、主客间性、伦理性。五个向度都有中医学可以借鉴与延展的空间。中医临证叙事范畴与特征包括：（1）身体叙事：藏象（脏腑），经络，膏肓，命门，三焦。（2）病因叙事：痰，淤，六淫，七情。

(3)临证叙事:针灸实践(针感拿捏)叙事:读医不如读案,有助于打开医案、医话形式的生命叙事;药物叙事:故事细化临证感受,诗化药物的过程感受,继而提升疗效。(4)健康叙事:阴平阳秘,真气从之,精神内守,五行关系生生有道、相克有度、乘侮无隙,气血充盈、和顺,神志清晰、敏捷,经络通顺、开合有序,形神交合、内景返观。(5)虚证叙事:囊括前疾病/潜疾病、伪健康/亚健康境遇。(6)死亡叙事:阴阳绝,五行乱(生克乘侮失序),气断、血崩、精脱,痰迷心窍,经络弛废,形神不交、失神(厥汗),生死间性(假死尸厥,可复活的濒死境遇)。的确,这些意象都不同于循证医学的实证叙事,但充满着生命的别样体验与玄妙的干预、疗愈路径。其中蕴含着中国人特有的生命观、疾苦观、健康观、诊疗观,如何从这些传统医学叙事中发掘现代意义,提供了许多创造性转换的契机。

总之,叙事医学的平行思维不仅为人文—技术的双轨诊疗拓宽了认知空间,为慢病时代创造立体、多元的诊疗模式廓清并丰富了理论医学的图景,为哲思属性的中医学说提供了新的合理性,还为人文医学的全面建构开辟了新的思绪,其效应是全方位的,将为人文医疗、人文医学、人文医教、人文医管、人文医改的立体提升开启新的视野,搭建新的脚手架。

主要参考文献

1. 刘虹、姜海婷:《迈开人文医学学科建设的步伐——全国首届人文医学学科建设研讨会侧记》,《医学与哲学》2016 年第 37 卷第 11 期。

2. Rita Charon:《叙事医学:尊重疾病的故事》,郭莉萍主译,北京:北京大学医学出版社,2015 年。

3. 张大庆主编:《医学人文》,北京:人民卫生出版社,2016 年。

4. 邹明明:《关注中国慢病时代　全面反思慢病防控——"医学与人文高峰论

坛"学术综述》,《医学与哲学》2017 年第 38 卷第 1 期。

5. 杜治政:《关于理论医学,整体医学及其它》,《中国社会医学》1989 年第 2 期。

6. 廖育群:《医者意也:认识中医》,桂林:广西师范大学出版社,2006 年。

第九讲

叙事医学的魅力

一 新医学理念的勃兴与哲学站队

前已提及,叙事医学缘起于一位临床医生的精神发育与职业彻悟,也是一次哲学站队。丽塔·卡蓉,美国哥伦比亚大学附属长老会医院消化科大夫,她在职业生活中体验到一种全新的思维境遇,即临床现象、文学书写、人类学体验、哲学洞识的交集。后来,她率先把文学叙事纳入医学教育之中,在三年级开设"叙事医学"的必修课程,让医学生通过倾听病患的故事,更敏锐地理解这些故事。在人类生命经验的构成中,有客观事实与主观意义这两个层面的区分。疾病作为人类生命经验的一环也不例外。疾病(disease)客观呈现的生理症状与个人主观的生病(illness)体验的意义是并存的。突显疾病体验的意义不在于否定生理症状的事实,也不是要众人漠视医疗的功能,而是为了唤醒人们去"洞观"生理症状背后的心灵意义层面,以及两者之间的平行关联。很显然,丽塔·卡蓉所作的不是心血来潮、浅尝辄止的叙事(疾苦、生死)探索,而是在临床生活中通过持续不断的疾苦、生死叙事(阅读、记叙、批评、鉴赏为内涵的平行病历、交换日志）与医患共情、职业价值反思的训练，最终通过传记（个体、机构、疾病史）形式完成生命书写景深的延展、价值基线的刻画、职业精神的建构与升华。

在丽塔·卡蓉之前，哈佛大学医学院的医学社会学家、人类学家、医学心理学家阿瑟·克莱曼（Arthur Kleinman，中文名凯博文）在他的《疾痛的故事》（*The Illness Narratives*）一书中也曾倡导疾病与疾痛（苦）两分，认为"疾病"（disease）与"疾痛"（illness）是两个世界：一个是医生的世界，一个是病人的世界；一个是被观察、记录的世界，一个是被体验、叙述的世界；一个是寻找病因与病理指标的客观世界，一个是诉说心理与社会性痛苦经历的主观世界。没有任何东西像严重的疾痛那样，能使人专注于自己的感受，认清生活的真实境遇。研究疾痛意义的产生，把我们带入他者的日常生活之中，与他者一起去应对疾痛、病残、失能的难堪与死亡的威胁。慢性疾痛教会我们认识死亡，让医者知晓：抚慰逝去的功能、青春、生命是治疗的重心所在。疾痛的故事启示我们：人生何求，应该如何去驾驭？生命的意义何在？文化价值观与社会境遇如何塑造完美的身体、疾痛感受、疾痛倾诉方式？克莱曼还批评当下的临床路径：只有病，没有人；只有公共指征，没有个别镜像；只有技术，没有关爱；只有证据，没有故事；只有干预，没有敬畏；只有告知，没有沟通；只有救助，没有拯救……叙事医学的价值在于将"找证据"与"讲故事"结合起来，使客观与主观、观察与体验、生物与生灵、技术与人道有机地统一起来。

罗伯特·汉（Robert Han）在《疾病与治疗：人类学怎么看》（*Sickness and Healing: An Anthropological Perspective*）一书中也重申了这一认知，disease 是躯体生理指标的病理偏差，illness 则是身心体验的痛苦与灵性煎熬导致的难受。一个人可能多年来有 disease，因为治疗控制了病情，没有发作，或者耐受性高，没有 illness 感受。Sickness

是中性词,指某人患上了 disease,有病理改变,也感受到 illness 的不适。Patient 与 passion 都源自拉丁语词根"pati-",意为遭受、忍受折磨的感受与看法,主要是主观体验与价值判断。

学者们在建构叙事医学体系时,首先遇到一个认知逻辑的悖反:不是先有叙事医学,后有叙事疗法,而是先有叙事疗法,后有叙事医学。在丽塔·卡蓉之前,叙事疗法就已经成熟地运用于临床活动之中,弗洛伊德的心理分析就是建立在叙事之上的,但是,不同凡响的是,丽塔·卡蓉赋予叙事以二元性,使叙事既是工具,也是价值,既是疗法,也是医学观,从而揭示了叙事疗法与叙事医学之间的递进关系。

叙事疗法是心理咨询与治疗方案的一种,它鼓励患者叙述自己的生命故事,通过说故事、写故事让患者从故事叙述的过程中苏醒与觉悟,重新理解自己(自见—自明),重新发现生命的方向和意义,完成心灵的疗愈。经过不断的发展,叙事模式与路径不限于文学(虚构、非虚构)叙事,还包含艺术叙事(戏剧、电影、音乐、绘画、绘本、沙盘游戏),本质上专注于技术(能力)层面,质疑生物(单)向度的生理主义,试图打通身、心、社、灵的鸿沟。于是才有叙事干预、叙事技巧的丰富多彩。然而,叙事疗法不是叙事医学,叙事医学在更高的层级上思考医学的本质和方向,是医学人文的理论基础。叙事医学发端于人类基本的叙事能力,参考心理治疗中的叙事疗法。生老病死是精彩的人生故事,人们通过在诊室里讲故事可以获得情感的宣泄与交流、生死智慧的洞见与交映。叙事医学是全新的临床学说,相对叙事疗法而言,它展现了一种复调叙事,将生命叙事与伦理叙事、技术叙事、人文叙事结合起来,旁及哲学、伦理等价值层面,通过共情(先入情后入理,情理交融)、反思(患者反思人生,医者反思职业,质疑生理主义、证据主义、对象化、客体化)、医患关系(病患者、治疗者、照顾者，对话、呵护、干预）的和谐，全人医学境遇下疾苦观、医疗观、生死观、健康观的重塑，情感价值共同体的缔结，共同决策模式的探索，促进现行诊疗模式与临床路径的丰富与改进，以及医生职业精神与职业价值的确认。

叙事医学也被丽塔·卡蓉定义为由叙事能力所开启的临床医学范式（路径）与思维方式。叙事能力是认识、吸收、解读与共情（被他者的痛苦故事所感染、感动，进而与之分享、分担）的能力。提高叙事能力有望改进沟通能力，增进共情能力，促进团队协作，激发职业活力和创造力，丰富职业体验和趣味，锻造有德、有情、有趣的职业素养，点亮职业价值，从而强化职业精神，提升服务品质，也提升患者安全与诊疗效率。从哲学上看，丽塔·卡蓉追求从观察视域到体验视域，从科学/生理视域到人性视域，从疾病关注到生命关怀的超越。

二 共情至上：感性主义与理性主义之辨

相对现代医学现有的理性主义特质的技术板块而言，叙事医学是新世纪钟声催生的具有强烈感性主义的临床医学新学说。其出发点是共情，又称同理心。共情不是朴素的"想病人之所想，急病人之所急"，而是潜入患者的生命体验，去感同身受，换位思考。叙事医学的要旨就是要从体验（共情）出发，它重新定义了医学的目的——不只是完成疾病的生物学干预（救死扶伤），还要努力回应、见证、抚慰患者的痛苦，安顿受伤的灵魂，通过解除或缓解疾病，让患者重新获得生命的尊严。叙事医学理论通过时间性、独特性、因果偶然性、主体间性、伦理性的辨析开启了临床哲学的新视野：第一，倡导临床叙事（讲故事、听故事），实现客观性与主观性的对话；第二，通过"共情"与"反思"挖掘主客间性的丰富内涵，软化医生坚硬的他者立场，推动医患共同决策,和谐医患关系。叙事医学的鲜明特点是重视医患之间的相遇(人际相遇是一种特别的阅历型技巧),旨在达成一种与患者的友善、有意义、有意思的接触,继而相互接纳,通过语言的叙述让患者更加充分地展示痛苦,随后是医者的倾听、见证、陪伴,医患之间缔结伙伴式关系。一方面患者感到自己获得了更多的关注,得到应有的尊重和尊严;另一方面,医生更加深刻地理解医学的真谛,认识到照顾大于诊疗,照顾提升治疗,医患的良好关系可以更充分地把握患者资讯,更精准地干预,获得更大的医疗成就感和职业快乐。正是通过"相遇"的咀嚼,医者可能更加全面深入地认识患者,尊重并见证他们的痛苦;医护、亲人在场,知晓、共情、抚慰的过程也给医学带来更多的尊严与公正。在叙事医学的价值谱系中,医学无法承诺治愈、康复,但是可以承诺倾听、尊重、见证与照顾,从而完成了从观察视域到体验视域,从生物科学视域到人性视域,从疾病关注到生命关怀,从信息、知识、技术交流到情感交融、意志交映的身—心—灵的整体互动。

情感哲学的特质是追求独特性,拒绝稳定的统一性、同一性,肯定区别、差异,反对普遍性的秩序、总体化、等级森严,肯定多元性、机遇、混沌、流动和生成,创造出思想与生活的新形式。这些精神特质在丽塔·卡蓉身上均能找到某些端倪,如果由此将她定位为临床哲学家似乎有拔高之嫌,但她确实是一位具有深厚哲学修养与哲学气质的临床医学大家。同样的道理,我们研习叙事医学未必要首先成为一位哲学家,而是要关注叙事医学创生过程中的哲学积蕴,感受丽塔·卡蓉的哲学气质。在这里还需要消除一个误解,丽塔·卡蓉的叙事医学不只是医学与文学的交互认知拓展、叠加,而是文学化与哲学化并行,文学的导入是表,哲学的导入是里,通过现象学的认知范式(方法)动摇分析哲学、逻辑实证主义的认知基础。一门新学科,只有不断地寻求学科哲学支点、精神灯塔，夯实学科的价值基石，才能行稳致远。叙事医学不仅从哲学中汲取营养，也在反哺哲学，尤其是在现代哲学的话题谱系和学术径路逐渐经院化、形式化，离真实的生命与生活世界越来越远的情形下，叙事医学所展现的哲学面貌恰恰十分贴近人类疾苦、生死、诱惑的母题，具有鲜明的理论"还俗"价值，赋予现代哲学"顶天立地"的意义。

理性主义与感性主义的纠结在临床上体现为循证医学与叙事医学的对话与挑战，无疑，循证医学与叙事医学存在深刻的价值冲撞。其不可通约性表现在客体与主体、观察（外在化，客观量化）与体验（内在化，感受描述）、普遍性与个别性（特质性）、必然性与偶在性（偶然性）、身（生）—心—社与身（生）—心—灵等方面。循证医学为视觉优先，叙事医学为听觉优先。倾听是亲近性的、参与性的、交流性的，我们总是被倾听到的所感染；相形之下，视觉是间距性的、疏离性的，在空间上同呈现于眼前的事物相隔离。于是乎，丽塔·卡蓉认定：只有听得懂他人的疾苦故事，才能开始思考如何解除他人的苦痛。

死亡究竟是器官点、线、面的溃败，还是情感、意志的耗散（魂飞魄散）？循证医学遭遇证据采集之困，叙事医学也遭遇资格悖论。第一，死亡是一条单行线，如同卒子过河，不能折返，因此，凡是没有死过（无死亡体验）的人都没有资格诉说死亡，但是已经死去（有死亡体验）的人又没有能力诉说死亡，因此，死亡叙事变得无法观照。第二，死亡叙事也遇到人称的诘难，谁最可靠？是第三人称的他（她）、医护者、救助者、志愿者、小说家，还是第二人称的你（嫡亲）——亲属？其实，很少有第一人称的我（濒死复活），鉴于自我生与死的排他性，自我之死极难记录，这里存在一个悖论：我死了，就不能记录；我在记录，就没有死。于是，又引出死亡叙事的文本类型：第三人称多为虚构（想象死亡）而纪实，因为他不是死亡的主体；第二人称如果不在病榻旁守候，并且陷于共情之中，也只能是虚构；第一人称的死亡叙事得益于现代急救医学的神奇魔力，将越来越多的濒死患者从鬼门关拉拽回来，使得他们有机会回忆起死回生、迷途折返的经验和细节。说来有趣，许多濒死复活的患者有强烈的叙事意愿和丰富的叙事素材，于是，逐渐描绘出一个死亡境遇的拼图，刻画出一条真实的灵然独照之旅。

毫无疑问，叙事医学处处透出批判性思维的锋芒，意在弥合理性与德性、理性与情感、理性与经验的鸿沟。不可否认，生物医学知识、技能、辅助技术的丰富大大提升了认识疾病、驾驭疾病的能力，但是，医疗中的人性在弱化，官僚化、技术化使得患者的感受变得越来越糟，他们抱怨自己的躯体仅仅只是疾病的载体，与疾病相伴的痛苦被医生视而不见、听而不闻，他们的呻吟、挣扎、恐惧、沮丧、哀伤得不到见证与抚慰，医生只对技术和费用感兴趣。生理主义语境中，患者更像一个待修的机器，从一个医院（科室）转到另一个医院（科室），从一个专家转到另一个专家，从一个治疗程序转到另一个程序，疾苦、生死的境遇与意义被抛弃了。因此，仅凭科学和技术无法帮助患者走出疾苦的折磨和煎熬，无法帮助他们解脱躯体失能、失智、失忆，灵魂失落、失意，生命失速、失重的困境。

因此，单纯技术化、对象化、客体化的医学是非人性化的医学，貌似精准的医学处置耗尽了医生的精力与时光，使他们无暇顾及疼痛、苦难、死亡等人类基本困境带来的情感、心理角色、社会关系破产以及信仰、价值观漂移等灵魂挫折、波澜。恰恰是技术傲慢、自负堵住了医生自我反思的通道，加剧了医学的单向度"裸奔"。叙事医学要弥合医疗卫生中的裂痕与分歧，打通诸如物化与神圣，世俗与信仰，技术与人性，躯体与心灵，客观与主观，安顿与安详，观察与体验，救助与见证，治疗与照顾，孤独与陪伴，同情与共情，安全与安宁，数据挖掘、信息挖掘与情感挖掘、意义挖掘等一系列精神沟壑。

三　故事书写：从文学意象到生命现象的洞悉

通过叙事医学与现象学的文本互读互鉴，可以触及叙事医学的哲学基础，可以追溯丽塔·卡蓉精神发育中的哲学滋养、哲学立场/气质、哲学化之旅，即现象学、存在主义的盘桓。一半是丽塔·卡蓉的哲学追求——文学的哲学化，表现为虚与真，大象无形，离形得似；一半是学科创生的哲学禀赋，那是 20 世纪的当下性，在疾病的生物学病理认知之外，通过文学、人类学、精神现象学等哲学路径去明了疾病的意义。从哲学化的角度看，丽塔·卡蓉凸显了叙事医学的方法论意义（价值），它不只是一门新的学科，更是一个新的临床框架，为医生、护士、社工提供了一些新的技巧、方法和文本。另外，丽塔·卡蓉展现了生命境遇的全景画面，无论医者还是患者，都是以整体，包括他们的身体、生活、家庭、信仰、价值观、经历以及对未来的希冀，全身心地进入病痛和治疗过程。

毫无疑问，有深度的哲学辨析有助于触及叙事医学的精神脐带。20 世纪的现象学运动，从胡塞尔，经海德格尔、舍勒，到哈贝马斯、梅洛-庞蒂，对临床医学的浸润图景或隐或现。其具体贡献是以现象学的认知抵达全人病理学、疗愈学，即在生物病理（唯生物病理论）之外开辟了人文病理的新视域，通过"平行病历"建立了技术和人文双轨思维、双轨干预的临床范式。此外，从哲学修辞的视域看，叙事医学的每一个核心概念的背后都有着深入、博大的现象学主题的投射与影响。对叙事医学核心概念的现象学溯源与钩沉有助于揭示叙事医学的哲学意涵，譬如意向性/意义径向、镜像、景象的捕捉，反思的丰富性,再现的认知叠加,以及主体间性(交互主体性)和时域(时间性)、视域(空间性)。

叙事医学的基本范畴也浸润着现象学的哲学基因,譬如生物与生命、躯体—身体—人体(全人)、自然世界与生活世界、观察与关注、观察与体验、认识与感官。似乎每一种感官都有自己的世界/视界,都可以作抽象的分析与归纳,展现出超越本相的幻觉、记忆投射与感官折叠/弯曲,主观性(体验)与客观性(观察),文学真实与科学真相,个体性与空间(如平面空间、立体空间、折叠空间、感觉空间、理解空间、幻觉和记忆的投射空间、观念空间、性别空间、隐喻空间)的思辨,人们可能会质疑,为何丽塔·卡蓉的叙事医学“五性”中没有空间性?这说明对实在与存在(象征、隐喻)、共性与个性、生物学形而上学与生命辩证法、可见性与不可见性、认知的有限性与他者认知的不可能性,还有进一步探索的前景。

无疑,现象学还未定型,不是一份完整的哲学信仰,而是一种运动,抑或是一种方法论。胡塞尔现象学的第一个原则是:问题在于描述,而不在于解释和分析,以便重返事物本身。这种描述心理学的方法、立场在丽塔·卡蓉那里得到很好的贯彻。通过科学认知的关于世界的一切(包括病人的资讯),是根据我(医者)对世界的看法或体验才被我了解/理解的,如果没有体验,科学符号就无任何意义。整个科学世界是在主观世界之上构建的,如果我们不想阉割地思考科学本身,而是准确地评价科学的含义和意义,那么就应该首先唤起对世界的体验,科学只是这种体验的间接表达。

以再现/复述(临床反思的前提)为例,这一过程就是将我过去的(疾苦)体验(记忆)/价值投射(疾苦观)与我当下的体验/价值投射,我的(疾苦)体验(当下感受或记忆)/价值投射(疾苦观)与他人的体验/价值投射统统展现出来,形成多重体验的相互映照、对话、交集,来修正某一种认知偏向,从而成为无偏向的认知者。

叙事医学就是通过文学世界连接生活世界与科学世界。在生活世界里,健康、疾苦、死亡更多地是被想象建构的,而非感知所定义的,而且,医者的诊疗(源自观察与感知)带有强烈的设定性(生物学语境),患者的感知与想象则是非设定性的,生物、心理、社会、灵性交叠,因此更接近于本质现象。不过,胡塞尔区分了感知与想象的特性,感觉材料具有原初性、实在性、印象性、现实(当下)性,而想象材料则具有非原初性(观念投射、稀释)、存在性(个体差异)、再造性(既往苦难的再现)、历时性(记忆空间加入),于是,逻辑学意义上的客观性与心理学、人类学意义上的主观性,临床真实与文学真实同时呈现,互见、互鉴,使得生命、疾苦、死亡的境遇与认知镜像更加丰满,生命认知的充盈度大大增加,胡塞尔视之为"本质现象学向先验现象学的过渡"。

四 重审身体:打开全人医学的思辨之门

在《叙事医学》"患者、身体和自我"一章中,丽塔·卡蓉通过临床案例(自我诊断为胰腺癌,并预备死亡的作家)展开"身体与自我"的哲学辨析,视域从神经科学拓展到现象学,涉及大脑与思维、感觉与理解、言语与语言、意识与想象、肉身与灵魂等生理学、心理学、哲学范畴。医者可以触摸患者的身体,干预、破坏患者身体的完整性(切除病变的组织、器官),但必须维护患者自我的完整性,对患者身体任何的傲慢、贬低、蔑视都是对患者自我(尊严)的轻慢与不恭。

在丽塔·卡蓉看来,生活中存在着健康(生命意识)隐匿现象。它循着躯体到自我意识的径路推进,首先表现在躯体层面,当心肺、视听功能正常时,不会意识到心跳、呼吸、观察/凝视、聆听的存在;只有当心肺、视听功能发生异常或丧失时，才会意识到心悸、气短、目盲、失聪的困顿与抗拒。进一步就表现在自我意识方面，当生命惬意时，往往只会及时行乐，不会去寻思生命的意义与价值；而身患绝症，置身于生命的悬崖之上时，则往往会思考生命的长度、宽度、温度、厚度、澄澈度，期待生命的灵修与重生。即将失去生命时，才会倍感生命的珍贵。这在一些特别的经历中更加鲜活，比如接纳自我性别（性征、性心理）时，一般不会对自己的性别取向与选择进行审视；只有不接纳自我性别设定，设法通过变性手术改变性别的人，才会深入思考这一点。

丽塔·卡蓉由叙事医学的认知特征提出"两个身体平衡"的见解。每个人都有两个身体：一个是自我感知的身体，另一个是感知世界的身体；一个身体吸收这个世界，另一个身体则释放自我。身体处在自我与世界之间，存在着交互性：如果一个是主体（人），另一个是客体（物），就产生了主客间性（交互性）；如果一个是主体（患者），另一个也是主体（医者），就产生了主体间性（交互性）。因此，医学叙事强调主体间性，揭示了生物与生命的差别。生物，指向动物性，中文"物"从"牛"，音"勿"，凸显其物化、对象化、客观化的形态、功能、代谢，医者眼里只有病人——染上某种病因，出现某种症状体征的生物人；而生命，则指向全人，中文"命"指"一个人的独自叩问"，凸显人性、主体性、独特性，强调肉身、心理、社交、灵性的诸多层面，医者眼里有患者——一串心事的弱者、蒙难者。生物旨向抵达身心维度，关注患者的失能、失控、失眠、失忆、失智，以及由此产生的恐惧、抑郁、谵妄；生命叩问抵达精神、灵性维度，关心患者的生活失速、生命失序、失重、失落、失意，失魂落魄。丽塔·卡蓉认定这个世界是互动的，每一个主体都是他者（自我）认知中的自我（他者），他者诊疗行动中的自我，他者动态观察中的自我，而不是静止的、被剥离的、纯然孤立的主体（显微镜下被分离的细胞或组织）。主体间性，就是医患两个主体（自我与他者）在相遇中的对视、共情、疏离、误读、复述与复活。叙事的意义源自讲述者与聆听者之间的身心灵相遇。理解创造文本，误读也在创造文本，无论是亲密还是糟糕的医患关系，都源自讲述者、聆听者之间的交集与碰撞。

临床上的"闭锁综合征"（如影片《潜水钟与蝴蝶》的主人公多米尼克·鲍比[J. D. Bauby]）患者就是一具失衡的身体，他能感受这个世界，却无法释放自我，被别人感知：躯体被苦苦地囚禁在"潜水钟"里，认知如同"蝴蝶"一样自由飞翔。如果问题不在患者释放自我的能力，而在医者选择性的感知屏蔽上（不关注患者的非躯体症状），那只自由飞翔、表现的"蝴蝶"就被技术思维重新囚禁起来了。女性主义思想家西蒙·波伏娃（Simone de Beauvoir）曾断言"身体（女性）不是一件物品（占据着空间），而是一种情景、境遇（张扬着气场、魅力、爱欲、意志）"。身体会说话，恋爱中的女人眼睛会说话，暗送秋波，渴望有异性能解读风情；同样，疾苦中的患者的眼神也会说话，表达忧伤、沮丧、失落，渴望医者的悲悯、共情、陪伴、见证、抚慰、安顿，最后发展到疾苦叙事。

丽塔·卡蓉还十分关注"身体"与"自我"的漂移、断裂现象。在诊室里，身体、体验的叙述随着感知场域（医者气场、患者气场的博弈）的不同、联想与回忆的投射，既是自我的表白，又不是自我的诉说，讲故事的人分裂为叙事者与主人公，产生"自传性分离"，即一个"病人"，多个"患者"，多种叙事版本（不同的医生听到内容、程度不同的疾苦叙事），构成主体与体验、叙事真相与身体真相的游离甚至分裂，向医者展现了一种不可言说的身体/体验。一方面是言语上的"词不达（尽）意"，深层次的原因则是现象学上的"我不达（尽）我"，造就了临床认知的有限性（盲点）和走进他者苦难（共情）的不可能性。

造成身体与自我漂移、断裂的原因，胡塞尔区分为"原真性"（originaritaet）与"原本性"（originalitaet），不是生理学上的感官选择（视、听、触、闻）的差异，而是视域漂移产生的"时间晕"（体验前瞻、当下、滞后的差异）与"空间晕"（内视域与外视域之别）。体验不仅是意识行为（活动），还是意识内容与呈现、观念定势与激活（疾苦观、生死观、医疗观）。如果放在医患的主体交互性语境中，就产生了四个自我与叙事格局：一是患者自我对自身躯体（肉身）的统摄与叙事，二是患者自我对自身身体（全人，身、心、社、灵）的统摄与叙事，三是医者对他人（患者）躯体（肉身）的认知与叙事理解，四是医者对他人（患者）身体（全人，身、心、社、灵）的认知与叙事理解。在这里，躯体与身体的细分构成实在与存在、生物与生命、自我与他者对话的窗口，为共情、反思搭建了全新的认识论平台。从这个意义上看，叙事医学为我们重新认知、理解患者、疾苦、医患关系开辟了新的通道。

疾苦、衰老、失能、失智、死亡并非医学专业（"科学世界"）的研究与干预对象，而是"生活世界"里的寻常节目，对每一个生命个体而言，具有体验的基础性、直觉性、普适性特征。在胡塞尔看来，生活世界与科学世界最根本的区别有二：其一，科学世界超出了生活世界直观、主观、相对的视域，将自己呈现为一种超主观、超相对性的客观性；其二，科学世界又将根基深植于生活世界的沃土之中，只有回溯到生活世界的视域之中，才能凸显出其真理性。而以生命书写为叙事旨向的苦难文学、癌症文学恰恰是这方沃土里最真切的生命实录。回归叙事，回归文学化的体验思维，是医学教育不可规避的精神桥梁，也是临床哲学的当代性（现代性）及其价值转向，唤起了对实证主义、技术主义、消费主义的怀疑与反思，以拯救处在价值迷失中（哲学困境中）的现代医学。在胡塞尔看来，临床感知的去背景（生活）化,恰恰是现代技术（医学）的失足点。

五 反思拓界:逻辑实证与哲学透析

丽塔·卡蓉在《叙事医学》中十分重视"反思"（否思）的历程与效应,何为反思? 现象学有自己的技术路径:以身心二元的交互性作为经典的反思之途,从生物的科学跃迁到生命的科学,经历"看山是山,看山不是山,看山还是山"的容与徘徊,凸显建构与解构的张力。在现象学看来,临床科学与临床医学的区别在于:前者是被"悬置"的存在,研究限定在生物学维度、实验室情境、随机对照语境之中;后者是"纯粹"的存在,研究不限于生物学维度,而是放马到真实的患者生活情境之中,患者的生命信仰、心理境遇、社会关系、灵性开阖都可能投射到其疾苦、生死体验之中。而且,反思者必须置身度外,跳脱出来,在现场（故事）之外反思。譬如医者反思职业傲慢、冷漠,一定在此类行为（故事）完结之后,或者自己或亲属在某个医疗场景中遭遇傲慢、冷漠,无法容忍之时。丽塔·卡蓉的"平行病历"写作就是逃离现场的必要仪式,医者通过回忆、再现患者的医疗境遇,反观自身的行为与理念,唤起某种内在感知与道德苏醒。"平行病历"的小组讨论则放大了这份自觉,实现医者对生存哲学（苦难、死亡阴影下的生存境遇）、技术哲学（质疑真理性的基石,对象化、客观化、客体化、官僚化）、干预哲学（技术之外的干预,躯体之上的干预）认识的升华。叙事医学从生物学的科学技术叙事到文学化的生命叙事的转身,也是对循证医学的反思,拒绝以齐一性、同质性挤压差异性、多元性、多样性和个体化,以应然—必然的强制性、理性的还原性压制因果—偶然的或然性、不可通约性,以绝对客观性、对象化压制主客间性、主体性。不过,丽塔·卡蓉对于循证医学与叙事医学的价值分野持调和主义立场,不想加剧两者之间的价值悖反,只是强调"仅有证据是不够的""故事也是证据",最终提出"循证—叙事医学"的新范式,体现了理论上的通达。

很显然,叙事医学倡导的反思不限于晨会、科会,死亡病例讨论会上涉及的疾病现象与本质、真伪是非的辨析,还有更深更高的哲学诉求,涉及临床认知的路径优化,生命本质、医学目的的叩问,包括理性的范畴思辨,如理性与德性,厘清真知与良知、是非利害与高下清浊、技术与至善的边界,将职业精神、职业信任、人格魅力的养成与技术进阶有机统一起来;理性与经验,洞悉医学的不确定性之谜,把握诊疗干预的艺术化边界,明晰循证医学与叙事医学的价值分野;理性与规范,克服教条主义与本本主义的束缚,处理好知识正确与伦理正当、法律许可的关系,确认临床伦理、临床法学的指导性;理性与感性,处理好知识与情感、技术与爱欲的张力,警惕高技术导致的冷漠、爱无能,更进一步的觉悟则是洞悉现代性危机(技术主义、消费主义)的根源;理性与悟性,把握好真理与真谛、真相与真如的关系,区分医学(生命)方法论与科学(数理)方法论的关系。

真正的反思旨在实现医学的溯源寻根,获得一份职业生活的大清醒、大彻悟。丽塔·卡蓉透过叙事医学的五大特征(时间性、独特性、主客间性、因果偶然性、伦理性)试图打开临床哲学的寻根之门,帮助临床大夫完成一次哲学的"开窍",把握朦胧意识图像之中的生命本质与疗愈真谛,那便是不可逾越的不确定性(或然性)与偶然性(我们虽然不懈地追求确定性,但是无法超越不确定性与偶然性),难以驾驭的主客间性(即客观性、主体性的交集),不纯粹的客观性,不充分的主体性,无法揭示的生命神圣性(即超验性、精神性,不能只在物质层级揭示生命奥秘,而是有身—心—社—灵的递进),以及生物的多样性(每个人都是别样的生命个体,只会相若,不会相同),

还有词不达意的修辞困境(临床大夫总是敏于行,讷于言,语言永远短拙,无法充分表达生命的意向与意象)等。

六 叙事医学:由工具到价值的跃迁

对于叙事医学来说,仅有叙事是不够的,叙事只是工具,叙事医学不能止步于叙事,而要拓展价值,寻找意义。从临床叙事到叙事医学,是由表入里的思维掘进,由共情、关怀、反思走进医患共同体建设,由平行病历开掘人文病理,推动了临床医学的价值转身,也推动了临床医学的哲学提升。临床思维从一元(躯体)到多元(全人),临床研究的焦点从客观性到主体间性,从疾病关注到疾苦抚慰,从寻找证据拓展到倾诉—倾听苦难故事,由此去洞悉患者的价值取向,包括健康观、生死观、疾苦观、救疗观。临床医生从价值中立到参与、对话、体验、移情。临床医学从事实描述、证据采集到疾病意义的诠释、建构,从追求科学、崇尚技术到彰显人文、表达人性。

如何开掘疾病的人文病理?它包含了别样的身体叙事,包括生物学的身体(身心)与生命的身体(身心灵),感性的身体与理性的身体,动物、机器、技术的身体(真相大白、肆意干预)与生灵、社会的身体(灰箱、不可干预),世俗(官能)的肉身与神圣(意志)的生命,欲望的身体与意志的身体。同时,也包含了别样的病理叙事,展示患者患病过程中的心灵煎熬、折磨体验,痛苦背后的痛苦,即心灵创伤的龟纹,通过希望与失望、绝望与豁达、求生欲望(恋生恶死)与自我放弃(悲观厌世)、濒死恐惧与觉悟的张力完成叙事与宣泄的平衡。

安宁疗护的兴起,进一步拓展了人文病理的内涵。患者可能会直言死后的归途、未了的心愿,由此导入敬畏与悲悯、恩宠与勇气,还会涉及长期照顾期心志的安宁,临终时节的安详,灵魂的安顿,失能

(失智)之身的舒适、体面、尊严,亲情、友情的冷暖、疏离与断裂,被抛弃、被漠视的恐惧,被陪伴的渴望,被见证的希冀,患病期的家庭矛盾与和解,财务短拙与破产的担忧,连累家人与家庭的自我罪感,厌世、自杀意识的萌生(伤医与自伤)等。无疑,这一话题谱系是当下生物病理和器物诊断学所遗忘,却是患者生命书写所不能回避的核心诉求,包括苦难峡谷的穿越与超越(观念更新),生死的恐惧、接纳与豁达(观念更新),宿命的顺应与适度的抗争(欲望的克制),生命尽头高品质的陪伴与见证(神圣与慈悲),缔造爱的遗产(物质遗产与精神遗产),形神兼备的关切,心灵抚慰与灵魂安顿(境界与技巧),告别无效的治疗与无谓的代价,拒绝穷生富死(选择与尊严)。

遭遇疾苦,无论大小,最先产生的症候不仅是躯体的不适,还有心志的不安。如何理解患者的"不安"?患者的不安可分为身体的不安、关系破裂的不安、认可的不安。三类不安中,身体(肉身)的不安是动物性的,而关系的不安、认可的不安则是社会性的、精神性的。

首先是身体的不安。这常常发生在身体遭到危害时,如疾病、疼痛、衰老、残障、事故、灾祸等。应实施医疗干预、心理干预,如强力止痛、症状学治疗减轻躯体不适症状,人工器官替代衰亡器官功能,解除死亡威胁,心理抚慰解除心理休克,创建身心愉悦。其次是关系的不安。这常常发生在与他人的关系破裂或者破灭之时,如亲人离去、离婚、失恋、友情破裂、搬家、离职等。肿瘤临床上可以细分为:(1)爱的关系的破灭:亲友推诿责任,久病床前无孝子,患者成为无家可归的弃子;(2)责任关系的破灭:医保支付短缺,医务社工缺位,职场关系冷漠。各种各样的缺损配置全都叠加在医护诊疗与照顾的责任池里,肿瘤大夫承担着身、心、社、灵全方位介入的使命,责任重大。此时,重要的是重建、改善关系谱系,帮助患者适应新关系,重新获得"关系的愉悦"。最后则是认可(尊严、面子)的不安。这常常发生在被他人轻蔑或轻慢，遭到冷漠、傲慢对待，尊严和信任受到挑战之时，如亲友的不满与责难，周遭的冷酷、非难、歧视、嘲弄，自我奋斗的挫折等。细分包括：(1)亲情的认可：亲朋好友认可(好父亲/好母亲)，继而关注、关切、关爱、无私关怀；(2)团队的认可：职场(好员工)、同事认可(好人)，继而关注、关切、捐助、关怀；(3)社会的认可：社会光谱中价值凸显，社会价值系统认可(模范人物)，继而给予政策性关怀。此时，更需要启发共情、同理心，悉心动员，重塑关怀境遇，帮助患者重新获得尊严与认可。

人们常说"大病之后才明白"，此时此刻，明白的不是生物病理，而是人文病理，是生命的彻悟。无论你是否准备好了，生命终将有一天结束，那时你的生命中不再有明天的太阳，不再有几天、几小时甚至几分钟的时间，一切你拥有的东西，无论是珍惜的还是早已忘记的，都将传递给别人，你的财富、名望、地位都将化为虚无，你的怨恨、愤慨、挫折和嫉妒终将消失，你的愿望、抱负、计划和所有要做的事情都将停止，那些曾经看起来如此重要的荣耀和失败将不复存在。生死峡谷，唯有豁达，才能飞渡；向死而生，转身去爱，才有意义。

因此，叙事医学的意义在于促进临床思维的结构性转换，由科心—医眼，即医护依据诊疗指南找证据(循证)，作判断，定方案，转向文心—医眼，即医护立足于中国人的疾苦观、生死观、医疗观来表达(叙事呈现)、分析、应对中国病人的躯体痛苦、心理折磨与灵魂颤抖。由科心—医言，询问5W，即发病于何时，何处，何地，何故(因)，医家何为(手术，放疗，化疗)，转向文心—医言，叩问5W，即何思何念，何虑何忧，何冤何怨，何牵何挂，何谋何断，触及生命信念。其话题储备包括面对不安、孤独、恐惧，涉及安魂路径；其方法储备包括生命价值、意义认可、见证，涉及抚慰知识；其技能储备包括共情、陪伴、抚摩。

叙事医学不仅导向叙事治疗,还要开出富含人生哲理的生命意义处方:剿灭与安抚,相杀与共生。譬如癌症并非外来侵略,而是内在哗变,战争模型并不明智,必须剿抚并用,使患者接纳癌症事实,与癌共生,与爱并行。药物手术之外,医者还要进行有效的生命教育与生死辅导,帮助患者安心与安魂,安顿好身外之物与身后之事——身外之物可割舍,身后之事要豁达。

　　总之,丽塔·卡蓉的叙事医学凸显了实在与存在之间的差异性,疾病的因果或然性,应然与必然之间的混沌性,个体疾苦的异质性、多样性,以及其他的临床悖论,具有三大特征:一是文学化的生活意义阐释对逻辑实证主义归因的解构,二是生命书写(平行病历)对形式主义真理观的解构,三是情感导入(入情)对理性板结的松解。

主要参考文献

1. 〔美〕Rita Charon:《叙事医学:尊重疾病的故事》,郭丽萍主译,北京:北京大学医学出版社,2015 年。

2. 倪梁康:《现象学及其效应:胡塞尔与当代德国哲学》,北京:生活·读书·新知三联书店,1994 年。

3. 〔法〕梅洛-庞蒂:《知觉现象学》,姜志辉译,北京:商务印书馆,2001 年。

4. 〔德〕胡塞尔:《纯粹现象学和现象学哲学的观念》(第一卷),倪梁康译,北京:商务印书馆,1997 年。

5. 〔德〕胡塞尔:《欧洲科学的危机与先验现象学》,李幼蒸译,北京:商务印书馆,1995 年。

6. K. Rishi & R. Charon etc. , "A local habitation and a name: how narrative evidence-based medicine transforms the translational research paradigm", *Journal Evaluation in Clinic Practice*, 2008, 5(14):732-741.

第十讲

癌症文学与人文病理

一 何为癌症文学？

在所有的疾病中，要数癌症疼痛最彻骨，身心颠簸最剧烈，灵性开阖最跌宕，加之诊疗期冗长、反复、波谲云诡，因此，癌症患者的故事意识最强，倾诉最动情，于是就产生了一个文学类型——癌症文学。它是医学与文学、生命与疾苦死亡对话、交集的产物，是病程书写与生命书写的结合，既是对疾病的抗争史，也是共生、接纳史，还是生死豁达史，包含了疾苦叙事、死亡叙事、疗愈叙事，富含苦难体验的咀嚼，是文学意象、隐喻的呈现，身、心、社、灵的递进，灵性空间的开启。如果说癌症治疗是一次托付生命的壮游，彻动灵魂的远行，癌症文学就是一部记录人生历险的游记。这份游记不仅值得个人珍藏，更值得每一个渴望生命精彩的人细细品味、分享。癌症文学的精神阅读史（心灵剧场的角色扮演），是肉身痛苦、心灵苦难、生死（无常）宿命、救疗（无力、无奈）体验的接受史、感受（共情）史、投射史，也是一个人的精神发育史，所谓借他人的苦难，得自身的彻悟。

癌症本是一场人文休克，在人们的观念中，通常意味着健康生命的终止，意味着痛苦的煎熬，意味着死亡（生命）倒计时的开启，意味着社会身份的破碎，意味着个体心理的崩溃、意志的瓦解，意味着个人或家庭财富的重压乃至破产，意味着爱欲的隔离与剥夺，促使人们重新审视和规划人生。与此相关联，癌症文学的心理/心灵分析常见以下十个桥段：(1)病前的幸福生活（冰火参照，不堪回首）；(2)癌前体征的蛛丝马迹（不祥征兆）、梦境（悬崖历险，黑屋/洞逃脱，灵兽报信……）；(3)就诊史的曲折跌宕（好医生都躲到哪里去了）；(4)宿命拷问：为何厄运总是降临在好人头上；(5)治疗（住院）抗争史；(6)缓解与复发的身心颠簸（淬火）；(7)死亡的张望与遐思；(8)身后事与身外事；(9)灵性归宿：魂归何处；(10)未亡人的哀伤（创伤），记忆的平复、消退（余韵袅袅）。

　　生命书写不仅是写出来，说出来，还要分享开来，引起反思，因为只有生命故事可以抵达生命的彼岸（真谛），只有接受生命，才能疗愈生命。故事是一种自见，让我们看见不一样的自我；说故事与写故事可以转（移）化躯体痛苦，是一种疗愈的美学，还是一种彻悟生命的途径，可以重新获得支撑的力量，创造一种生命的链接（同情—共情），找回人性的根本，重新抒写生命。曾几何时，我们过分迷信技术医学对癌症的病理解释与干预，以至于常常错过倾听生命呻吟、呼救和呐喊的故事，漠视其意义。对此，癌症文学是一种检讨与补救。

二　癌症患者的疾苦叙事

　　乳腺癌患者于娟是复旦大学年轻的讲师，也是一位年轻的母亲，步入婚姻殿堂时间不长的妻子，时常在父母面前卖萌的女儿，几位失学儿童的资助人。突如其来的恶疾让她一夜之间成熟起来，由纤弱变得坚强，由迷惘走向豁达，原来妊娠期（小瑞）、哺乳期（自己）也可能患上乳腺癌，没有明显的危险因素也可能诱发基因突变，而且一发现就是晚期，已经转移到别处。面对死神的逼近，她更多的是从容与幽默，而非恐惧与忧伤，给身边的人讲述了那么多有趣的生命故事，包括陪床的光头老公如何被病友误会是一位化疗脱发的男性乳腺癌患者，不时设想着面对医生保乳还是保命的询问，一定回答保命优先，寻思着为什么器官捐献中有人捐献心脏、肝脏、肾脏，却没有人捐献乳房，回味着博士就读期间泡吧被警察当成打群架团伙成员误抓时受到的严厉问讯，惦记着自己为家乡曲阜策划的能源林项目……在与乳腺癌周旋 480 天之后，她终于带着"此生未完成"的背影和"我们要用多大的代价，才能认清活着的意义"的发问飞向天国。

侗族青年作家姚瑶的诗作《乳腺癌》以意象与比兴手法展现了乳腺癌患者的心灵皱褶：

> 病变的乳房，生锈的乳房/像一颗定时炸弹/藏在体内的暗疾，以蔓延之势/如一张宣纸上，墨水渗透的速度/加剧一个女人的痛苦//切除是最好的办法，主治医生第三次说出建议/当然也可以不切除，那样只会加快癌细胞扩散/女人抚摸着乳房，霉变的面包/正一点点吞噬着她的美丽/那男人曾经紧握的乳房/那哺育小孩茁壮成长的乳房/一刀下去，便各奔东西//更多的时候，我在想那只切除的乳房/最终在哪里？是不是也陪着一起流泪/这只雌性的尤物，仿若一只眼睛/在黑夜深处看着我，让我彻夜难眠//在医院卫生间里，这个女人/并没有想象的那么痛苦，在梳妆台的镜子面前/她扮了一个鬼脸，病房的气氛轻松了很多/死神纷纷逃离/失去血色的脸，让她对世俗和羞涩/再也无所畏惧，她大声和病友讨论性爱和男人/当然更多讨论的是她上小学一年的孩子/皮实、可爱，在学校敢和高年级的打架//当她脱

下那件被消毒药水洗得泛白的病号服/左边矮下去的弧度,一座崩塌的山峰/如熄灭的火焰/她接受医生的建议,挥刀斩断所有的后路/这只乳房,仿佛一只用破的胸罩/总会丢弃的旧物

毕淑敏的《拯救乳房》是一部以患者叙事为先导的关于小组治疗的长篇小说,讲述了乳腺癌患者小组发生的一系列生与死的挣扎、爱与恨的冲突、真与假的交织、丧失的痛苦、团体的力量、助人的快乐以及成长的喜悦的故事,也是我国第一部心理学家撰写的心理治疗小说,不懈地探讨癌症病人的精神尊严、人性完美等终极话题。小说中海外归来的心理学博士程远青刊出广告,面向社会招募乳腺癌病人,组成心理治疗小组。老干部、硕士生、下岗女工、白领丽人、行踪诡秘的妓女、性别不明的神秘来客,一个个不相干的生命联成一个紧密的团体,携带着各自的复杂经历,以及心灵深处生与死的挣扎、爱与恨的冲突,在小组内碰撞成长。程远青看着她的组员们,青黄的面色、游弋的眼神、散乱的假发、枯萎的身体,比她领导过的任何小组都更抑郁和孱弱。她要帮助他们流出眼泪和眼泪之后的忧愁,要把她们拖回她们想要回避的那些惨痛记忆,那些记忆对于她们是一种罪恶的"宝贝":它们是深夜出来作祟的魔鬼,痛苦就是它们潜藏的巢穴。经历签署契约、墓地游戏、角色扮演、医院倾诉、个体治疗等一系列"小组游戏"之后,原本对生活丧失信心、对他人不再信任的组员们相继解开了自己心里纠缠已久的结,刚成立时冷冰冰的小组也像家庭一样有了温度,但也到了解散的时候。

故事的尾声中,大家重新燃起生命的希望,程远青发给大家每人一张白纸,说:"现在,我们来做最后一次答题,它的名字叫'生命线'。在纸的左面写上你出生的年月,然后你向右延伸,把你一生的大事记标在这根线上,把你一生想干而还未来得及做的事,也写在这

条线上。好吧,开始画吧。"每个组员,都很认真。在这条曲折的线上,人们都画出了一个显著的顿挫,标明乳腺癌,一如标明自己的上学、获奖、恋爱、婚姻、生育的年份,然后,他们沉思着,写下对自己未来岁月的设计。

人文学者杨柠溪通过对乳腺癌患者生命境遇的系列访谈,找到了患者思绪的阶梯变奏:狭路遭遇恶疾,由一纸诊断,牵出一生宿命。第一步是诊断之初,遇见生病的自我(分裂),控制病情,痛定思痛,灵性飞扬,重审生命的权重,感悟亲情的冷暖,萌生希望。第二步是呼唤生命之光,人在病中,渴望生命意志的对话与情感的挽扶,此时,亲子沟通尤为重要,映衬患者的坚强与灵性成长,病友间的深入沟通犹如生命悬崖上的相扶相搀,医护患沟通则包含观察与体验的对话、同情与共情的升华。第三步是凤凰涅槃,在生命的颠簸中寻求彻悟,譬如反思生命拐点,直面疾痛的打击,依然保持内心宁静,并且在沉思中觉知、觉悟,发现生命(生存)的意义,重要的是学会感恩,品味病中的温暖和善良。个性即生命,没有"我们"的乳腺癌,只有"我"的乳腺癌。叙事医学的建制化带来平行(人文)病历的普及,在叙事中实现医患的共情与共同决策。对主客间性的发掘,让医者与患者身心相应,即在疾苦的深处与患者相遇,伦理(道德)呼唤、共情反思之下,医者的神圣感、悲悯感悄然而至。对于医护人员来说,临床人文胜任力有待开掘,譬如与癌症患者的双轨/双主题对话:技术话语(诊疗预后的沟通)与人文话语(生死爱痛的抚慰)。面对癌症诊断,是告知还是隐瞒?是个体深聊还是家庭会议?癌症疗效与预后(恶化预期)如何告知?复发与转移资讯如何告知?还有癌症治疗手段与代价(躯体承受与经济承受)的权衡,知利害、知轻重易,知进退、知收放难。更进一步,包括如何导入尊严疗法,帮助患者回望、分析生命历程(拾脚印),凸显个体价值;如何导入尊严死,开展临终心理疏导,缔结爱的遗产,实现安宁—哀伤关怀的一体化。

三 癌症患者的死亡叙事

肯·威尔伯(Ken Wilber)的《恩宠与勇气》(*Grace and Grit*)一书记载了乳腺癌给女性带来的巨大身心冲击。36 岁的奇女子崔雅(Treya),美丽、活泼、聪慧,邂逅意中人肯·威尔伯,彼此一见钟情,于是喜结良缘。然而,就在婚礼前夕,崔雅却发现患了乳癌,于是一份浪漫而美好的因缘,引出了两人共同挑战病魔的故事。他们煎熬过五年时间,崔雅因肿瘤恶化,终而不治。五年的艰难岁月里,夫妻各有各的痛苦和恐惧,也各有各的付出;相互的伤害、痛恨、怨怼,借由静修与修行在相互的超越中消融,并且升华到慈悲与智慧……这个过程中,病者的身体虽受尽折磨,而心却能自在、愉悦、充满生命力,甚至有余力慈悲地回馈,读来令人动容。崔雅的故事是与癌症搏击的故事,也是动人的旷世之恋,还是灵修的故事,展现对灵魂彼岸的靠近,对人类智慧高峰的冲刺与抵达,浸透着主人公对生命意义的思考,对死亡与濒死的检视,对灵性的开掘。故事告诉我们,恐惧死亡会降低生命的活力,接纳死亡则会超越生命的时空刻度,进入生命的永恒视域。

患病之初,崔雅曾经邂逅死神(一次灵性访问),书中记录了这一奇特的感受,崔雅与肯·威尔伯的对话揭示了疾病降临的异象:"它就在你的左肩上,你看不见吗?""看见? 不,我看不见,到底要看什么?""死亡,它就在那里,在你的左肩上。""你是说真的吗? 你在开玩笑吧? 我不明白。""我们刚才讨论死亡是多么伟大的老师时,我突然看见你的左肩上有一个巨大的黑影。那就是死神。""你是不是常有幻觉?""不,从来没有。我只是很清楚地看见死亡在你的左肩上。我不知道这意味着什么。"每一位乳腺癌患者，都有这样的疑问：为什么是我？然后产生一系列文化病理的遐思。崔雅想到这些：过度压抑自我的情绪，尤其是愤怒和哀伤；几年以前曾经历了一段重大的人生转折，压力和低潮，一连两个月几乎每天都在哭；太过于自我批判；年轻的时候摄取了太多动物性油脂和咖啡；时常担心人生的真正目的，急于找到自己的天职、使命；小时候非常寂寞、无助、孤立，无法表达自己的感觉；长久以来一直倾向自给自足、自制和过度独立；灵性修持，譬如内观，一直都是自我最根本的目标，但没有全力以赴；没有早一点遇见所爱的人。这些都不是直接的缘由，但都是胸中无法驱散的乌云，无法排遣的心结。

作为丈夫，也是心理学家、哲学家的肯·威尔伯，如何拨开妻子心头的疑云？他的解读是：人类的生命分为躯体、情绪、心智、存在和灵性多个层面，任何一个层面的问题都可能导致疾病。躯体的因素有食物、环境污染、放射线、抽烟、遗传基因等；情绪的因素有沮丧、僵化的自我控制、过度独立；心智的因素有时常自我批判、悲观，尤其是沮丧，最容易影响免疫系统；存在的因素有对死亡的过度恐惧，导致对人生的过度恐惧；灵性的因素表现为没有聆听自己内在（心灵深处）的声音。在与妻子的深度交流中，他表达了自己对于乳腺癌的文化投射的独到认知：这类病，我们可以称之为"心病"。癌症不仅是一项科学意义上的疾病，更是充斥着文化和社会意义的心病。科学能告知你何时、如何得了这个病，你所属的文化却教导你如何形成心病之结。病人都需要面对其社会或文化赋予那个特定疾病的批判、恐惧、希望、神话、故事、价值观和各种意义，因此，疾病不一定是坏事，如果一个文化对某种疾病能抱持慈悲与理解，那么任何病都可视为一次治疗的机会。"病"不是一种谴责或诅咒，而是更宽广的治愈与复原的过程。如果我们从正面和支持的角度来看疾病，疾病就更有可能被治愈,病人也能因此成长。

人类最终要面对的是死神的光顾,豁达于生死是灵修的终极使命,也是生命彻悟的最高境界。崔雅抵达了这一境地,她最喜欢的诗《不要在我的坟前哭泣》表白了她的心境:"不要在我的坟前哭泣,/我不在那里,也未沉睡。/我是呼啸的狂风;/我是雪上闪耀的钻石。/我是麦田上的阳光;/我是温和的秋雨。/你在晨曦的寂静中醒来,/我已化成无语的鸟儿振翅疾飞。/我是温柔的星群,在暗夜中闪烁着微光。不要在我的坟前哭泣,我不在那里……"

著名演员陈晓旭也是乳腺癌患者,她不接纳手术,以出家禅修应对乳腺癌。其逝去固然让人悲怜,但也印证了性格即命运:从她病后的绝命诗可以读出她认同悲剧宿命、决绝生死的心境。她多次跟朋友说"我就是黛玉",她想知晓的是这个功利社会的悲悯之心是否尚存:"如果我死了,你是否失掉一些欢乐/为了我,是否会让你哀伤/在心头上停留片刻/在灯火辉煌的舞会上/你是否会感到孤独/在朋友们的热烈交谈中/你是否会在角落里沉默/在甜梦萦萦的仲夏之夜,你是否会感到一丝凉意/在冬日雪花纷飞的清晨,你是否会感到寂寞/当世人已将我名字淡忘的时候/你是否会在心底/悄悄地为我唱一首/忧伤的歌"。相形之下,红学家冯其庸先生悼念陈晓旭的短诗——"草草繁华过眼身,梦中影里尽非真。如今觅得真香土,永入仙乡出凡尘",可谓深解其中三昧。

四　人文病理与灵性空间

在一般人眼中,灵性世界"莫名所以",难以驾驭,是一片"物与神游"的虚幻世界,因此常常与宗教结下不解之缘,有人干脆将"灵性应对"(spiritual coping)与"宗教应对"(religious coping)视为同义。

其实，宗教只是对灵性信念和体验组织化、机构化的阐释和实践，而灵性与人类追寻意义、目的和价值的体验有关。一般认为，灵性是人类超越自身的过程。对于信仰上帝的人，灵性是他们与上帝的关系之体验；对于人道主义者，灵性是与他人相处的自我超越体验；对于世俗百姓，灵性可能是与自然或宇宙和谐或同一的体验。

医学中的"灵性"起源于拉丁文的 spiro，医生、哲学家阿维森纳（Avicenna）在《论灵魂》一书中认定灵魂是没有形态的机能，不可以察觉，但可以知觉与理解。灵魂，英文为 soul，希腊语为 psyche，心理学的词根即源自灵魂。那么，灵性属于心理学范畴，还是在心理学范畴之外？或者正在"融入"心理学？意见不一。它在西方学术语境中有三个词根：一是 psycho-，为心理境遇的解读与干预，有"邦纳综合征""创伤应激综合征"的演绎，如影像在朦胧中显现、幽灵影像、格列佛幻觉（小人国/巨人国幻象）、眼（眼部疾伤或视觉漂移）与脑（大脑剧场）之争；二是 mental-，多指心智境遇，作为笛卡儿二元（躯体与精神、实在与存在两分）命题中哲学智慧层面的解读，包括存在与时间（从生到死的时序，生之前、死之后的时轴延长线）、存在与空间（三维空间、多维空间，可视的与不可视的物理空间，如量子空间、暗物质空间、虚拟空间以及灵性空间，空间旋转、空间折叠）；三是 spirit-，可视为心灵境遇，如灵修或濒死与弥留阶段的灵异访问、灵然独照层面的解读。肿瘤专家刘端祺教授认为：灵性是介于生理和心理之间的一种身心之外、因人而异的体验，可以是幽怨、恐惧、焦虑、烦躁、愤怒、忧郁和孤独等负面作用力的混合体，也可以在正面力量引导下衍化为内心和谐、恬淡宁静、直面死亡、了无牵挂，豁达摆脱身心痛苦的人生境界，于是乎，填平了实在的生命（肉身痛苦）与现象的生命（灵然独照）、意志的生命（信仰支撑）的沟堑。

古希腊先哲伊壁鸠鲁认为生死分属两个世界（空间），因为不同框,因此无法做参照去深究,也无需恐惧。这一论证反而强化了人们对死后世界的意度,不如主动穿越生死两界,通过对话展现死亡的温暖而非冰冷,死神的可爱而非可狰,身后并非虚无,身外也并非虚空。苏珊·朗格指出:"对死亡有各种不同的态度,最普通的是否定死亡的终极性,想象在死亡之外还有一种继续的存在。"在中国古人那里,死亡是超越生命的形式,人们用想象建构了神灵与鬼魔的世界,给肩负必死悲哀的人类创造一份希望——死亡不仅没有终结生命,反而是成就永生的契机。然而,没有人从那个世界折返(濒死复活其实并未真正死去),为人类确证它的存在,于是,灵性焦虑与灵性关怀的渴望便很自然地产生了。

临终与哀伤期的共同诉求是灵性关怀,其前提必然是灵性空间的建构,没有灵性空间,哪来的灵性关怀与灵性照顾?而在现代医学的话语谱系中,灵性空间如天上的浮云,飘忽不定,何时能成为地上的岩石,有形有质?这是一个理论难题,在既往的解释体系中唯有宗教路径。在宗教叙事(涅槃、轮回、天堂)之外,尝试从魔幻现实主义文学作品的死亡叙事与诠释中,开拓出灵性认知的新空间、灵性抚慰的新工具、灵性照顾的新语境,这项研究工作还刚刚起步,并未完成将灵性话题从宗教叙事中剥离、解救出来的使命。但循缪斯之途,完成灵性认知由宗教叙事向文学叙事的易帜,可以期待文学叙事为灵性空间的建构提供新的脚手架。

魔幻现实主义文学跟医学、疾苦、生死有交集吗?有!在当下,唯有魔幻与现实的拼接才能解开生命终末期的诸多超现实现象与谜团,如那些灵然独照的幻觉,与逝去亲人的邂逅、重逢,生命中印痕深刻事件的二度浮现,心爱音乐的回旋、影片的重映,一条"秦人洞"通往"桃花源",一道光洞见一个新的世界(瑶池),一个闪念化蝶遇仙……死亡不再是冰冷的肉身火化、腐烂成泥,而是蜜糖水勾兑的孟婆汤、泉水叮咚的奈何桥、鲜花铺就的黄泉路，不再令人恐惧，不再幽闭，循此路径前行，才能切实解决人生最后一公里安宁疗护中的灵性关怀、灵性照顾问题。

在死亡叙事中引入魔幻现实主义文学的创作与批评，首先应该对"魔幻"与"现实"的概念作一番修辞分析，明了魔幻现实主义文学的意义。"魔"即神而不圣，奇而有迹，怪而有痕，"幻"即蕴含着幻觉、幻想、幻境、幻化，熟悉的事物陌生化……继而通灵、通神，洞见尊严、意义、价值而非虚无。魔幻现实是不拘的现实，提供新的"独一性"的生命体验，而非确定的图示化的线性解释。因此，死亡的魔幻现实叙事是集体记忆，符合文化逻辑，而不是个体虚构与想象。魔＋幻＋现实＝半真半假／亦真亦幻。"孟婆汤"也是汤（有忘忧之功效），"奈何桥"也是桥（悲欣交集的无奈感），"黄泉路"也是路（确立死后世界的方向感），"阎王簿"（生死簿）也是簿（生存痕迹与生命意义的确证）。它本质上是真善美与信望爱的价值对话，由虚实间性、唯物唯心间性、唯物唯灵间性，在此岸与彼岸之间开启生死间性的哲学思辨，将临床认知的触觉从生命规律延伸到命运（宿命）无奈。

电影《寻梦环游记》讲述了梦想成为音乐家的小男孩米格（Migge）和魅力十足的落魄乐手埃克托（Ekotto）在五彩斑斓的魔幻世界里的一段奇妙非凡的冒险旅程。一切又是那么真真切切：天堂里对应的家庭、鲜花桥、音乐狂欢，仿佛将人间搬到天国。台词有些絮叨，反反复复地叮咛：真正的死亡是世界上再没有一个人记得你。一个人可以不需要原谅，但不应该被遗忘。因此，死亡不是生命的终点，遗忘才是。在爱的记忆消失以前，请记住我。死亡不是真的逝去，遗忘才是永恒的消亡；死亡并不可怕，遗忘才是最终的告别。请记住你爱着和爱过的人。在墨西哥人心里，《寻梦环游记》的场景并不是虚构,而是建构,因为在印第安人心中,人死后灵魂犹在,他们常常来到活人身边,与他们交流、共感,因此,那里的人们不怕死,每年的 11 月 2 日都要过亡灵节,为的是安慰那些仍在飘荡的孤寂鬼神,让他们回到亲人身边。有专家将其归于"原始意识",是一种文化返祖现象。

魔幻小说在中国也可以找到历史的根脉,《搜神记》《聊斋志异》《夜雨秋灯录》甚至《红楼梦》里都有一定的魔幻因素。在中国古代的志怪小说中,也可以发现某些带有原始思维的观念和信仰,如万物有灵,人神之间、人鬼之间、人与异物之间有着种种互生与交集,充满了神秘与神迹:《搜神记》卷十一《韩凭夫妇》叙写人的精灵化为树木(相思树)和益禽(鸳鸯鸟)的故事;《聊斋志异》中的《湘裙》叙写晏仲穿越时空,去阴间会见兄嫂,并为兄嫂抚养来自阴间的孩子,还娶回阴间女子湘裙为妻。著名作家汪曾祺在《捡石子儿·代序》中这样写道:中国是一个魔幻小说的大国,从六朝志怪到《聊斋》,乃至《夜雨秋灯录》,真是浩如烟海。其中可资改造的材料是很多的,改写魔幻小说至少可以开拓一个新的写作领域。

近几年,一些跨界科学家也开始进行科学逻辑框架内的魔幻现实风格的死亡叙事。譬如大卫·伊格曼(David Eagleman),他是美国贝勒医学院神经医学博士后,供职于斯坦福大学,是顶尖的脑科学家,早年曾在莱斯大学(与贝勒医学院校园相邻)攻读英美文学,是一位诗人气质浓郁的医学科学家、专栏及畅销书作家、神经科学主题电影顾问。他因为 8 岁时一次鼻梁骨摔伤导致生命节奏变慢并延迟的奇特体验,结合脑科学与生物物理学的前沿研究,创作了《死亡叙事:四十种可能性》(*Sum: Forty Tales from the Afterlives*)。Sum 一词有童话般的奇幻境遇感,在伊格曼笔下,死后世界是异度的空间,半是虚拟现实,半是魔幻现实,生活节目还是那些节目,只是顺序、节奏完全错乱，时空不仅折叠了，而且还旋转了，人在微生物的种群之间转换，在量子的纠缠交集之间穿越，初看有些传奇色彩，富有象征性、隐喻，而其中超异的空间、超常的人物、超凡的举动，细细琢磨却又在情理之中，使人们在死亡压迫之下获得一种终极的解放。这本书的精妙之处在于它对生命与死亡本质有着别样的诠释：不必执念于肉身的消亡，而要关注时间的脱序、脱轨。

国人常常把生命历程的蹉跎叫作"过日子"，虽然饱经磨难，却是一种有序的生活节奏（婚丧嫁娶）与演进（生老病死）。如果"日子"乱了，就无法正常"过"了，就进入另一种无序、错序、反序的存在空间。在陶渊明那里，这个丢失时间的仙窟是"秦人洞"外的"桃花源"，可以将其理解为诗化死亡的田园牧歌叙事。类似的玫瑰色的死亡意度还有瑶池永生叙事、化蝶遇仙的解脱叙事、御风而行的逍遥游叙事等，更增添了生命"羽化"的意境。

总之，当灵魂困顿时，缪斯用形象与象征来启悟，当灵性需要滋养时，文学艺术是最好的语言。她温柔地掌握着我们所有的终极关怀。正是通过文学化的生死对话，才能触摸到死亡的温暖，发现死神的可爱，洞悉身后并非虚无、身外也并非虚空，从而有希冀，有寄托，有抚慰，有安顿。如果真正彻悟于此，便会理解东巴人的"悬棺"、湘西人的"赶尸"，便会真正读懂陶渊明的《桃花源记》，便会在内心深处倾情吟诵庄子的《逍遥游》，于是明白灵性的真谛不过如此。

主要参考文献

1. ［美］Rita Charon：《叙事医学：尊重疾病的故事》，郭莉萍主译，北京：北京大学医学出版社，2015 年。

2. ［美］大卫·艾尔金斯：《超越宗教：在传统宗教之外构建个人精神生活》，顾肃、杨晓明、王文娟译，上海：上海人民出版社，2007 年。

3. 于娟:《此生未完成》,长沙:湖南科学技术出版社,2011 年。

4. 姚瑶:《疼痛》,北京:现代出版社,2015 年。

5. 毕淑敏:《拯救乳房》,重庆:重庆出版社,2009 年。

6. 杨柠溪:《乳腺癌患者的生命境遇与疾苦叙事》,北京大学硕士论文,
   2015 年。

7. 〔美〕肯·威尔伯:《超越死亡:恩宠与勇气》,胡因梦、刘清彦译,北京:生
   活·读书·新知三联书店,2013 年。

8. 〔美〕大卫·伊格曼:《死亡的故事》,北京:北京联合出版公司,2019 年。

第十一讲

妞妞之死与医学的人性温度

一　把医学推向思想的火山口

古往今来,没有哪一门应用科学像医学科学这样"顶天""立地"。说它顶天,是因为它不仅是生命科学的宝塔之尖,而且还占据着自然科学的前沿地带,它的技术先锋性,丝毫不亚于月球探险、卫星遨游太空。人们对医学的企盼不仅只是认识与祛除躯体、心理疾患,而且还包括认识与改善甚至再造自身。譬如用医学的办法可以美容、改善人体情绪,可以改变生理与心理周期,激发人体潜能,包括延缓衰老进程;易性手术可以变更人的性别或选择成为双性人;换肤技术可以帮助人们选择种族;克隆技术甚至可以重塑人体。当代医学科学仿佛从上帝那里窃得了"魔杖",让人们一次次体验到人间奇迹。然而,医学既是先锋的,也是世俗的,它不同于沙漠深处或地下城堡中的核试验,也不局限于实验室与书斋之中,而是百姓生活中必不可少的世俗节目。无论国王,还是车夫,都必然遭遇医学。一方面由于20世纪的医学科学硕果累累,另一方面也由于医学的高度专门化,公众的目光已难以触及医学内层的困惑。于是,人们习惯于为一切医学成就喝彩、陶醉。事实上,这是一种善良的错觉。医学从来就不曾是一门纯粹的科学,而是包容人类社会各种价值观的综合体,本质上是一门人学。它穿透人文与科技、道德生活与商业运作、世俗关注与终极关怀的各个层面,表达着人性、知性、理性的深刻关系。其实,在现实生活中,并非没有个体的道德、情感困惑与医患冲突,几乎每时每刻都在迸发愤懑的情绪与清算的吼声,但人们都不曾把视野拓展到整个医疗制度,深入到医学的内在秩序。因此,这种反省常常缺乏洞察力,也就无法遏制医学科学由知识与技术扩张带来的盲目骄矜和恣意放纵。在西方,公众常常通过对卫生资源的不平等享用、营利性安乐死、商业性代理母亲、高价医疗手段的滥用(滥查无辜、滥治无恙),以及胎儿实验、器官买卖、医学试验的知情同意等命题的一系列论争不断地向医学及医疗制度发起挑战,从而使得医学在多元关怀中保持人性的张力,在某种程度上缓和了由于追逐效益最大化所带来的商业与道德冲突、追求人为干预最优化所带来的科技与道德冲突。前者本质上是一种商业贪婪,后者则是一种科学贪婪。在它们共同的鞭击下,医学将最终丧失人性。医学一旦丧失人性是十分可怕的,就像脱缰的野马冲向悬崖。20世纪最骇人听闻的两大案例是日军731细菌部队在中国东北与德国纳粹在奥斯维辛集中营中残暴的人体试验。尽管历史已离我们远去,但人们不应该停止反省。此外,在好莱坞的科幻及故事影片中,人们时常可以看到一些掌握最先进医学技术,且外表善良、文质彬彬的医学权威,或者是重大医学灾难的主使与元凶,或者是恣意破坏人类生命与社会秩序的科技狂人,他们手中精湛的技术不是为人类减少痛苦,而是为这个世界制造疯狂、恐惧、冷漠与贪婪。当然,这些故事大多源于虚构,但仍然具有很强的社会批判意义,公众对医学的反省力由此得到操练,得到健全的扩张。在当代中国,现代医学的引入与本土化进程才一百多年,舶来的洋技术更显出若干神秘与骄横,使得反省医学更富有挑战性。诗人哲学家周国平以自己痛失幼女的体验撰写的《妞妞:一个父亲的札记》,不仅表白了反省的坚定立场,而且充溢着人性的光辉与哲思的睿智,文字的优美畅达更增添了可读性。它被美国医学人文学专家奉为当代中国人文医学的启蒙之作。凡是认真读过《妞妞》这本书的读者,无论职业是医生还是医学圈外人士,都不免会思考一个共同的话题——

二 谁杀死了妞妞?

当我试图追溯妞妞的病因时,我的眼前出现了一串完整的因果之链,它有若干清晰可辨的环节,仿佛只要卸掉其中任何一环,就可避免发生后来的灾祸……

1990 年初冬的一天,怀孕 5 个月的雨儿因染上重感冒,高烧 40 度,不敢贸然吃药,只好去急诊。

急诊室里空空荡荡,光线很差,使人感到冷丝丝的,医生不知哪里去了,只有一个老护士值班。查完血象,又去喉科查会厌部,回到内科急诊室,经历了比疾病更痛苦的一幕:接诊的是一位中年女医生,当向她说明就诊经过,交上喉科诊断书之后,意料之外的事情发生了——

"她是喉科病人,不是内科病人,我不管!"……

……

"我没有什么可看的!要我看,她就是诊断书上写的——咽喉炎!"……

……

"我今天就是不给你们看!"……

无法理解急诊科大夫自由离岗,然后拒绝接诊,是因为喉科大夫占据了初诊权,还是什么个人利益没能满足朝患者撒气……这些都无法完全解释这种拒诊行为。没有人去统计,我们的医疗队伍有多少这类生性暴虐、心如冰窟的人混迹其中,也许他们的医术并不低劣,但他们的心灵卑劣或残缺,由此对病人造成的心灵伤害是不能低估的。

也许那些爱面子的卫生官员会将此事解释为"无情的偶然",但统计学上的"偶然"对大多数一年中只两三次踏入医院大门的人来说就是一种大概率事件。

妞妞一出生,就遭遇了这种"无情的偶然",也许是一个不祥的征兆:分娩后 40 分钟,产妇由一位中年男麻醉师引车入病房。又是中年,也许只有中年才对这个世界麻木。接着命令家属把产妇抱上病床,自己在一旁冷眼看着,并抛出一句:"她是你们家的功臣啊。"

为了逃出这"无情的偶然",大多数老百姓动员一切血缘、亲情、友情去应付哪怕只是一次轻微感冒的求医行为,仿佛不这样就无法得到正常的服务。医院门诊的另一景象是由各级白衣使者护送的各类特殊人物穿行于内部与外部的通道里,去自毁正常的求医秩序。攀附血缘、亲情、友情求医就万无一失吗?

接着讲前面的故事:在遭遇冷酷无情的中年女医生之后,家人找到一位远亲——有病房管辖权的医学博士。他热情地邀请雨儿住进他主管的病房,给予及时的救治,很快控制了感染。可是在临出院之前,他却一而再再而三,几乎是强拽式地拉着怀孕 5 个月的雨儿去做 X 线检查。这样,延误处置的高烧与大剂量的 X 光照射成为妞妞发生视网膜母细胞瘤这一不治之症的直接原因。而 X 射线恰恰是杀死妞妞的直接元凶。读者、死去的妞妞至今得不到这一荒谬行为的解释。

人常说"医不疗亲"，是因为医生在处置亲属病情时顾虑太多，过分谨慎，无法采取一些原本需要的措施，而这位博士却反其道而行之，超越常规让沾亲的孕妇去接受大剂量的 X 线照射。这并非病情诊断之必需，肺炎的诊断很明确，大剂量青霉素的输入已控制感染。难道他那一刻受了魔鬼的驱使？这是好莱坞影片的剧情设计。以至于作者在梦境中仍不时遭遇这极度的恐惧：

> 狭长的走廊里，她被一个穿白大褂的人追逐着，没命地奔逃。
>
> "哈哈，往哪儿跑！"白大褂狂笑。
>
> 她惊恐地站住，发现面前是一堵巨大的屏幕。
>
> "开始！"白大褂从背后把她一把拦腰抱住，低声喝令。
>
> 屏幕突然闪射光芒，上面映射她的五脏六腑。
>
> ……

很显然，在这一恐惧的梦境之中，白大褂便是魔鬼的化身。

有一种解释是一些医院的管理制度派定了辅助检查的营业额，让有支付能力的患者去"享受"一些可做可不做，甚至根本无须做，但大致并无太多伤害的现代诊断设备的检查（即人们常说的"过度诊断"与"过度检查"）。但此例显然不是，X 光检查收费低廉，不足以冲抵指标。另一种解释是科学的实证癖或技术上的展览癖：肺部感染的证据自然使 X 光下的影像改变，用了大量的抗生素，临床症状缓解了，但不足以满足个人的实证癖，我要亲眼看一看我的治疗成果。所以在透视室里博士是那样的兴致勃勃，将病人摆弄来摆弄去，照了又照……还有一种罪恶的解释，便是单盲（可以不向病人家属说明）的胎儿试验，以收集某些科研数据。在美国，这是一项严重违法的操作。不过仔细想想,这种解释似乎不能成立:一是它违背国人的人伦惯例,二是 X 射线检查的结论是描述性的,三是事后博士对检查毫不在意,连片子都没看。

实在没有办法解开妞妞死因这个谜团,但有一点是可以肯定的,在处置孕妇感染这个并不棘手的医疗课题方面,现代医学不缺乏知识、技术,而是缺乏人性、责任与自律。所以,妞妞是被一系列人性的弱点杀死的。她是供在人性祭坛上的一个无辜的牺牲。从妞妞确诊到死去的十八个月中,她和我们一直无法挣脱厄运的纠缠,同样也暴露了现代医学的深刻缺陷,不仅仅表现在制度上,也表现在技术上。

在妞妞求医过程中接触的各级各类医学人士中,仅有四位脸上挂着善良。一位是姓胡的女医生,在眼科检查时结识的,后来始终真诚地帮助妞妞家人;一位是李气功师,声称可以用法术把"癌细胞调出来烧死",在让妞妞家人经历一次由希望到失望的心理捶打之后,他和他脸上的善良一并隐去了;第三位是老中医,一位和蔼的老者,他的"吃我几帖药,癌就慢慢缩小了,没有了"的承诺最终没有兑现;第四位是和善的放疗科主任,她言谈中有意回避"放疗"的字眼,只说"烤电",给人一种温暖无害的感觉。但后者也无法改变在放疗部位涂上无法清洗的紫色油墨的常规,为什么不可以改用可以清洗的色彩呢,这个鲜明夺目的印记就像死囚的标志牌一样,有示众的功能,让人一眼就能看出孩子是一个绝症患者;此外,她在放疗间里放置一只形似小棺材的木盒,像是提示病孩行将死去:这一切又将抵消她脸上的和善。我们的医院为何不可以关注一下这些细节,少给患者家属一些负性的刺激。

当然,医院不是游乐园,应该有几分肃穆,但绝不需要阴冷,如同作者梦幻中的那份阴冷。他这样写道:"我带妞妞去医院做 CT 扫描。扫描室是一座简陋的水泥平台,中央有一口井。一个穿黑衣服的蒙面修女把妞妞放进一只铁桶里，然后吊到井下，置于一个密封装置内。按照程序，妞妞将随同这个装置被传送带送往另一个出口。我赶紧奔向那个出口，一个猥琐的小老头把守着不让我进……""水泥平台""井""铁桶""密封装置""穿黑衣服的蒙面修女""猥琐的小老头"……这一切构成医院的阴森、恐惧，象征的文学描述表达着受害者对现代医学非人格化的深刻反省与批判。

妞妞已经死了，但魔鬼未能驱除。面对道德随着物质积累而沦丧，情感在金钱至上的世界里淡漠，人性在商业与科技竞争中麻木，我们出路何在？

三　我们需要一场病人权利运动

医学这门学科很特别，始终具有两重性。它是运用医学知识、技术来解决人的问题，因此包含技术要素和人道要素两个方面。由于现代先进科学技术被引入医学，现代医学中的技术因素大大地膨胀起来，这本来没有什么不好。但由于人道要素在新的社会转型中没能得到相应的改善，于是出现了失衡的状态，原本人与人的关系，变成了人与金钱的关系、人与机器的关系，出现了过分商业化、过分技术化的倾向，也就是人们常说的"道德沦丧"与"技术崇拜"。妞妞的死，从社会思潮的原因来分析，就是这两条：女医生毫无道理地推卸治疗的责任，医学博士滥用治疗权。因此，面对这些失误，我们就应该一只眼盯着医学科学的发明、发现和技术进步，另一只眼关注医学活动中的正义、公正、义务、美德、仁慈、责任、同情、忠诚、自主、允许等，来重建科学的医学与人文的医学之间的平衡。应该说，目前的科学发展与伦理失范、技术进步与道德沦丧带有一定的时代性，只是中国的问题可能比世界上其他国家的情形更复杂。一方面科学发展不充分,伪科学盛行,一方面科学崇拜,认为科学是万能的钥匙;一方面技术相对落后,一方面技术至上,适宜技术被忽视,高技术被滥用;由此造成一方面卫生资源相对短缺,一方面又大量地浪费。医护人员的道德状态也是一锅"夹生饭",由于道德理想太高,道德基线太低,因此,无私高尚的道德圣徒与贪婪卑劣的缺德小人之间形成巨大的反差。这种复杂局面不得不从制度上、结构上加以反省。

医学所从事的社会医疗、保健服务关系社会民生,是一项基本民权,是写入联合国人权公约和许多国家法律的个人权利。在西方,政党的竞选纲领中都不可缺少卫生福利政策,而重大的医疗事故还将导致政府阁员下台(如法国的血清污染案)。这绝非小题大做。人人都会在人生的某个时段扮演病人的角色,由于个体的分散、软弱、缺乏专门知识,处在被支配的地位。病人是社会弱势群体,而文明社会的职责与义务之一就是同情、保护弱者。对于这样一个特殊群体,如果政府不给予相当的呵护,他们就会被市场经济那只"看不见的手"与"马太效应"推入绝境。从某种意义上讲,医疗公正(包括卫生资源分配的公正)是国家公正的重要侧面,也是世俗秩序的整合力量之一。因此,医疗腐败、道德沦丧也将启动社会腐败的"多米诺骨牌"。

对于医学界来说,伦理讨论、美德教育与职业道德生活的重建已经普遍受到重视,但利己与利他、欲望与操守之间的灵魂搏斗还分不清胜负。窗外的物质诱惑、商品经济的利益驱动足以战胜一打道德家的说教,冲垮靠书斋里青灯夜读掉书袋所垒起的道德防线。医生作为道德实践的主体有责任、有义务恪守公正、善良的道德规范,但这并不是他们对病人这一道德实践客体的恩赐。相反,在医疗消费过程中,同时作为消费者一方的病人有权要求享受与他的支付相当的具有技术含量与被尊重、被关注、要求知情保密等人道含量的服务,而且有权对技术欺诈与道德短缺进行追究,并要求相应的政府与民间仲裁部门进行裁决。此时,病人不仅是选民、纳税人,还是消费者,他们有权要求政府和医院、医药产业集团从制度上、法律上、道义上维护病人这个群体的各项权利。在北美和欧洲,自上世纪60年代起,相继发动了有声有色的"病人权利运动"。通过辩论与斗争,1970年美国全国福利权益组织发表了一份内容多达26条的《病人权利声明》,开宗明义地宣布:"病人:医院保健服务的消费者,有权要求得到公正、人道的治疗。"两年后,美国医疗协会又以《病人权利法案》的形式规定了12条基本原则,涉及医疗权、自主自决权、知情同意权、要求保密权、隐私权、追究权等6个方面和门诊、急诊、投诉程序、公开财务等细节。1975年年底,欧洲议会理事会又将一个包括5项基本权利的草案提交16个成员国。应该说,发生在欧美的病人权利运动是成功的,但并未完成,还将在实践中不断完善,如医生的权利、义务与病人的权利、义务的对接问题、无自主力的病人的权利托管问题等等。在美国,通常由国家医疗福利制度保障老年人群、残障人群、退伍军人等特殊人群的卫生保健问题,来体现社会对弱者的关爱;由商业性医疗保险制度来完成卫生资源的分配调节,制约因滥用高技术与医疗高消费造成的资源浪费;由病人权利法案来协调医患关系,处理各种医学伦理学难题,实现人道的医疗。这些经验很值得我国研究与借鉴,尤其是第三条。从实际出发,我们也需要一场病人权利运动。

病人权利运动的兴起必须依托于保卫人民健康的国家机构——卫健委,以及有影响的传媒机构。事实上,美国的病人权利运动主要不是由作为消费者的病人来发起的,而是由医学组织(美国医学会)、医院组织(医院协会)、宗教权益组织来推动的,一些政党和议员参与讨论,事实上这是医院产业集团适应消费社会转型,争取公众信任,力求在买方市场中打公正牌,取得竞争优势的手段;许多大型医院还专门设有为病人说话撑腰的"病人代表处",本质上也是一种医院公关策略,这种"反弹琵琶"的思路,既表现了气度,又增加了无形资产,扩大了潜在消费,可谓一举多得。

美国生命伦理学家卡尔逊(Carson)有一个妙喻,把医患关系描述为一对跳"探戈舞"的舞伴。在卫生资源短缺的"家长制时代",医生说,我掌握了专门的医疗知识与技术,我是权威,你什么都不懂,而且我的服务供不应求,毫无疑问必须由我来"领舞",病人点头称是,没有怨言;到了资源过剩的"消费时代",病人已不再逆来顺受,而是会提出:我支付费用,你受我雇用,理所当然由我"领舞",我不懂没关系,你把各种可能性告诉我,由我来选择,或者我再花钱请医学专家当顾问来决策。若是有人仍然死抱着过去的老皇历不改,就不再是医生高声叫"下一个!"而是病人高声叫"换一个!"了。从这个意义上看,医疗服务买方市场的形成将有助于医疗道德的净化。

生命伦理学自上世纪后半叶以来在美国很盛行,它与病人权利运动结伴而行,为其充当着理性支撑,与医学哲学、医学史学等学科一道构成现代医学的人文底色。但医学的风景越来越漂亮,而文化的画布依然是那片"旧麻袋"。人文学科在医学教育和医学学术生活中的短缺事实上制约着医学这门人学的健康发展,它是诸如科学崇拜、技术至上、道德沦丧、人性荒芜等迷失的深层原因。如今,我们应该超越知识、技术,从人类理解与职业智慧的层面去思考、去创造中国医学的明天。

四　医学必须走向多元关怀

20 世纪的医学,基本上处在恩格斯说的"分析时代",成绩显然比 19 世纪大,从细胞水平一直推进到分子水平,从基因层面解开了许多生、老、病、死之谜。因为要分析，就必须遵循还原论的哲学，就必须将研究对象分割成更小的单元，就必须将对象客体化、非人化。从目前的研究现状来看，分子生物学势头正旺，基因水平还有许多细节需要弄清楚，分析时代还得继续相当一段时间。但分析时代暴露出来的缺陷需要修补，各方面的批评、挑战需要回应，因此，在分析时代的后期，会不断加大综合思考的力度，使分析与综合保持一种自洽。对于 20 世纪的医学，我持一种宽容的态度，不认为它正在异化，正在迷失。分析与综合、科学与人文、技术与道德发展的不平衡属于先迈左脚还是先迈右脚的问题，下一步就会调整过来。对此，我们要有足够的耐心。在 20 世纪，医学在技术上、科学建构上大大地向前迈了一步，相形之下，人文、道德建设的滞后是显而易见的。21 世纪，人文医学会有长足的发展，这不仅是思想史的必然，也是现实的呼唤。医学科学与技术需要在更广阔的知识、理性、良知的土壤上修建自己的大厦。因此，医学走向多元化关怀也是不言自明的大趋势。

多元关怀，这是一个严肃的学术命题，答案也是多元的。向公众交代可以执简驭繁，直接从问题思路入手，针对当代医学的精神困惑与知识、情感盲点，缺什么补什么，避免把医学的外延等同于整个人类文化，不切实际地要求每一位医生成为百科全书式的人物。医学科学本质上是一门手脑并施的艺术，不仅有知识通道，还有理解的通道、智慧的通道，有操作过程的快乐。在这里，多元关怀还有改造我们学风的意义。不必一讲拓展学科视野，就在教学大纲中加科目，就组织一班人去编教科书，就要求学生背讲义，而是应该帮助医科学生、医生根据自己的认知个性、人格取向建立各自有序、有益、有慧根、有情趣的阅读生活与道德生活，通过非职业阅读、道德体验与反思来培养人文情愫、道德境界，使得他们的医学生涯充满着世俗的高尚、温宁的圣洁、平凡的智慧。这是我习医以来所孜孜追求的知识、情感、道德的合一境界。

其实,20 世纪医学的人文主义资源并不缺乏,只是发生了错位:中国医学的人文传统"早退"了,西方医学的人文传统与人文建构又"迟到"了。大部分医学院校连医学史都开不出,大多数医科学生不熟悉自己学科的思想与观念的演化历史和精神、价值遗产,更不了解西方医学中源于古典人文主义与宗教的普爱精神以及各个时期人文主义哲学、文学、艺术的涵养,只掌握了一些工具性的专业知识和专业技能,自然很容易害"科学万能"病。美国的病人权利运动即与美国黑人的民权运动、女权运动、第五代人学勃兴、生命伦理学的异军突起等社会文化思潮密不可分。不了解这些文化背景,自然无法树立对病人权利的真正尊重与理解。多少年来,我们一直有这样一个知识拼盘的理想(当年洋务派的观念)——西方的科技加中国的人文传统等于中国的近现代文化,于是请进了"赛先生",把"呼先生"(人文学科)堵在了门外,殊不知"赛先生"与"呼先生"是亲兄弟。中国的人文传统的确源远流长,典籍如山,但经史子集的知识构架与厚古薄今的文化价值只能与传统中医相续接,把它嫁接到现代医学的肢体上就显得十分尴尬。因此,在现代医学教育史上,中国传统的人文流脉中断了。仅寥寥几所医学院校开设中国传统文化的选修课程,医学生的课余古典阅读也非常有限。即使有了中国传统文化的修养,沟通也不容易,唐代孙思邈《大医精诚论》对于跨文化理解美国的病人权利运动不是没有帮助,但需要作现代性阐释。所以,医学走向多元关怀,有两项迫切的任务:一是译介西方的人文医学新作,二是加强对中国传统人文医学典籍的现代性阐释。通过这类工作来改造以实用知识、技能为中心的价值偏狭及以教条阅读、呆板理解为特点的教研体制,才能使中国医学在多元关怀的倡导与实践中焕发更多的智慧与活力。

主要参考文献

1. 周国平：《妞妞：一个父亲的札记》，桂林：广西师范大学出版社，2003 年。

2. 邱仁宗、卓小勤、冯建妹：《病人的权利》，北京：北京医科大学、中国协和医科大学联合出版社，1996 年。

3. 〔美〕H. T. 恩格尔哈特：《生命伦理学基础（第二版）》，范瑞平译，北京：北京大学出版社，2006 年。

4. 〔美〕汤姆·比彻姆、詹姆士·邱卓思：《生命医学伦理原则（第 5 版）》，李伦等译，北京：北京大学出版社，2014 年。

第十二讲

当代医学的思想史追问

一　20 世纪的医学

科学史家称 20 世纪为"技术时代",穿行其间的现代医学必定与之同呼吸,共荣辱。因此,现代医学的辉煌是技术的辉煌,同样,现代医学的迷失是技术对人的价值的异化,从这个意义上看,医学的当代史首先是一部思想史,其次才是多部学术史与学科专门史。对医学生来说,不能把医学史理解成单一的学术建构史,就像建筑工地盖大楼,其实,它是一部解构史、批评史,是争论的历史。对公众来说,它不仅是一部技术成就史,也是一部艺术与精神追求史,还是一部充满缺陷与困惑,亟待人们给予反思的世俗生活史。

关于 20 世纪的医学史,其内涵颇为复杂,边界远不像 20 世纪物理学史那么明晰,尤其是与生物学之间相互容涵、交叉、渗透,所以,自 1901 年起颁发的这一领域的诺贝尔奖就取了一个复合词——"生理学或医学奖"。如果深究这个概念,较真的同学一定会疑惑不解。生理学最初只是基础医学的一个子学科,为何将它与医学并称呢?因为,在实验科学兴起的时候,生理学与物理学被视为平行学科,这使得它在科学分类谱系中的地位提升到与医学平行。如果我们细心考察诺贝尔奖的百年榜单就不难发现,在生理学名下获奖的项目不少是免疫学、遗传学方面的成果,如 1901 年兰德斯泰纳(K. Landsteiner)从输血反应中发现了 A、B、和 AB 型血型并提出了血型与遗传的关系,随后邓肯(Von Dungen)和赫斯斐特(Hirszfeld)证明了 O 型血的存在,并证实其遗传特征服从孟德尔的分离律,这一发现对医学的直接贡献是解决了安全输血的难题。也有许多获奖成果在当时对医学的显性影响并不大,而对生物学、遗传学未来的潜在影响却是巨大的。这些特征反映了当代医学的一个显著变化,即由"解决问题的医学"过渡到"寻觅真相或探索真理的医学"的价值转型。因此,20 世纪前五十年的获奖项目多集中在传染病、维生素缺乏症防治等临床医学的技术与手段的革新和发现方面,后五十年则转向基础医学、遗传学、生物学的探索性研究方面,这标志着医学的触角由表层技术向探索生命图景的层面掘进。1953 年 DNA 双螺旋结构的发现,为遗传载体分子的构型细节提供了理解的可能性,标志着分子生物学的诞生;四十年后,克隆技术培育了第一头克隆哺乳动物"多莉"羊,同时还开辟了解决器官移植排斥的新途径。但最初的研究动机并不是解决临床问题,而是出于生命图景神秘性的诱惑。

　　20 世纪的医学史是多线索递进的,若就人类与传染病的抗争而言,起于 1890 年血清抗毒素的发现与运用,第一回合止于 1979 年天花的灭绝(新世纪里 SARS 与禽流感的肆虐大概算得上第二回合的较量了)。若就分子生物学的周期性成就而言,起于 DNA 双螺旋结构的发现,与其说止于 1997 年"多莉"羊的诞生,不如说学术圈更愿意确定为 1999 年人类基因组计划的完成及对第 22 对染色体基因密码的破译。这样一来,20 世纪医学的统一图景似乎很难状绘,各个学科分支、各个临床专科的医学家们在一起谈论医学史时常常会有恍若隔世的感觉,如果不标定是"哪一门子医学史"几乎无法开口说话。随着现代理、化学科及最新信息技术的大量引进,在医学研究的前沿阵地与加冕台上站立着许多非医学专家。如1969年诺贝尔生理学或医学奖得主之一的卢里亚,虽然早年曾受过医学教育,但一直对以医生为职业兴味索然,转而迷恋物理学的探索,其获奖成果聚焦于边缘的生物物理及跨学科的放射学领域。1979年的获奖者之一是一位纯粹的物理学家,叫柯马克(A. Comack),他因为一次偶然的兴致闯入医用X射线研究领域,继而登堂入室,蟾宫折桂;另一位获奖者是计算机专家洪斯菲尔德(N. Hounsfield),他在与柯马克没有联系的情况下,完成了计算机X射线断层扫描仪(CT)的设计。总之,在20世纪下半叶,诺贝尔生理学或医学奖落入非医学专家囊中已不是什么新鲜事了,这种情形在物理学、化学奖项的颁发史上是不多见的。这表明20世纪的医学是一条神秘的峡谷,其知识领域与价值格局是多元的、多义的、复合的。于是,刘易斯·托马斯索性把医学这门古老的技艺定义为"最年轻的科学"。其实,托马斯所讲的"年轻"倒不是指医学幼稚,而是指它是一门关于人类生命与疾苦的复杂的学科,其知识与价值体系显现出多元杂合的特征,许多内容与经典科学的轨范和取向有别。另一位医学哲学家穆森(R. Munson)干脆断言医学不可能成为一门严格意义上的科学,尽管其知识构成部分可能是科学的,但作为一门学科却不能还原为科学。这是一个哲学范畴的命题,它蕴含着一个颇为终极的人类理解,即流行的还原论研究旨向和技术装备的机械之手、电子之眼无法真正抵达生命的认识彼岸,更谈不上完全控制它。也许,生命的机体或人的某一个体可以被分析、被控制,但生命和人最终是不受控制的,也是无法完全被分析的。

尽管如此,我们依然可以循着诺贝尔生理学或医学获奖者的名录梳理一下 20 世纪的重大事件。

毫无疑问,在 20 世纪,医学进步所挽救的生命比以往任何一个世纪都要多。首先是磺胺药物与青霉素的发明,使得以往通常不治的肺炎、脑膜炎等感染性疾病得到有效的控制。20 世纪中期以前,被称为"白色瘟疫"的结核病是最常见的死因,随着卡介苗与链霉素的广泛运用,结核病的死亡率大幅下降。人体代谢中维生素、微量元素、必需氨基酸等营养药物的发现与合成,导致营养缺乏症的根本性改观。疫苗的研制推广成就了人类消灭天花的壮举,脊髓灰质炎的控制也指日可待。可的松类糖皮质激素的发明,增加了对免疫系统疾病的介入手段和药物。通过解决排异问题,研制、使用免疫抑制剂,为移植外科开拓了宽广的领域。1944 年,对出生时患先天性心脏病的"蓝婴"成功地实施外科手术,是心脏外科发展的里程碑;50年代的心脏直视手术;60 年代的冠状动脉旁路和心脏移植手术,充分显示了外科技术的突飞猛进。在过去的一百多年里,外科技术的发展是"质"的进步:20 世纪初,外科手术基本上是缝合与摘除;而当下已经转变为微创、精确的修复和无休止的器官替代,移植区位从肝肾到心肺,继而问鼎大脑,进入中枢(神灵)禁区。

与理化新技术的高度融合使得医学装备大大改观。电子显微镜、纤维内窥镜、计算机断层扫描及摄影(CT)、正电子摄影(PET)、磁共振成像(MRI)、激光、示踪仪以及超声诊断仪等,都使得诊断学发生了革命性的变化。人工呼吸机、肾透析机、心肺机、ICU 系统设备等,给现代临床治疗学注入全新的理念与技术,也为过度技术化、过度商业化埋下伏笔。DNA 双螺旋结构之后,遗传学、分子生物学突飞猛进,遗传监测与遗传工程取得长足的进步,遗传性疾病与疾病的遗传性成因为人类疾病谱系的廓清贡献良多,基因治疗更是打开了一扇病因性治疗的大门。而过去我们的临床医学(除了传染病、感染性疾病之外）基本上没有进入病因治疗的阶段，只是在症状学处理与发病学治疗的层面上苦苦探索。

2000 年 6 月 26 日，英美两国首脑召开联合记者招待会，宣布人类基因组工作框架图完成，基因治疗的概念被引入临床治疗。随着 CRISPR 基因编辑技术的普及，疾病的基因干预已不可避免。与其他基因工程技术相比，CRISPR（亦称 CRISPR-Cas9）技术更加精确，且价格低廉易于应用，功能极其强大。于 20 世纪 90 年代早期被发现并在七年后首次用于生化实验，如今 CRISPR 已经迅速成为人类生物学、农业和微生物学等领域中最受欢迎的基因编辑工具。但是基因编辑的伦理困境却愈加突出，人类基因编辑的道德正当性、正义性及其与人性尊严、人类命运的关系成为非技术难题，引发全社会的热议。

医学的进步从根本上讲是一项成功的社会工程，公众健康意识得到强化，对生命的珍爱与敬畏提升，政府与社会对卫生事业的投入加大。在欧美等发达国家，超过 10% 的 GDP 资源与大量的私人财富投入到卫生保健项目之中。国际的合作，世界卫生组织的战略规划与全球资源的协作都是 20 世纪医学图景中的亮点。

很显然，要读懂 20 世纪的医学史，不能只有"百灵鸟"嗓子，只会引颈高歌，还要有"猫头鹰"的睿目，从成就史中啄出空洞来。首先必须划定价值坐标。美国健康社会学家沃林斯基（F. D. Worinsky）曾经试图把 20 世纪的医学史描述成一部医学范畴史，即过程的医学与本质的医学，构件（局部）的医学与系统的医学，个体的医学与群体的医学，唯科学、唯技术的医学与人性至上的（思辨）的医学，躯体研究水准的医学与脑（心灵）研究水准的医学，生物的医学与生命的医学，关于疾病的医学与关于病人的医学，知识的医学与制度的医学、学术的医学与产业的医学等，从中洞悉医学的外在冲突与内在张力。经过这么一番哲学范畴的理性拷打,沃林斯基的结论是:"20世纪的医学是科学的碎片或方法的精致产物,孕育着巨大的困境。"诺贝尔生理学或医学奖得主卢里亚也不无讥讽地描述了医学所面对的"老虎机与破试管"的尴尬:消耗了巨大社会资财(老虎机),却只提供一些支离的生命图景(破试管)。更多的诘难来自医学中的问题,以及社会批评的开放,例如"反应停"(Thalidomide,沙利度胺,一种抗妊娠反应药)事件引发的对药物致畸的抗议,对院内感染等医源性疾病增加的不满,对恶性肿瘤、精神分裂症、老年性痴呆等疾病治疗进展缓慢的失望与无望,对遗传工程和生物技术高速发展可能出现的伦理危机的恐惧的日益增长,对医疗保健制度、支付制度及卫生资源分配不公的愤怒与批判。对高技术诊疗代价的焦虑与日俱增,即使在富裕国家,贫困人口依然得不到适宜的医疗服务;在发展中国家,由于自身政治、经济的混乱与落后,也缺乏必要的国际援助,疟疾、热带病仍在肆虐,艾滋病的流行更是几乎摧毁了人们对战胜传染病的信念。这些问题如果长期持续下去,必将颠覆现代医学的价值与目标。

也许,现代医学真的需要一次大的冲击,需要重新定义其目的和价值。在过去的数千年里,医学显得太微不足道了,人们不时地嘲笑它的落后与低能。在过去的一百多年里,医学开始"扬眉吐气",建立了十足的权威,但是,它的目标变得模糊,授权开始混乱,人们有理由诘问:医学的目的究竟是什么? 它应该在哪里停止? 它的责任是在任何情况下都尽可能地维持生命、拒绝死亡吗? 或者说它是一门纯粹的服务产业,去满足顾客完成支付之后提出的任何保健与医疗诉求(生活的医学化)? 在一般情况下,这些问题大部分都可以用理性的、良知的、伦理的、人道的原则给予回答。但在世界的范围内,在时代的潮流中,谁能驾驭医学目的的趋势与方向? 谁能唤起医学新的理想与使命？沃林斯基等健康社会学背景的学者深深地忧虑着，即使是技术背景却富有哲学洞察力的专家卢里亚、托马斯等人也不无担忧。因为，当下医学的缰绳正掌握在执着地发展医学的技术潜力的知识精英手中，他们热衷于谋划"能做的"和"将做的"一桩桩惊天动地的技术突破，很少考虑自身的目的与价值，考虑技术与人性的张力，关注"人的医学"。最终，"病人"被当成"病器"，被客体化、对象化，接受修理、调控、再造或局部替代。

最具讽刺意义的是，人类越健康，越渴求医学。人们已经将获得医学服务视为一种政治权利、社会福利和个人福祉。市场机制的加入，医学界、医药产业集团、媒体的商业驱动以及病人主体祛病、保健意识的结合，形成巨大的医疗动力，扩大了可治疗疾病的诊疗范围。病人、亚健康人群都挤在医院里，或奔忙在去医院的路上，他们必须面对越来越多似是而非的实验室检查，然后接受广泛而昂贵的治疗。各种公开的秘密的医药利益集团制造出美妙的健康允诺，去诱导过度的医疗消费，扩容既成地盘，开辟新的医疗、保健市场，创造新的经营业绩。但是，站在社会公正和谐的角度看问题，这是一桩需要认真"审计"的市场交易。它不仅仅造成社会财富的畸形配置，也助长了技术主义观念的恶性膨胀。

最后，我们应该审视一下"20 世纪医学"的概念本身。"20 世纪医学"有一个别称，即公众经常念叨的"现代医学"。它的知识形态是近百年的，它的影响范围是世界性的，更准确的表述是"当代的、世界的医学理论与技术体系"。其实，它也不是从天上掉下来的，其源流与主体是西方的，是"西方医学"的当代性呈现。对许多国家与民族来讲，它都是一件"舶来品"。如今，舍去地域性（西方），改用时间性（20 世纪）来指称当代医学，回避了引进国由文化、技术西化所带来的价值自卑，也割裂了医学与本土文化的鱼水关系，播下了技术时代工具理性的深深缺憾。

西方医学作为一种区域医学，是区域文化土壤里生长的技术之花，具备极其深刻、丰富的人文传统。这一传统的根脉有三支——哲学传统、基督教传统、法理学传统，具体表现为人道主义立场、有机论立场、生态学眼光、博物学情怀、天赋权利意识等。这些观念和意识都与西方医学的知识与行为规范血脉相连，西格里斯（H. E. Sigerist）有一个十分恰当的表述——"文化画布上的医学风景画"。而现代医学的传播却是取走了"风景画"，遗弃了"画布"，人文"贫血"也就在意料之中了。更复杂的问题是与中国这样具有悠久历史文化国家的"宣纸"的对接，譬如"天人相应"哲学、"慈爱护生"的泛宗教意识，都是当代医学应该汲取的精神资源。

穿行于20世纪的现当代医学，必定要容涵物理学范式与生物学范式的冲突与张力。20世纪是物理学范式强势表现的时代：一是学科强势与知识强势。两百多年来，科学史的风骚多为物理学家所独占，从牛顿到爱因斯坦、波尔、费米，都是改写历史的人，他们的研究科目与价值被高度地社会化，成为科学时代的一种时尚，他们自身于是成为英雄。他们的学术与思想深深地映照在其他学科的天空上。二是物理学革命带来的技术强势。20世纪飞速进步的声光电磁技术不仅给百姓生活带来巨变，也装备了整个科技界，医学成为受惠最多的学科，诸多医学发明与发现都得益于物理技术的引入，由此带来了生命研究的唯物论、还原论、机械论思维。但是，医学研究的质料毕竟不是"物"，生命可以分割、还原成"物"，但不能等同于"物"，尤其是整体、活体状态下的研究。当然，对于现代医学的研究者而言，当务之急不是物理学范式与生物学范式争个高低，而是两者之间的协调与共轭。

更应该树立的研究坐标是人的医学，或者换言之——"医学即人学"。人作为生命形式的最高表现，其研究不仅是超越物理学（机械论、齐一行）的，甚至也是超越微观、中观的生物学的。它一方面向着生态学系统（宏观生物学）延伸，即从生命与环境的共生与进化关系中把握其多样性、或然性、偶在性。另一方面向着社会、心理、行为系统（复杂性、综合性）延伸。人是万物之灵，人的生命图景与疾病奥秘总是疑团滚滚，就像SARS的来去，其中蕴含着被敬畏、被探索的永恒之谜。

因此，现代医学的研究必须坚持三个向度的递进与和谐，唯有这样，才能推动人文主义价值与理想在医学研究、实践中的逐步复归，使之在现代医学（科学建构、技术进步）的历史与思想演进中保持必要的"张力"，为今后的医学发展开辟正确的航道。

二　思想史视野中的 DNA 发现

古往今来，医学史上许多壮丽的丰碑不仅是技术的辉煌，还是思想史的楼梯口，循此上行，可以抵达学科发展的新的认知高度。1953年的 DNA 双螺旋结构的发现就是这样一个精神"事件"。它提示我们这一代人：必须穿越生物学实验探究其另一面——思想实验的创新价值；应该重新梳理并审定现代物理学对生命科学的技术和思维引领作用；可以大胆预测还原论在 DNA 之后的价值终结，从而开启新一轮医学方法论的探索与创新。

1953 年沃森（J. Watson）、克里克（F. Crick）对 DNA 双螺旋结构的发现无疑是当代医学史上划时代的重大事件，其意义不仅仅是开启了基因研究的结构性空间，锁定了一段时期里生命科学的研究旨向，而且为基础医学研究开拓了一块巨大的作业面，造就了一代由基因技术探索人类遗传奥秘、疾病本质的技术英雄，而且也引发人们对医学思想史基本命题与范畴进行深入的思考。这种思考有助于改变人们对医学发现过分平面化的认知与理解。这一发现留给现代医学思考的主题很多,而思想史意义上的启示更为深刻:

1. 生物学实验与思想实验

1946 年,暮年的爱因斯坦在谈及马赫(E. Mach)的《力学史》时指出,科学思想本质上是构造的和思辨的(二元)性质。他还批评了马赫:"正是在理论的构造的—思辨的特征赤裸裸地表现出来的那些地方,他却指责了理论,比如在原子运动论中就是这样。"在生物与医学实验研究领域里,与原子运动模型相仿的认知模型要算 DNA 的双螺旋模型了,它不同于疾病的动物模型,后者属于完全客观镜像中的、彻底摒弃思辨的,实证的或者循证的,具象的或者具体的,繁复的而非简约的建构体,作为实验研究对象,是"一元论"的,缺乏人文、思辨,甚至排斥人文、思辨的介入。尽管这种介入在早期(假说形成阶段)是十分有益的,爱因斯坦称之为"思想实验",而并非一定就会遁入哲学上的"唯心主义"迷途,但是,生物学实验圈的价值板结却一直未能跳出"一元论"的束缚。沃森-克里克 DNA 双螺旋模型的天才发现(以推导解决了化学链的匹配与缠绕路径问题),被公认为揭示自然奥秘的成果(如今看来是粗糙的,许多细节是后来补充的,但基本结构与特征仍是无可置疑的),是"自达尔文的书问世以来生物学领域中最轰动的成就"。这应该给死守"一元论"的人们以警醒,生命现象的研究者不应该仅仅是实验室里生命图景忠实的观察者与记录者,而应该借助人类思辨与智慧的魅力实现创造性的观察、记录与解释,在主、客观两个实验室里同时向科学的深处掘进。

从 DNA 双螺旋模型首次发表迄今已近七十年了,当年其荣膺诺贝尔奖的喜悦与辉煌也化作了历史的丰碑。今天,我们回首历史,不必再沉浸到加冕与狂欢的现场之中,去回味往昔的兴奋,而应该潜入思想史的精神隧道,开掘出对未来富有启迪的认知"天窗"来。这对于今天的人们来说,是另一次未完结的"思想实验",一次新的"精神长跑"。在既往满是荣誉星光的天穹捅出一个"天窗"来,是需要批评的勇气的,需要有"坚不可摧的怀疑态度和独立性",包括对 DNA 双螺旋模型细节与方向的批评和自我批评。在沃森的自述《双螺旋:发现 DNA 结构的个人经历》一书的导言中,史蒂文·琼斯(S. Jones)不无尖刻地写道:"该书从遗传的构成上推导遗传的机制,它的基础是理论,而不是实践,是物理,而不是化学(仅仅是化学也是不够的)。曾几何时,遗传学本身的确有变成数学的一个分支的危险。现代统计学主要是在分析杂交试验中发展的,到了沃森和克里克时代,遗传学的一个分支——群体遗传学已经退化到单纯追求精致的地步,而根本不接触实验。"在 1953 年的一次关于 DNA 结构的学术会议上,沃森再一次感受到他的竞争对手莱纳斯·鲍林(L. Pauling)有着超乎自己的化学直觉。在这次会上,鲍林提出了一个重要观点:DNA 的鸟嘌呤(G)和胞嘧啶(C)碱基对是由三个氢键结合在一起的——比克里克与沃森在那篇最早的 *NATURE* 论文中提出的要多一个。那时,他们并不知道鸟嘌呤的精确结构,认为第三个氢键也许比前两个要弱很多,因而将其剔除了。后来的实验显示出富含 GC 的 DNA 样品的热稳定性很高。在 DNA 双螺旋结构被发现的六十多年间,这类不断纠错与提升的案例太多了,许多是竞争对手间的"竞合"提升。DNA 双螺旋的发现史,未能脱开"竞争""征服""加冕""狂欢"的科学正剧模式,但它的续篇却是"峰回路转",充满了科学英雄征服后的忐忑、加冕后的窘迫、狂欢后的苦闷,这也说明科学的探索是无限延续的,不像珠峰登顶一样,征服尔后折返。我们要永远怀有一份敬畏之心、开放之心、谦逊之心,去恭身面对全新的自然奥秘。

2. 现代物理学对生命科学的引领效应

　　DNA 双螺旋结构的实证论据来自于弗兰克林（R. Rranklin）和威尔金斯（M. Wilkins）的 X 射线衍射图。主要研究者克里克早年在伦敦大学学习物理学，二战期间在英国海军部供职，曾对战时雷达性能的改进做出过重要贡献，战后在薛定谔《生命是什么》一书的感召下转向生命科学的研究。沃森虽然早年学习动物学，但治学上喜欢左顾右盼，打斜井，对物理学有所旁及，进入 DNA 研究后还临时抱佛脚读了一本有关 X 射线衍射的教科书，具备看懂 X 射线衍射图的理论基础。他拿的是美国的奖学金，却待在哥本哈根的赫尔曼研究所攻生物化学，中途又转至剑桥佩鲁兹实验室从事 X 射线衍射晶体学方面的研究。他的师友与同事中，能开列出一打著名的物理学家名单，其中不乏物理学诺贝尔奖得主，如英国物理学家劳伦斯·布拉格（W. Bragg，1915 年获奖）、德国理论物理学家马克斯·德尔布吕克（M. Delbrük，1969 年获奖），创立 DNA 测序方法的美国物理学家沃尔特·吉尔伯特（W. Gilbert）。因此，DNA 双螺旋结构的发现和完善与其说是生命科学的突破，不如说是生物学与物理学、物理技术的共同突破，因为在这场发现与发明的探索历程中，物理学、物理学家、物理技术是重要的、不可或缺的参与者，关键技术的发明者。这不同于一般意义上的多学科知识杂合，而必须要承认物理技术在技术突破中的"扳机"效应与"拐杖"价值，它们作为技术的"钢筋"而非"水泥"存在于探索过程之中。生命科学不仅整合了这些理论、技术与人才资源，很显然还对其具有技术依赖意义、模型示范意义、研究类型意义，而且其对生命科学不只是技术引领，还有思维认知的引领。毋庸讳言，生命科学的理论研究的成熟度远不如物理学，譬如格里菲斯的基因复制理论认为,基因复制需要一个补体(负本),其形状和原体(正本)表面上吻合,就像锁—钥关系,是一种典型的机械模型。这种互补体合成的基因复制机理直接影响到沃森-克里克 DNA 双螺旋模型的碱基排序、配对及分子间引力的计算。

回顾现代医学史,以物理技术(声光电磁)的渗入为标志,现代医学已经不再仅是职业医师与医学家的医学了,而成为多学科精英们探究生命现象与本质的科学竞技场。如前所述,20 世纪下半叶的诺贝尔生理学或医学奖多次落入非医学专家囊中,是技术力量的过于强大,还是医学思维的相对纤弱?

3. 有机生命与无机物质的拐点何在?

史蒂文·琼斯曾无限感慨地说:达尔文将人类从顶端处拉了下来,DNA 将人类的面孔碾碎成生物学意义上的浆汁。这个过程不过一百年光景。如今,从宇宙、生物圈、动物王国、植物王国,到人类的层析式认知,躯体、器官、组织、细胞、亚细胞、DNA、基因片段,还原论的洋葱皮已经剥到"芯"了,有机生命与无机物质的分水岭就在眼前,从生物碱基转变成有生命表达的基因片段,DNA 的合成与复制标示了生命的拐点所在,随后也迎来克隆技术的诞生。尽管人们可以希冀基因技术带来医学革命,通过替代有缺陷的、危险的 DNA 能够治愈人类的遗传病,延缓衰老,对抗癌症、糖尿病等,但是基因技术也把人们拖入由克隆人带来的恐惧之中,基因工厂、基因工程除了给人类造福之外,还将给人类带来何种危险与灾难,不得而知。基因密码的"黑匣子"背后已经不仅仅只是技术命题与技术纠错了,它涉及社会、心理、伦理乃至政治、历史、文化传统的诸多冲突与失重,人类将面临由基因再造引发的社会心理、伦理再造乃至文化再造。这是新技术的魅力,也是新技术的魔力。科学是一把双刃剑,在 20 世纪,核技术的应用已经敲响了警钟,基因技术也应该在飞速发展中寻求安妥与平衡。

无疑,DNA 双螺旋结构的发现以及随后的基因突破已经抵达到有机生命与无机物质的拐点,或许这可能算是还原论盛行两百多年来价值向度与惯性上的最后一次辉煌了。还原论在生命科学领域里所承担的认识掘进的使命大致已经终结,就像当年恩格斯在他的《自然辩证法》一书中所预言的那样,科学必然从分析时代走向综合时代。还原论作为分析时代的"柳叶刀",刀尖已经刺到骨膜了。下一刀该往哪里扎? 是否该回腕旁出了? 在我看来,生命科学的下一个攻坚堡垒应该是脑科学的玄秘,所谓智者通玄,如意识的形成,情感的演化,神经—内分泌、皮层—躯体、生物—心理—行为—社会的多元整合与系统协同机制等,大概探索的路途不会像还原论者抄一把快刀顺势剥"洋葱皮"那般轻松熟练吧。

三 "人文解剖学"视野中的创伤与干预

很显然,"人文解剖学"是一个杜撰,医科大学的课程表上找不到,教授们的备课本中也不会写,其实,它不过是一个理性批评向度的预设,一份面对冲突的建设性安排,目的是推动医学的进步。对于成熟的医学与睿智的医生来说,职业生活中应该怀揣两把"柳叶刀",一把在手中,游刃于生物学意义的生命躯体之上,一把在心中,游刃于思想史意义的医学体系之上,引入哲学审视,引出人文反思。这是医学在人类知性上拔高的标志,也是一种连环递进的学术生态,有如山野中动物群落常见的险象——"螳螂捕蝉,黄雀在后"。可惜,在医学的原野上,难以见到"黄雀"的身影。当我们面对无所不在的医学创伤和医疗干预时,往往愈加体会到医学中的哲学贫困与人文失血。

我们完全可以用"天经地义"来拒绝非技术批评与反思，来驱赶思想的"黄雀"。一部医学史，就是人类学习、应用各种干预手段（包括创伤）应对疾病的历史。在漫长的历史长河里，生物与医学知识的缺乏、工程与技术的水准低下导致医疗干预的盲目与野蛮，譬如消毒、麻醉术完善之前的外科学与手术操作，与剃头匠的工作、境遇没有什么差别。同样，金鸡纳发现之前的疟疾治疗，抗生素发明之前的感染性、传染性疾病的处置，几乎都是盲人摸象。但是，晚近的一百余年，现代医学发生了翻天覆地的变化。

如果我们以伦琴（W. Röntgen）发现 X 射线并运用于医学临床为新起点，或者以诺贝尔生理学或医学奖的颁发作为医学新纪元的标志，现代医学过去的一百多年是硕果累累的一百多年，同时也是人类征服欲在胜利中过度高涨的一百多年，是医疗技术卓越提升，同时也是技术干预高度泛化的一百多年。如今，"征服疾病"已成为大众媒体的公共词汇，面对各种传染性疾病，人们常常以"征服病魔"来把各类病菌妖魔化，使得"战争模型"的医疗观大行其道。典型案例除了传染病的防治之外，还有恶性肿瘤的放疗与化疗。依照这种医疗观，医院是战场，诊疗室、手术室是战壕，药片、刀片（柳叶刀）是武器，战绩便是对躯体中"异己"的杀戮。随后，人工器官技术的成熟与外科技术的完美结合，丰富了我们的医疗选择，但也引出一种新的过度干预模型，一种新的医疗思维，即"替代模型"与"替代思维"，并由此改变着过去的"修复模型"与"修复思维"。面对机器，也许可以迅速做出价值判断，但面对人的躯体、人的疾病，价值判断就复杂得多，可以说，从"修复"到"替代"，既是一种"进步"（逻辑递进），也是一种"颠覆"（过度干预）。也许，在许多坚持单向度的医学发展论的人看来，干预有理，创伤合理，而且永远有理，永远合理。在通常的医学技术词典里（这通常是缺乏医学人文审视之地），疾病通过医生的医疗干预而痊愈、康复（无须计较程度），病人正是通过医生的干预才获得躯体的新生，应该心存感激（无论他们以什么方式干预），医生通过技术干预而获得学术成就，取得发明与发现，推动医学的进步（干预越多，成绩越大，进步越大）。随着医学人文思想的逐步觉醒，人文解剖学（刀）的引入，人们的认识与思维态度开始发生变化，开始对医疗干预，尤其是创伤干预的定义、权利、边界进行反思，有人批评，也有人辩护。也许，不管结论如何，我们都应该庆幸，因为思想的"黄雀"飞回来了。

辩护一方的意见依然最为强大，其理论依据主要有以下几条：

1. 天然论。人类作为自然界的一部分，无时不在地与环境的其他物种发生关系，医疗干预就是一种环境给予的关系。因此，无论是有目的或无目的、有意识或无意识、有理或无理的干预与被干预，包括为干预所支付的代价（服从一种自然选择的几率）都是人类的存在形式，是十分平常的"医疗事件""技术事件"，不应该转移为"人文事件"或"媒介事件"。

2. 代价论。有如佛学教义中宣讲的"舍得"，求其"得"，必有所"舍"。凡事都必须承担牺牲，支付代价。因此，病人求医，就要出让"干预权"，就要忍受"创伤"和"痛苦"。

3. 目的优越（高尚）论。医学干预通常出于崇高的科学与技术目的，比如"拯救"，比如"探索"，即使发生干预过度，甚或误伤，都应该免于问责，也无须自责。

基于临床问题的批评越来越尖锐，但大多处于低水平的被动式批评，缺乏主动的、全面的解决方案。有些问题属于"洋问题"，譬如生殖技术对人类生殖的过度干预，克隆技术的失控与克隆人的生物学地位，伦理学前景的负性评价。对于典型的"中国式问题"，似乎还缺乏系统调查和分析,当下较为聚焦的点在抗生素的滥用,机器的滥用与过度诊断、过度用药,手术安排上的炫耀性干预,如放弃内科疗法,滥用外科处置,小病大术。

反思的声音也主要来自人文领域,主要观点有:

1. 人本论。疾病是人的疾病,对于作为疾病主体的生命与人,不仅要关注其生物学属性的需求,还应该眷顾其社会、心理、文化属性的需求。医学服务于人,人的尊严应该得到尊重,医疗干预作为一种对人的躯体与精神权利的侵犯,必须有权利的限定和边界。

2. 适度论。在医疗过程中,技术干预、诊疗创伤是"必需"的,但绝不是"必然"的节目,完整的表述应该是:或然的、可控制的、可选择的、可协商的、可优化的、可评估的医疗行为。因此,完全可以设定"技术干预的边界"与"优化方案"。应该坚持理性的选择,克服盲目性、随机性,力求以最小的干预和创伤,取得最优的疗效。

对于"过度干预"的因果分析也归于反思的范畴,在当下的医疗体制中,推动医疗干预朝着过度化方向演进的"引擎"有二:一是"技术驱动",一是"消费驱动"。在这背后,涌动着两股强大的社会思潮:一是"技术崇拜"(在医学领域里常常表现为机器崇拜),它是我们这个时代技术主义的表征;二是"消费主义"(以消费水准、程度来界定成功与价值)。这两种思潮正在形成合流与合谋。而制约医疗干预过度化的"刹车"还不够强大,如医学伦理学、病人权利运动,还有基督教的宗教力量。在西方,这些"刹车"起到了一些作用,能够相对有效地制约技术主义的盛行与消费主义的猖獗,使社会对医学的服务价值期盼朝着"适宜技术""适宜消费"的方向发展。但在我国,这套"刹车"还在研究开发之中,还没有发生系统效应。因此,技术与药物滥用、支付陷阱,卫生资源告急(一方面极度短缺,一方面极度浪费),医患冲突频发,恶性事件增多,已经演化成较为严重的社会问题。

近年来兴起的微创医学，为医学生活中对"过度干预"与"过度创伤"命题的反思与对一种基于理性建构的全面解决方案的探求带来一股清风。其一，它把"微创"作为医疗干预的一个预设前提，同时也将"微创"作为医疗服务的一个预设标准，体现了对人的综合属性的全面关注，体现了对技术主义与消费主义的自觉抵制。其二，在理论医学层面，微创医学的价值实现了病与人、主体与客体、医者与患者、征服与敬畏、拯救与危害、目的与手段、自由与束缚、贪婪与节制的平衡与张力。其三，微创医学在价值拓展方面表现出很大的开放性，体现了人文主义的医学关怀，打通了医学与人文学科的关系，使得历史、哲学、社会、心理、宗教、伦理、经济、法律更加贴近医学，成为医学发展的人文驱动，从而使得医学成为真正的"人学"。

由微创医学的启示，我们联想到：现代医学的发展犹如巨轮起航，需要有高高的桅杆；在那高高的桅杆上，应该高悬两盏"灯"，一盏是职业的、技术的明灯，另一盏是人文主义的明灯。也就是说，医学发展不仅要有不断攀升的技术目标，还应该志存高远，建立崇高的人文理想（为社会提供全面的、人性化的综合医学服务）。两盏灯都亮着，我们的航程才会更加壮阔多彩。

四　听诊器的末路

听诊器与白大褂一道，曾经是、如今依然是医生的职业标志。这个发明于 1819 年的医疗器械，算得上是一件有历史沧桑感的现代诊疗工具了。雷奈克（Laennec）最初的发明灵感来自于卷个纸筒听胎音，逐渐发展成今天这样模仿耳膜震动，传递病人躯体局部声音，以分辨病理变化的诊察方法与专门工具。两百多年来，就是这么一件由三根乳胶管连接两端听筒的简单器械，不仅帮助医生诊察心肺及内腔的疾病信号，也将医生与病人的关系拉得更近。很长一段时间里，听心肺成为物理诊断的常规。一个反映医疗关怀与医患融洽关系的标志性动作是冬日里医生刻意用手搓热听筒才深进病友的前胸。因此，在医学人文的视野中，听诊器是机器时代最后一件有情之物。可惜，就是这样一件温暖医患关系的器械，其应用功能近年来大打折扣，许多佩带它的医学生们已经不会熟练使用听诊器了，而逐步转向依赖高科技同时也是高成本的 CT 机。以至于美国费城的医学教授巴雷特（Barrett）专门制作了一张模拟六种心脏疾病的异常声音的 CD，分发给医学生，学生们传输到自己的苹果 iPod 上，在经过两小时及多达 3000 次的听觉训练之后，他们借助听诊器诊断心脏疾病的能力大大提高，病理性杂音的辨别率由 30% 提高到 80%，真是够神奇的了。这是来自美国《时代》周刊的报道。

巴雷特教授的努力固然值得钦佩，但已经很难挽回听诊器临床应用的颓势，因为，有一只看不见的手在使劲拖拽着医生们，让他们冷落这件没有多少现实收益的工具。不过，这也激起了人们对机器过度替代以及技术主义蚕食医疗全过程的警惕。如果有一天，挂在医生脖子上的听诊器都要成为一件可有可无的职业道具，那么，医学就不再是一门手艺，而彻底工艺化、机器化了，结果不仅仅是医疗账单上数字的飙升，也将彻底改变医生临床思维与疾病体验的径路——无须视触叩听，无须坚守现场采集原始的病况信息。这意味着医生们集体脱离"现场"，将会成为现代医学异化的拐点。

在经验医学时代，医生针对病人躯体的实时接触性诊察几乎是唯一的探查方法，西医讲"视触叩听"，中医讲"望闻问切"，基本上都是凭着医生的感官敏锐与现场技能来驾驭。当时的临床诊断模式几乎是"一个人的诊断学"，诊察（多方采集资料）与诊断（分析资料，得出结论）系于接诊大夫一人身上。这种模式问题也不少，譬如说某大夫老眼昏花，耳闭重听，或职业训练不足，经验贫乏，岂不耽误大事？再说全凭个体的感官去体察，客观性也会大打折扣。因此，实验医学的进步表现在诊断学上的意义是革命性的：一是用声光电磁等新技术大大延长了个体感官的精度与深度；二是出现"一群人的诊断学"，分工更加精细，指标体系愈加庞大，收集资料、整理资料、综合判断的职能与流程也逐渐离散开来，不仅带来信息、知识、技术的分割，也带来非知识因素（如诊疗流程中情感认知、人文关怀）的断裂。也许，面对一系列技术成果与"进步"趋势造就的过程"分隔"，医患双方都没有意识到什么不正常。这里隐含着一个超越诊断学的命题：我们更应该相信"人"的感官还是"机器"的探头？从获得临床指标的客观、精准程度而言，机器常常要比人的得分高，于是，没有更多的人文、哲学审视与反思，人与机器很快达成妥协，以机器的判断为准、为先。传统的"人的诊断学"演变成了现代的"机器诊断学"，人的感官，包括以听诊器为标志的相对简单的辅助诊断器械必然会日益淡出诊断学领域。就像旧时宫廷里屈从于"男女授受不亲"伦理戒律的"吊线诊脉"，医生离开了疾病现场。不过，这一次的理由是技术指标至上的专业信条与傲慢，再加上消费主义的贪婪在默默蛊惑。在技术主义与消费主义的双重压迫下，听诊器在苦苦地"挣扎"，这也引发医学人文角度的反思。

毫无疑问，在现代医学的价值映照下，听诊器现场价值的彻底"复归"与技术功能的全面"复辟"看来有些困难，巴雷特教授的努力说不准还会被人扣上"守旧"的大帽子。其实，在这份"守旧"的背后，有着人文主义的基本立场。在医学人文看来，诊疗过程不仅仅是一个技术处置的过程，也是一个医患之间相互认识、理解、交流的仪式。听诊器的出场不仅有技术诊察的意义，还兼具人文慰藉的意义：

医生的耳朵、病人的心肺,聆听的是病人躯体的"倾诉";如果把探头连接到冷冰冰的编号的机器上,诊疗过程将失去莫名的"温暖"。即使是综合各种技术指标来做判断,也不应该完全放弃听诊器与大体诊断学的诸多手艺。在地域广袤、人口稠密的乡村,适宜技术与适宜消费也是留住听诊器的绝好理由。

主要参考文献

1.〔美〕罗伊·波特等编著:《剑桥医学史》,张大庆等译,长春:吉林人民出版社,2000 年。

2.〔美〕尼尔·波斯曼:《技术垄断:文化向技术投降》,何道宽译,北京:北京大学出版社,2007 年。

3.〔美〕詹姆斯·沃森:《双螺旋:发现 DNA 结构的个人经历》,田洺译,北京:生活·读书·新知三联书店,2001 年。

4.〔英〕卡尔·波普尔:《20 世纪的教训:卡尔·波普尔访谈演讲录》,王凌霄译,桂林:广西师范大学出版,2004 年。

5.〔英〕约翰·苏尔斯顿、乔治娜·费里:《生命的线索》,杨焕明等译,北京:中信出版社,2004 年。

第十三讲

传统医学的现代出路

　　回顾和反思 20 世纪中医发展的风雨历程,不难发现,中医发展一直笼罩在科学主义的阴影中,并在不懈地追求医学一元主义的理想目标。科学主义视科学(现代科学)为最高的价值标准,用这种标准来理解、评价和发展中医,其结果必然将中医视为"非科学",而一切非科学的东西在科学主义的视野里是应被废除或改造的,于是便有了"废止中医""废医存药""中医科学化"等口号和主张,中医至今仍没有摆脱被质疑和被改造的尴尬境地。医学一元主义与科学主义具有内在互补性,构成了 20 世纪中国医学的一个主旋律。医学一元主义认为"天下事物只有一个真理",各种医学体系的并存是暂时的,必将像其他传统自然科学一样,百川归海,最终走向统一。医学一元主义追求的是"归于一尊",而科学主义则指明归之于科学。20世纪中医发展的种种思潮,无论是"中西医会通"的实践,"废止中医"的尝试,还是中西医结合运动的开展,甚至是中医现代化的努力,尽管各种主张和口号有所不同,但追求的理想目标却倾向一致,即创立一种统一的、一元化的现代新医学。从实践结果来看,与实现一元化的医学理想目标尚有很大的距离:"中西医会通"结果是"会而未通","废止中医"以失败而告终,"中西医结合"目前还处于"结而未合"的状态,中医现代化道路困难重重。

在21世纪,中医要摆脱20世纪的困境,就必须走出科学主义的阴影和医学一元主义的认识误区,重新转换视域,更新思维,确立医学多元主义的理念,从多元性的视角重新认识和发展中医。

一 "五四"与中医学

一百多年前的"五四",并非一场医学领域里的精神革命,却是一场与医学有着诸多关联,并对近代中国医学产生深刻影响的思想、价值肉搏战。如今,中国近代历史的过山车已经闯过激流险滩,趋于平稳,不再剧烈跌宕,但"五四"的精神轨迹留给我们的启迪依然激荡不止,反思的诱惑仍不减当年。

人们常说没有一战就没有"五四",若深度溯源,应该说没有"巨野教案",没有德国及日本在胶东的霸凌与特权,也就没有"外争国权,内惩国贼"的救亡运动,不会继而演变出启蒙、救亡的双重使命。1897年11月1日夜发生的"巨野教案",导火线是一桩意外的"杀医案",死者是两位德国传教士,受害者本应是传教士医生本人,却因晚上让床给两位朋友而致朋友被误杀。偶然事件的背后是当时流行意识对中西医学在眼科诊疗路径差异上的荒唐误读(百姓误传外国眼科医生专门摘取儿童的眼珠,实为角膜手术)与莽撞排斥(中医治疗眼病多采取内服药物的办法,即使是外治也只是药浴或敷药,因此不认同不接纳手术刀割治的外科治疗办法),夹杂了教士、教民与当地百姓的诸多利益纠葛。这桩血案迅即引发了"胶东事变",十天后,德国舰队北上强占胶州湾,次年3月6日,德国强迫清廷签署《胶澳租界条约》,山东成了德国的势力范围。1914年7月,一战爆发,德日在胶东开辟亚洲战场,日军攻陷青岛,取得胶州湾的控制权。在一战结束后的巴黎和会上，日本代表欺人太甚，施压中国政府，企图迫使中国同意将德国在胶东的治权转让给日本；中国作为一战战胜国却继续丧权辱国，激起国人的愤怒抗争、决绝思变。

追溯"五四"的前戏，我们可以清醒地认识到：催生杀医案的排外情绪不是什么爱国主义情怀，恰恰是这一份愚昧与鲁莽激惹了帝国主义的贪婪，为它们的侵略霸凌行为提供了口实。中西医之间身体理论、诊疗路径的差别只能通过交流互鉴来融通，而不是以民粹主义情绪宣泄来推高对立和仇恨。

"五四"集聚的思想势能、思变洪流最早冲刷的河床就是医学，炮口主要指向传统中医以及医疗市场。从医学思想史看，"五四"是分水岭，是中国人医学观的嬗变节点，医学生态发生巨变，发生坐标式漂移，医学彻底投入赛先生怀中，成为科学的医学、技术的医学，从而物象（客观）化、对象化。"五四"以降，中医逐渐被知识界质疑、批判，甚至抛弃，中西医格局大改观：由中强西弱，演变为中西并茂，继而步入西强中弱的轨道。"巨野教案"中，中土草民对西医鲁莽排惧；"五四"之后，新派人士对中医又何尝不是一种快刀斩乱麻式的激进抛弃。

从 1919 年的救亡狂飙，到随后的启蒙浪潮，人们在叩问中国向何处去之时，也在叩问如何告别传统，拥抱科学，如何面对浸泡在传统儒道文化之中、思辨意识浓郁的传统医学？甚至，我们该如何看病，看中医还是看西医？其实，"五四"前后最早哗变的还不是新锐人物，而是旧时的冬烘先生，对中医的质疑声最初来自经学领域。桐城派末代大师吴汝纶早年考察过日本，对西洋医学有所认识，他鄙薄中医，崇尚西医，在给何豹臣的信中称"医学西人精绝。读过西书，乃知吾国医家殆自古妄说"，在给王合之的信中称"中医之不如西医，若贲育之与童子。故河间、丹溪、冬垣、景岳诸书，尽可付之一炬"。他对中医的偏执态度延至就医,晚年身患重病也拒绝中医。清末著名的国学大师俞樾,治经之余对中医药学有所研究,且能处方治病。在《春在堂全书·读书余录》中,他用考据学方法对中医经典《黄帝内经》进行探赜索隐、辨讹正误。基于对中医这样的理解,他提出了"废医存药"论。这一思想主要体现在他的《废医论》和《医药说》中,基本逻辑是:"卜可废,医不可废乎?"《废医论》仅仅从考据角度,从古书到古书,由文献到文献,而对古今医药的实践却视而不见,听而不闻,难免会得出荒谬的结论。今天看来,《废医论》基本上是一篇带有书生之见的不通之论。俞樾的得意门生章太炎,是传承俞樾衣钵者,他精通医学,留下不少医学论著。他在《论五脏附五行无定说》中否定五行学说,主张完全废弃。章太炎没有强烈的废医倾向,但他在日本讲学期间影响了一批留日学生,如废止中医运动的领军人物余云岫。余云岫的早期观点也是废医存药,1917年,他在《学艺》第2卷第5号上发表《科学的国产药物研究第一步》一文,其中写道:"要晓得阴阳、五行、十二经脉等话都是谎话,是绝对不合事实的,没有凭据的……中国的药品确是有用的。"余云岫否定中医立足于阴阳五行的哲学空想,但认可中医的实际疗效,提出摒弃中医理论,研究中医药理,以科学的实验的药物学方法,对中医的处方作分析研究。他对于中药作用的看法,基本继承了《医药说》的观点。早在1900年左右,否定阴阳五行的思想在中国学界和医界已成为时髦之语。这也构成"五四"旗手陈独秀对中国社会、文化的基本判断("陈腐败朽")与革命思想的土壤,他认为取舍办法只有一个——"利刃断铁,快刀斩麻,决不作牵就依违之想",必须模仿日本脱亚入欧、全盘西化的选择,彻底舍弃中国文化,接纳西方文明。

严复、梁启超虽然没有留学日本的经历,但也对日本明治维新中废除汉医的做法极为认同,都曾有否定阴阳五行的论说。严复在

《原富》中言及五行干支,把中国的医药归为风水、星象、算命一类的方术,认为其缺乏实际观察和逻辑推理,是纯属臆造的一套似是而非的虚玄话语:"中国九流之学,如堪舆、如医药、如星卜,若从其绪而观之,莫不顺序;第若穷其最初之所据,若五行支干之所分配,若九星吉凶之各有主,则虽极思,有不能言其所以然者矣。无他,其例之立根于臆造,而非实测之所会通故也。"严复曾写信告诫其甥女:"听中医之言,十有九误,切记切记。"

一时间,恶旧趋新,渐成潮流。1903 年,虞和钦在《理学与汉医》一文中视中医为亡国灭种的"怪物",进行全面的否定,他指出:"汉医之足以亡种,蔽其罪曰不明理学而已。有理学以发达之,则一切解剖、针灸、冰冻、医治之术无不极其精妙,行见吾黄种之强将横绝于欧亚间。譬之理学之于中国,一啮髓噬肉之野兽,驯养之可为家乘。吾汉医之于吾种,一蔽精丧神之鸦片,必补益之始除蛊疾。是知欲禁吾汉医之怪术,不可不发明理学以消长之。"朱笏云在《中国急宜改良医学说》一文中更是表达了他对中医的深恶痛绝:"今世最可痛、最可恶、不能生人适能杀人者,非吾中国之医乎？吾中国之医,不知解剖,不辨物性,不谙生理及病理……"早年办《时务报》而声名鹊起的梁启超恶旧趋新,他在 1921 年发表的《阴阳五行说之来历》中认为"阴阳五行说,为二千年来迷信之大本营,直至今日,在社会上犹有莫大势力,今当辞而辟之",对汉代以后的阴阳五行说尤为痛恨,指出医家经典深受其害:"吾辈生死关系之医药,皆此种观念之产物！"晚年梁启超的否定中医、推崇西医姿态在思想界是出名的,他甚至不惜回避自己的误治遭遇,强忍委屈在《晨报副刊》发文为西医辩护。

1919—1929 年,十年间迅速形成一股否定传统中医的热浪。其实,中间有两次"接力",一次是 1924 年的"科玄之争",这场论战以"玄学鬼"被人唾骂,广大知识分子支持、同情科学派而告终。在李泽厚看来,科学、理性的人生观更符合当时社会变革的需要,更符合向往未来、追求进步的人们的要求。承认身、心、社会、国家、历史均有可预测的决定论和因果律,从而可以反省过去,预想未来,这种科学主义的精神、态度、方法更适合当时中国青年的选择。他们不愿再反求诸己,回到修身养性的宋明理学,也不能漫无把握、不着边际地空喊自由意志、直觉综合;处在个体命运与社会前途休戚相关的危机时代,他们倾向于信仰一种有规律可循、有因果可寻求,从而具体指导自己行动的宇宙—历史—人生观,是容易理解的事。另一次是1928年全国教育会议上爆出的"废止中医案"。提案人汪企张时任上海公立医院院长,是余云岫在日本留学时的同学,更是废止中医的急先锋。他鼓噪用政治手段,仿照日本当时取缔汉医的办法,将中医彻底消灭。这一提案虽遭否决,却实际上成为次年全国卫生会议"废止中医案"的前奏。1929年2月,国民政府卫生部第一次中央卫生委员会议上通过余云岫提出的"废止中医案",全称为《废止旧医以扫除医事卫生之障碍案》。议案一公布,立即遭到中医界的强烈反抗,大批中医药人士纷纷抗议,成立了"全国医药团体联合会",组成请愿团,派代表到南京请愿,要求立即取消议案。国民政府不得不撤销了这一法令。

平心而论,国民政府当年的最初设想是涤旧纳新,参照西方模板,建立一套适应现代社会的制度与法令来规范医疗格局与医学发展路径,顺应世界科学化潮流。恰恰是汹涌澎湃的科学主义思潮与公共知识分子进化论信仰,救亡图存舆论的巨大推动力,以及医者自身的科学主义认知与趋新求变的时代诉求相叠加,才导致临门"加速",鲁莽"撞车",铸就了"废止中医"(革命)的现实窘境。几番争斗,后来达成中西医双峰并峙的体制,不管是中、西医都在摸索可行的方案,在中医改良和中医革命之间容与徘徊。

　　毫无疑问，"五四"的氛围与基调都是激进主义，保守主义被打倒，调和主义也基本没有市场，常常被指责为"骑墙派""和稀泥"。在"五四"学人看来，"道中庸"本是儒家糟粕，应该坚决剔除。不过，哲学上的基本范型就是"正反合"，人类学也常常秉持文化相对主义，拒绝绝对主义，没有哪个文化范型绝对优越，哪个文化范型绝对低劣，应该互鉴互学。费孝通老先生有"各美其美，美人之美，美美与共，天下大同"的十六字箴言，如今已被广泛认同，成为文明互鉴的基本原则。中国社会实践的成功注脚可以回溯到改革开放之初，著名的"猫论"成为改革大幕的序曲、破冰的利器："不管白猫黑猫，抓到老鼠就是好猫"，弥合了左与右的纷争。近年来，中华民族伟大复兴的征程中，中央号召既要坚信马克思主义，又要继承中国优秀传统文化。其实，中西医学也罢，东西方道路也罢，左右立场也罢，都有协商、调和的余地。当然，分歧导致的纷争甚至斗争都不可避免，但博弈的终点仍然可能是调和。历史的钟摆律就是斗争，调和，再斗争，再调和，始于左右开弓，终于左右逢源。别的领域不敢妄加预测，中西医的百年纷争大戏，未来一定会有一个调和的脚本。

　　调和主义的一种选择是在拥抱先锋之际，同时宽（厚）待传统。两者并非水火冰炭，可以在继承中有所发挥、创新。什么是宽厚？我的理解是积极反思而不轻率反叛，生猛进取而又清火消躁，告别过分强烈的历史功利心，不求古为今用，但求古慧今悟。在这方面，奥斯勒是我们睿智的先生。在他眼里，生命认知需要整合，诊疗探索也需要整合，整合才会走向和谐。门户主义与民族主义都不可取。

　　1905 年 4 月，威廉·奥斯勒从约翰斯·霍普金斯大学医学院退休，准备定居英国读书写作。在马里兰州内科与外科医师年会上，他作了一个辞别美国医学界的告别演讲，题目叫"整合、平安与和谐"。这篇演讲也展示了他的传统医学调和观，他十分诚恳地劝慰新派医生"要接纳顺势疗法"(传统中医今天在西方仍被归于顺势疗法),虽然其处在非主流的地位,但这个圈子里集聚了不少优秀的人才,面对医学(生命)的不确定性(无常),临床上多一种诊疗办法(临床多样性)总是有益的;他承认顺势疗法与新式医学之间有着诸多抵触,顺势与拮抗(抗争)就是一对矛盾,但认为顺势疗法古往今来对于诊疗的丰富性多有贡献,不能轻易就将其毁弃了;他坚信"阿斯克勒庇俄斯(医神)的白袍"足够宽大,大可以互相交流,有争议可以搁置,有问题可以修正,简单地将顺势疗法排拒在医学的视野之外,只会令人遗憾。

二 中医究竟是什么?

有人认为中医是科学,有人认为是技术,还有人认为是自然哲学、经验、文化、前科学、潜科学等,对中医的学术性质至今尚未形成共识。其实,有关中医本质的问题并不是一个可有可无的"形而上"的思辨,这一问题的解决对中医发展道路的选择至关重要。如果中医是科学,那么我们就可以用自然科学的一般标准来检验、评价、研究和发展中医;如果中医不是科学,那么中医科学化、现代化及中西医结合的提法有待于进一步商榷。简单地用科学主义和一元主义的标准来说中医就是科学或者不是科学,是一门经验医学或者哲学医学,都会使我们陷入一个难堪的困境。也许,从医学的多元性维度来认知、理解中医,可以开阔视野,摆脱困境。

认为中医不是科学的人所持的标准是现代科学的标准。如果用现代意义上的科学标准来衡量,不但中医不是科学,古代西医也不是科学,古代东西方均没有科学。把科学狭隘化为"现代科学",把医学狭隘化为"现代医学",这种划分方法等于抹杀了科学(医学)的起源。实际上，医学显然不是到了近代才突然产生的，同其他自然科学一样，医学也经历了一个漫长的历史发展过程，从童年的幼稚、青年的壮大到中年的成熟，不同时期有着不同的特点。医学又同其他自然科学一样首先是一种文化，它的存在和发展都受到文化的影响，是与一定时期、一定民族的文化相关联的，这使得医学具有了多元性的特征：

1. 医学发展的阶段性——时间上的多元性。处于不同发展阶段的医学有着不同的特征，古代医学带有经验色彩和自然哲学特征，中、西医学概莫能外。从两种医学的经典性著作《黄帝内经》和《希波克拉底文集》中便可看出古代医学基本上处于现象的描述、经验的总结和猜测性思辨阶段。近代以来，西医学脱离了自然哲学母体的怀抱，走上了实验科学的发展道路，用解剖、实验、分析、定量等还原的方法来研究人体、治疗疾病，从而形成了机械论生命观和生物医学模式。现代医学在不断分化的基础上开始了新的综合，又重新开始强调人体的整体性、有机性和动态性，并力图克服生物医学模式的局限性，用生物—心理—社会医学模式来认识人体，治疗疾病。可见，医学发展不是一成不变的，现代医学不可能是医学发展的终结和唯一形态，它只是医学发展的一个阶段，未来的医学又将会有与现代医学不同的特征。因此，如果把医学某一阶段的特征当作医学的唯一特征，当作衡量一切医学形态的标准，显然是不合理的。

2. 医学的民族性——医学文化多元性的表现。不同民族具有各自独特的民族文化传统与思维方式，不同的思维方式形成了不同的科学传统。中西医学分别诞生于各自不同的文化土壤里，各民族的文化传统，特别是价值观念和思维方式对医学的形成和发展起着非常重要的作用，不仅影响着医学对象和方法的选择，而且制约着医学的性质和发展方向。可以说，中西医学范式的差异本质上是不同文化模塑的结果。尽管其他自然科学近代以来淡化了民族性,成了"世界科学",但医学对象和医学性质的特殊性使其在一定范围内、一定程度上保存了一些民族性,这些民族医学在现代医疗体系中仍占有一席之地,至今仍然发挥着现代医学无法取代的作用。如果用一种医学去取代另一个,改造另一个,那就意味着无视不同民族对世界的不同认识,忽略了另一个民族的思维方式,否认了传统医学的现代价值。用现代医学来取代中医,实际上是"西方科学中心主义"在医学领域的表现。

3.医学认识的相对性——医学认识多元性的表现。中西医学尽管面对同样的人体和疾病,但由于研究角度和方法不同,形成了两种不同的医学范式。它们从各自不同的层面上总结出了不同的医学理论,并利用了不同的方法和手段来治疗疾病,增进健康。两种医学范式具有较大程度的"不可通约性"。两种认识都具有相对性,都有自身的合理性和局限性,所以不能简单、绝对地用优劣、高低、先进与落后等价值标准加以评价。尽管现代医学采用实证的方法,已经揭开了人体许多奥秘,并成为当代医学的主流,但现代医学也不是万能的,它在应付身心疾病和现代文明病方面、在解释心理精神现象方面所表现出的无能为力,都表明其自身需要完善和补充,而中医学在这些方面又的确有优势。显然,试图用现代医学来代替中医学,实际上是无视了医学认识的相对性,无视了中医学的现代价值。

4.医学评价标准的多元性。医学是以人体为研究对象,以治疗疾病和增进健康为目的的。与其他自然科学相比,无论是在研究对象、研究目的,还是在价值观念、量效标准上均存在着较大的差异。这种差异决定了医学不仅仅是科学,它不仅是探索人体和疾病的真理性认识,同时也是一门防治疾病、增进健康的技术,甚至还是一种具有鲜明人道主义色彩的"仁术":医学是科学、技术和仁术三者的有机统一体。因此医学的评价标准也应是多元的，不仅要从客观性、真理性方面去界定，也要从实用性、有效性方面去衡量，乃至要从人文性、人道性方面去评判。现代医学用实证的手段，打开人体一个又一个"黑箱"，已深入到了分子水平，对人体的生理活动和疾病的本质、规律有了比较客观和精确的认识，具有较强的"科学性"。但现代医学对许多疾病仍然"心有余而力不足"，尽管已经找到了明确的病因病理，却未能找到有效的治疗技术和手段。中医学在长期的临床实践中积累了大量丰富的临床经验、治病方药和保健方法，对许多疾病，特别是现代医学棘手的疑难杂症，如心脑血管、肿瘤、免疫性、代谢性、心身复杂病症及病毒感染等能够起到不同程度的治愈、控制和缓解作用。尽管中医对治愈疾病机理的认识还比较粗糙，"科学性"不足，但就控制和治愈疾病、增进健康的医学目的而言无疑是成功的。临床经验和技术的有效性是中医生存和发展的重要基石，在这个层面上它与现代医学存在着较强的互补性。否定中医实际上也就否定了中医临床的有效性，违背了医学评价标准的多元性。

医学的研究对象是人体的健康和疾病，而人体是一个复杂的客体，既有自然属性，又有社会属性，既有生理特征，又有心理特征。随着医学模式从生物医学模式向生物—心理—社会医学模式的转变，医学单纯的科技定位的局限性日益暴露，特别是在医学科学主义、技术主义和一元主义的冲击性下，医学的人文精神失落了，医学的科学文化与人文文化分离了，现代医学成了"单向度"的医学。因此必须对医学进行重新定位，用医学的文化定位来丰富和补充医学的科技定位，使得医学真正成为"人"的医学。中医具有悠久的人文主义传统，"医乃仁术"中就包含着丰富的人文的、德性的人道主义的爱心和济世精神，中医本身就是科学文化和人文文化的有机统一体。科学主义和一元主义将中医这一复杂的文本给误读、简化、肢解了，中医源远流长的人文精神被冷落在一边,甚至遭遇批判和抛弃。因此,将科学、技术、人文三者有机结合起来,使科学文化与人文文化相融合,从科学、技术、人文多向维度来审视医学,是 21 世纪医学工作者应有的视角,而中医学人文精神的挖掘与提升将为现代医学视角的转换提供新的启示。

三　中医的特色与类型意义

中医的理论特色、临床绝招都有哪些?简而言之,有四个面向:一是可以在弘扬中国传统医学的文化与道德优势方面发挥优长,树高枝、增自信,有助于形成德艺双馨的医德医风。二是其传统整体观与当今的大健康观、高度细分之后的整合医学观有着内在关联,可望成为传统文化"返本开新"的典范。三是具有传统文化黏性与亲和力,可以致力于推动公众理解中医,将近年来热门的自主、自助型"养生"和"治未病"活动引向深入。四是可以培土固本,顺应社会老龄化趋势,开展老年疾病疗效、老年生存质量提升的临床攻关,开辟"疗—养结合""身—心—灵结合"的老年病防治新模式,打造特色与特区。

工具理性的古为今用固然好,价值追骛的古慧今悟也不错,中国文化求真相、真理,也究真谛、真如,这种二元境界的认识论对于现代医学不无教益。中医有"医者意也""医者易也""医者艺也"的认知传统,这是对医学不确定性、偶然性、偶在性的最好诠释。其实,人类生命、疾苦有着无法解读的复杂性、不可澄澈的混沌性,苦难、生死都存在不可预测与把控的偶然性、偶在性,不可驾驭的或然性。生命是一个谜,是一个灰箱,真相无法"大白",甚至都无法"中白",只能"小白"。相当多的病因、病理不明确,病情的进展不可控,疗效不确定,向愈、恶化、残障、死亡的预后不可测。中医所谓"病入膏肓"并非要揭示有一处"膏肓之间"的绝对空间，而是告知患者，医者永远也无法包治百病，永远也无法全知全能全善，只能"有时，去治愈；常常，去帮助；总是，去安慰"。由此可以认定，医学的价值与认知半径比科学更大、更丰满：科学技术追逐有知、有理、有用、有效、有利、客观、实验、实证、还原、效益最大化；而医学不仅追求有知、有理、有用、有效、有利，还要追寻有德、有情、有根、有灵，即科学性、人文性、社会性的统一。医学是人文滋养的科学，是人性牵引的技术，这才是医学的真谛。

晋代医学家王叔和有言，"读医不如读案"，医案、医话本是生命叙事。这些临症医案让我领悟了"医者意也"的无限玄妙。实证与用意是临床工作的两个不同的侧面：当下片面强调实证、循证，忽视用意，而用意则强调讲故事、叩问价值与尊严，意在象外，意在言外。

四　由方法多元看传统中医

中西医学的差异从内在本质上看是中西医学方法论的差异，于是有学者认为中西医学是系统整体论与分析还原论的差异、生成论与构成论的分别、模型论与原型论的不同。那么，不同的医学方法论是否有高低之分、优劣之别？医学方法论究竟是一元的还是多元的？美国著名科学哲学家费耶阿本德（P. Feyerabend）在其名著《反对方法》（*Against Method*）中提出的多元主义方法论给我们带来了一些启示。与传统一元、唯我独尊的方法论原则相反，费耶阿本德的多元方法论允许采用一切方法，容纳一切思想，反对传统方法论原则的唯一性、普遍性，反对传统方法对其他方法的排斥和打击。他强调不存在什么唯一的规范的方法论，一切方法和规则都有一定的适用范围，都不是普遍的标准,都有其局限性。费氏的方法论原则不是反对一切科学方法,而是旨在反对那些僵化的、"普遍"实用的方法,反对把仅仅在一定范围实用的方法教条化,并推广到一切领域和时代,脱离历史和现实的传统方法论思想。他主张的是开放型、自由创造型,具有生命力,能够适应历史变化、促进人的个性发展,能够最终有效地揭示外部世界深藏着的秘密的方法。费耶阿本德的结论是:只有方法上的多元论才能"导致真理"。尽管费氏的认识论和方法论具有无政府主义色彩和相对主义的不足,但其多元主义方法论无疑具有一定的合理性,对于我们认识理学方法论的多元性以及选择中医的发展道路有所启迪。

由于生命现象的多样性和复杂性,企图用一元的方法揭示人体和疾病所有奥秘的努力必将失败。近代以来,西医学采用还原论的方法取得了巨大成功,但随着医学的发展,还原论方法的局限暴露无遗。而中医重整体、联系、动态、功能、直觉的有机整体论方法更加契合生命的本质。德国汉学及中医理论和方法论教授满晰驳(Manfred Porkert)在谈到中西科学和医学方法论时强调:"我们应当习惯于这样的观念。显然,为了达到同一目标——理性对确定的经验事实的唯一定义,可以采用不同的方法(道路)。"中西医学方法论各有所长,各有所短,只有互补并存方能有利于医学的发展。试图将采用还原论方法来研究和发展中医作为中医研究和发展的唯一道路和选择,无疑是在否定中医方法论的现代价值,有悖于医学方法论的多元性宗旨。

21世纪中医学的发展必须走出科学主义和一元主义的阴影,确立医学多元主义本体论、方法论、价值论和发展论的观念。正如满晰驳所说,"我们应当宽容地理解医学,从多元的角度来看待医学,而不应当将那些未能得到实验证明,未能上升到现代科学水平的医学逐出医学之外"。宽容地理解医学,不仅仅指现代医学对传统医学的宽容,而且也包括对中医发展各种道路和模式的宽容。20 世纪中国医学一元主义失败的教训告诉我们,中医的发展道路也应是多元的、多维的。在中医发展模式上,目前主要存在着三个方向:中西医互鉴、中西医结合和中医现代化。在目前现代医学和中医发展的现实条件下,任何一种孤立的发展模式都不足以充分继承和发扬中医的特色和优势,而各种发展模式之间的差异、互补和竞争将形成中医发展的重要机制,有利于中医的发展。21 世纪是多元文化并存与互补的世纪,随着"欧洲文化中心论"的终结,以中国文化为代表的东方传统文化的价值将被重新发现,21 世纪的中医学有希望与中国文化共同回归到多元的世界,继续为人类的健康奉献出自己的智慧和经验。

五 重新发现传统中医的现代意义

中医的现代意义与思想资源价值不限于新知开启,如诺奖得主屠呦呦的团队从《肘后方》里引出青蒿素发现的原点意念,还有临床路径的创新引领,如针灸术挑战了形态—功能治疗逻辑,现代医学打针均为得药,而针灸刺入则为得气,不得药而得气却同样有疗效;又如内病外治、外病内治、冬病夏治、夏病冬治,以及辨体(质)—辨病—辨症三位一体的系统思维;再如针麻的类麻醉效应、经络护理(刮痧、点刺、儿童指端按摩)丰富了症状学治疗层面,且大多为廉便速效技能。不仅如此,作为现代医学的一个坚实的"他者"(理论体系与实践体系都迥异),中医具有凸显现代医学之迷失,回归人文(灵性)抚慰的社会文化价值。二战以后,现代医学陷入深刻的现代性魔咒,表现为:机器诊断工具、治疗手段越来越多,医患情感越来越冷;医生做得越多,社会抱怨越多,甚至导致医学的污名化、医生的妖魔化;医生越忙越乱,越忙越苦,幸福感缺失,职业倦怠加剧;患者懂得越多,误解越深;医学占据众多技术制高点,却失去了道德制高点;医患之间,医学、医院与社会大众之间,理应缔结情感—道德共同体,继而成为价值—命运共同体,却沦为相互搏杀的利益共同体,医患关系恶质化;战争模型下病越治越多,病魔越治越刁,超级细菌、难治性感染死灰复燃,人类在传染病回合固守的阵地不保,由老龄化所导致的慢病回合又不期而至;在慢病时代,战争模型(杀戮、控制)失灵,替代模型(人工心肺机、叶克膜、人工肝、人工肾、肠外营养)太贵,而且造就了一大批"不死不活"的植物人状态的生存境遇,毫无尊严的生存却要消耗宝贵的社会医疗资源和有限的家庭资财。人类在死亡面前恋生恶死的巨大黑洞无法用技术与财富填充,怎么办? 现代医学在许多方面可以向传统学习、借鉴,古为今用、古慧今悟是一个不错的选项。传统中医里富含着生命与救疗的人文智慧,如"阴平阳秘""德全不危",蓄德—涵气、养性—养生的健康意识,生命历程的稳态平衡思维(阴阳学说),医患中大医精诚的道德自律,入情入理、合情合理、情理交融的人际交往,疾病中超越抗争的共生思维与和合意识(带病延年);疾苦中富有民间信仰特色的生死辅导及灵性空间的开启,得神—失神说,孟婆汤与奈何桥的隐喻,厥汗与回光返照阶段的灵然独照与灵性关怀,这些曾经被指责为迷信,却是舒缓医学的经验指征;此外,未雨绸缪的先手棋(治未病),疾病关注之外的身体素质调摄(将息养生、体质维护),都为当下的健康维护、健康促进提供了有益的启示。因此,在现代化的进程中,我们不必事事拘泥传统、在价值上彻底回归传统,但在前行的蹒跚路上,不时地回望传统,与传统对话,继而发扬传统,不失为生命探索者的明智选择。

当下,以文化自信为标志的中华民族伟大复兴的新时代大幕已经开启,中医正在步入发展创新的酝酿期、突变期。此时,尤其需要战略清醒,在历史与现实、科学与人文、开放与坚守、理性与经验、学术与智慧方面把握好张力,推动传统中医的新生、繁荣,才不负伟大时代的殷殷期许。

主要参考文献

1.赵洪钧编著:《近代中西医论争史》,合肥:安徽科学技术出版社,1989 年。

2.马伯英、高晞、洪中立:《中外医学文化交流史》,上海:文汇出版社,1993 年。

3.乐黛云、〔法〕李比雄主编,钱林森执行主编:《跨文化对话》(3),上海:上海文化出版社,2000 年。

4.廖育群:《医者意也:认识中医》,桂林:广西师范大学出版社,2006 年。

5.〔美〕费侠莉:《繁盛之阴:中国医学史中的性(960—1665)》,甄橙主译,南京:江苏人民出版社,2006 年。

第十四讲

医学家的传记与思想辉光

一　林林总总的医家传记

作为普通人,或许不会为驾驭偶然性而夜深时起身去"观星测象",也未必相信人生终点会有一个"拾脚印"的仪式来丈量人生轨迹与意义,但是,每个人心中都会有自己认同的人生楷模,由此参照来获得心安—理得的愉悦。其实,医学人文的意义就在于医者的心安理得。

做人、做事为什么心安才会理得?要寻找片刻乃至永恒的身心合理性,何以心安?作为社会属性的人,大凡需要追溯生活中那一缕缕家国情怀,仰望那一尊尊生命的楷模,作为情与理、行为与价值的规尺。在古代,楷模不是什么先验的教条,而是两种寄寓风华、风采、风骨、风韵的大树:楷树和模树。楷树又称黄连树,隐喻着苦乐相通,其干疏而不屈,自古是人格刚正挺拔的象征。其典故与孔夫子有关,相传孔子去世后,子贡在墓旁"结庐",守墓六年,并从卫国移来楷木植于墓前抒发景仰之意。模树也不简单,据《广阳杂记》记载,其叶随季节而变化,春天青翠碧绿,夏季赤红如血,秋日变白,冬日变黑,色泽纯正,不染尘俗,相传最早生长在周公墓旁。模树与楷树交相辉映,并称为楷模,被用来称颂那些品德高尚、品行周正的伟岸君子。

在这样一个自我标榜、自我展览的时代里,书写传记成为十分流行的个性生存行为,书店的热销榜上常有传记的位置,其中以政治家的传记最为抢眼。相形之下,科学家的传记不好写,也不好卖,还不好读,医学家的传记凤毛麟角,属于中国医生的传记更是少得可怜。悉心收罗一番,医学家传记不过十来种,排列开来还是洋人的多。近年来能进入大众视野的譬如西格里斯的《伟大的医生》,努兰(S. B. Nuland)的《蛇杖的传人》,作为短篇集合,可以帮助读者建立历史群像;但缺点是男性中心主义和欧洲中心主义,收录的几十位古今名医中没有一位女医生、没有一位中国医生,也因为篇幅所限,很难展示其精神发育的历程。而个人传记则可弥补这一缺陷,优秀的自传有托马斯·刘易斯的《最年轻的科学》、卢里亚的《老虎机与破试管》、杰拉西(K. Djerassi)的《避孕药的是是非非》、比罗(D. Biro)的《一个医生的患病手记》、穆利斯(K. Mullis)的《心灵裸舞》、阿尔伯特·史怀哲(A. Schweitzer)的《行走在非洲丛林》,以及钟肇政的《史怀哲传》,记述中国医生生活的传记不多,能显耀当时,又潜入历史的更少,如沪上名中医陈存仁的《银元时代生活史》。常青的《协和医事》是一本以北京协和医院名医生平及工作记事而串联起来的准传记,一度成为畅销书。同时进入公众视野的协和医生自传还有郎景和的《一个医生的故事》、谭先杰的《致母亲:一个协和医生的故事》。血液病专家郁知非也是协和学子,他的自传《飞鸿》内容质朴感人,精气神昭然纸上,出版后因推广不力,在大众读者中影响不彰,颇为遗憾。而社会知名度极高的林巧稚、吴阶平、钟南山,他们的传记却写得像劳模功德谱,缺乏医学家思想传记所应该具备的人性、人格与智慧的辉光,因此很难进入大众热读视野。倒是由病人或家属撰写的患病经历记事与病榻传记很受读者欢迎,在大众热读谱上占据重要地位,如史铁生的《病隙碎笔》,周国平的《妞妞:一个父亲的札记》、凌志军的《重生手记》、子尤的《谁的青春有我狂》、陈冬芹的《此身,此心》等。叩问原因,在于作者有真实的体验,笔端饱蘸着生命的忐忑、人性的落差,饱含着人们对疾病、苦难这些生命母题的呼唤、审视与反思。

医学家的传记不好写,或者写不好的理由很多,但肯定不是医生们不会写好文章,或没有时间写好文章,因为中外文坛由医学出发进入文学殿堂,继而成为文豪的人太多。且不去追索古代的医文相通,现当代作家序列里就很成阵营,20 世纪上半叶的鲁迅、郭沫若,当代的毕淑敏、池莉、余华、止庵。他们从容的职业"转身"揭示一个道理,那就是医学与文学同属于"人学",共同关注鲜活的人,从生老病死的世俗节目中洞察人性与人道的意义。但是,当代医学的技术主义思潮在无情地销蚀、分离这份共同的价值,这就是一些人跑出医界进入文坛就文采飞扬,留下来的却往往思绪刻板、文辞干瘪的原因。一部精彩的传记并不取决于文辞的流畅优雅,而更多地取决于精神境界的高度与厚度,同时又饱含世俗的深刻。譬如贝塔朗菲(L. V. Bertalanffy)的自传定位为"学术与精神搬家史";刘易斯的自传宣称自己一生见证了医学的激荡进步,但它依然是一门年轻的学科,必须长存敬畏之心;杰拉西(Carl Djerassi)的自传定格为"智力重婚史",一个心智由"硬"转"软"的蜕变史,他在传记的卷首这样述说:我打算借这本传记纠正一个公众的误解,让那些对科学活动无知的人们明白一个道理,科学家并不都是活动范围狭窄的专业人士,他们通常被认为在操着世人难以知晓的专业语言交流,蜗居在实验室里从事与公众兴趣相脱离的种种研究,其实,他们同那些从事智力工作的学者和思想家一样具有广泛的好奇心,生活中也会自私,不完美,他们的视野完全不囿于实验室,常常会卷入火热的社会生活中去,这一份社会关怀导致我由一名标准的"硬"科学家逐渐向一个本质上带有"软"的意义的科学家转身的精神蜕变。——这也是百年来专业技术人士迈向公共知识分子的必由之路。

如果在笔端融入人文意义的追求,传记就会超然于技术生活的平直叙事,传记写作本身也升华为一次人文主义的心智陶冶,医务生涯就不再只是技术功利的积累,而是一次次人性的相遇、心志的拓展、智力的攀岩,不断地"独上高楼,望尽天涯路"。这一份情怀传递给读者,便是一次次医学人文的接力。在当前医学院校偏技术教育背景下,医学人文的薪火相传有两支明亮的蜡烛,一支是"医学史"的阅读,另一支则是"医学家传记"的写作与阅读。后者对于医学生早期心志发展中的职业理解、人文启蒙更具"扳机意义"。

医学家传记的阅读感召力不仅仅局限于医学圈内,更应该推广到普罗大众,让人们通过阅读来共同探讨医学的价值归依、职业追求,洞悉医学家的内心世界,理解医务生活中技术与人性的角力与平衡,感知流淌在大师职业生活中的宗教般的虔诚、献身传统。当下医患关系紧张,道德空洞越来越大,医务界的新闻面孔高度分裂,一方面是天使般的纯粹、圣人般的道德献身,一方面是奸商般的贪婪、卑鄙的攫取。前者在百姓眼中不免有些虚幻,后者却细节确凿,不容分说,而且在报道的数量上严重失衡。加上新闻商业化,媒体需要获得社会公信力与道德优越感,需要争夺百姓注意力,个别媒体唯恐医院不出乱子,遇事也未必公正客观,不惜渲染夸耀细节,赚取同情心。在公众道德天平上,医学、医院、医生的职业形象正在急剧恶化。应该承认,目前制度上、管理上、教育上存在诸多问题,需要改进,但在许多大众媒体的传播渠道里,医务生活被大大地妖魔化了。要跳出新闻的角力场,传记是一种好形式,它们展示医学决策的多样性、医生的价值追求、心路历程比较完整、真切，还具有文学之美，好的传记文本可以改编成电视剧、电影的传记片，像美国电视连续剧《急诊室的故事》，写赵雪芳大夫（第一位白求恩奖章得主）的《一个医生的故事》，都曾感动一个阶段、各个阶层的民众，重塑了医学的社会与道德形象。这也算是倡导医学家传记创作与阅读的一点现实意义吧。

二　柳叶刀与狐狸

医学，本是一门非常世俗的学问与技艺，生老病死牵系民生，除非神仙，谁也脱不开，因此，它古往今来都倍受关注，究其根由，源于人们对自身生命的珍重。不过，随着医学的专门化与高度分化，公众的目光已难以触及医学的内层，媒体除了给大众传播一些实用的保健知识之外，便是鼓励大家为各种医学成就喝彩。殊不知，表面上愈加精致完善的现代医学正面临着深刻的内在困惑，它期待公众源于生命深处的理解，呼唤来自思想层面的精神挑战。在此，就让我们来寻访几位怀揣思想柳叶刀的挑战者吧！

卢里亚就是一位够格的挑战者。这位因揭示噬菌体增殖时自发突变规律而与另外两位医学家分享 1969 年诺贝尔生理学或医学奖的资深医学家，曾经为非专业人士写过两本书，着意张扬自己的反叛立场。一本是 1973 年出版的《生命：未完成的实验》（*Life: the Unfinished Experiment*），旨在揭示生命现象与本质的无穷奥秘，嘲弄了人类认识的稚拙与浅薄，曾荣获美国国家图书奖，足见其影响之大。另一本是他的自传《老虎机与破试管》（*A Slot Machine, A Broken Test Tube*），这个颇为耐人寻味的书名蕴含着卢里亚的一个隐喻：现代医学是一架张大嘴巴"吃角子"（吞噬钱财）的老虎机。一方面指医学的基础研究耗费了巨大的资财,但由于人类生命现象的异常复杂与还原论研究办法的天然缺陷,只提供了一幅支离的生命图景,所谓"破试管";另一方面也涉及临床医学及整个卫生经济机器对社会财富的肆意挤占——一是对"生命优先权"的滥用,二是健康代价的"马太效应",三是高尖技术与适宜技术的失衡,这些都使得医学老虎机的"血盆大口"越来越"深",还不包括市场经济场景下商业贪婪与道德沦丧的雪上加霜。公众已经意识到现代医学科学进步的高昂代价以及现代保健制度的深刻缺陷,卢里亚的隐喻无疑更唤起人们的"疑心",点燃批判的情绪,促使人们向现代医学的科学神话举起人文的投枪。尽管卢里亚有着诺贝尔生理学或医学奖水准的科学业绩,但他不是一位"唯科学主义者",相反,在他的书中,极力张扬医学本质的二重性,认为它既是一门科学,又是一门人学,需要人文滋润。他在自传中还现身说法,叙述了他本人人文主义思想的深化过程,由此托起了一个世纪的理性坐标,即科学建构与人文精神的内在张力与双重变奏。也许不仅仅是医学,"赛先生"帐下的一代学人都无法回避这一张力的冲击,他们的学术生涯与思想舟楫都在这一复调中穿行,或升华,或迷失。回过头来再说卢里亚,他愈到晚年思想愈加炯明,最后的牵挂是生物工程学辉煌业绩映照下人类基因库的社会控制问题。

另一位应该提及的思想剑客是查尔斯·罗森伯格。与卢里亚相比,他更擅长于"掘深井",脱离个人生活体验去捕捉思想辉光。他有一本颇具影响力的专著《来自陌生人的照顾》(*The Care of Strangers*),通过对美国两百年来医院体系的建立与现代医院制度的完善过程的反诘,提出另一个基于人的医学的现实悖论:现代医学不仅在卫生资源的分配上存在"马太效应",亲情的分配也同样陷入这个怪圈。健康的人们生活在适意、恬情的家庭氛围之中,尽情地享受来自亲人的照顾与心灵抚慰,而一旦病魔缠身,躯体与心理遭受打击、发生困厄时,恰恰要被撤去原有的亲情支撑,从原来的生活圈中被推出,交给一群陌生人去"苦其心志",不得不重新适应,甚至连获得一次皮肤的抚摸都显得十分奢侈。毫无疑问,科学的医学有千百条颠扑不破的理由来解释这种选择,如传染病隔离的需要、技术设施便捷使用的需要、专业化与职业服务的需要等;甚至连人文的医学也来打圆场,许诺医护从业者们早已向希波克拉底神圣宣誓,他们心中有百倍于常人的同情心和人性、人情,只需插上针头或掀动按钮就会适时足量地、不分彼此地输送给患者,即使遭遇情感的"冬季",也会有"代价论"出来说话,像劝说孩子打针一样——"有点痛,没什么,过一会就好了"。其实,这一切理由都难以自圆其说。为什么苦难者要迎击更多的苦难?而且,人们对于科学意义上的医学与人性意义上的医学能否坐在一条凳子上表示怀疑。且不去深究罗森伯格的理性批判,书封上那近似于工厂装配线的美式大病房和两眼发直的患者形象就足以映照出作者发自心灵深处的忧虑,不知病中或无恙的读者作何思考?

在挑战者的行列里有一位女性,她叫图姆斯(A. Toombs),是世界上为数不多的女性哲学家之一。她以一本剖析自身罹患顽症(多发性硬化症)的痛苦体验而写就的书挑起了一场思想肉搏。这本书叫《病患的意义》(*The Means of Disease*),虽然以自身体验为基础,但内容早已超越了个人感情,引出了对生命躯体、人类疾病本质与医学目的的深刻反思,揭示出病患对存在着的生命所篆刻的多重意义。在图姆斯看来,现代医学混淆了由医生(客体)通过逻辑实证及理性建构的医学图景与病患者(主体)亲身体验的异常丰富的病患生活世界的界限。前者是条理得近乎机械、权威(不容怀疑)的"他们"的世界,后者是鲜活、丰富(超出教科书与诊疗手册规定)的"我"的世界；前者是被谈论的、被研究的、被确认的客观世界，后者是无言的体验，或被打断或被告知不合逻辑、荒诞不经的主观世界。正是这一条条鸿沟，不仅带来医患之间认识、情感、伦理判断及行为等方面的冲突，也使得现代医学只配作为一堆"知识"（knowledge）、"数据"（datas）、"技术项目"（technological items），而不能嵌入生命与情感世界，化作一份"理解"（understanding）和一种智慧（wisdom）。为此，患者图姆斯为现代医学开出了药方：一是建议医学教育中重视医学与文学的沟通，鼓励医学生去阅读叙述疾患过程与体验的文学作品，以多重身份去品味、体悟、理解各种非科学的疾患倾诉；二是亲身去体验疾病。在图姆斯看来，医生自身的病患经历对于他理解病人的意义世界是一笔巨大的财富，也就是说，要透彻地认识疾病、理解患者，仅有知识与技术是不够的。另一方面，理解病患主体是过程中治疗成功的前提，其深刻影响不仅表现在疾病自然过程的处理上，还会渗透到患者生活的重建方面。尤其对于那些不存在治愈与复原可能的器官、肢体的废用、老化、虚损等慢性疾病与不治之症来说，尤其需要重建一个以患者生活为中心的治疗目标，以帮助患者恢复个人身心与行为、社会角色的整体性，或在躯体损害与自我期待之间找到某种平衡。古人说"三折肱为良医"，图姆斯的"折肱"未能使她成为职业称号上的良医，却为现代医学的精神困境送去了一支燃烧着的红烛。

最值得介绍的一位挑战者应该算刘易斯·托马斯了。以他作为中心话语，是想表明他的思想利剑不仅犀利，而且双刃，较少片面、偏激，视野更广阔，境界更高渺；而且以一种真实生命的话语来叙述，毫不枯涩。尽管他在中国思想界已频频亮相，出版过几种科学随笔集，但从思想史角度看，最能见精神、显风采的应该算他的思想自传《最年轻的科学——观察医学的札记》了。托马斯是一位豁达的人，他的著作没有一沾上思想就灰色、沉重，相反，书中流淌着诗性，文笔轻松、文体自由、思绪逸放，但对当代医学理解深邃，评述公允，譬如"医学年轻，而且最年轻"的命题有如高僧说禅，可"参"却未必"透"，有多向的诠释，不仅"壶中"天地宽，而且"壶外"联想也多，既可近距离剖察，也可远距离思考，既可激动热肠，又可操练冷慧。对思想者来说，过程意义也许在悬案大白之上。说"医学年轻"，托马斯并未列出个甲乙丙丁的理由来作正面回答，文缝里的说道很多：一方面，他是批判与怀疑的。"年轻"是稚拙的别名，有缺陷，需要批评。沿着这一思绪往下走，可以从书中采撷出很多证据，其总体把握是：20世纪的医学前一只脚刚迈出半巫半医的丛林，另一只脚又跨入科学主义与技术崇拜的迷误。他列举了抗菌药物发明之前医生在众多疾病面前束手无策的窘态，分析了现代医学技术的三个层次（针对病因，针对发病学诱因，针对症状），其中只有一小部分是直指疾病本质的；还从语义学上诠释了医学的词源学本义就是尝试错误，而且确实犯了许许多多的错误，至今还常常犯错误，就像一个步履蹒跚的孩童在宽阔的马路上学步，不成熟是毫无疑问的。另一方面，他也是赞美现代医学的歌手。"年轻"意味着生机与活力，而且充满了希望。可不是嘛，抗菌药物对大叶性肺炎的有效治疗是20世纪医学科学由自发走向自在的杰作，内毒素奥秘的发现证明了人类无穷的探索力，神经科学的长足进步使现代医学实现了对躯体高级调控形式的认识，以及心理、行为、精神领域的拓展……近百年的医学科学成就比之前所有的成就之和还要丰富，足以令人骄傲。不过，想到还有众多的迷惑，这种骄傲便要打些折扣。托马斯并未让我们盲目乐观。

　　如果在思想史的隧道里继续前行，不难发现，历史价值观的分野在于如何评价人文主义的医学传统，承不承认它的真理含量与认识论意义。说起来，应当指责现代人"一阔脸就变""翻脸不认账"，科学的医学的确还年轻,前科学的医学时代便由人文主义的医学传统占据着。客观地讲,人文医学并不是什么完美的知识形态,它的认识深度、精度都不及现代医学,于是就左顾右盼,广罗原野,努力扩大外延引他山之石来"格物",来"类比",来"臆测",来"悟道"。作为一种真理认识的方法,它是幼稚的,给巫术、玄学留下诸多空间,但它不只是一种前科学的知识形态,同时还是一种情调、一种立场、一种体验和一种关切,即一种对生命的人本主义理解和人道主义的道德实践。对于后者,实在不应弃之如敝屣。即使是前者,也应仔细研究,生命的感觉有时也需要灌注几分诗性。如今,科学的医学已成为人类保健活动与医疗行为的主流,"霸主"地位坚不可摧,但要有一点兼容的胸襟。在这方面,托马斯常常"喝两杯酒",在他的传记中,既不无留恋地追忆 20 世纪上半叶的旧梦,诉说当年温情的小镇保健格局,也深刻地批判早期医学的玄学骗术,既赞扬 80 年代以后的医学巨变,又批判高技术介入后亲情的失落、人性的分隔与过分依赖技术突破的片面,目的在倡导人文医学传统与科学医学建构的互洽、共生。唯有二者共生的时代才会有人类医学的成熟,才会有永远的生机。

以赛亚·伯林(Isaiah Berlin)曾为当代学人画像:一类人被喻为"刺猬"(hedgelogs),这种人"将任何事物联系到单一的中心观点之上,牵系到一个或多或少一贯明了的体系之中,他们借由这样的观点和体系来理解、思考与感受这个世界";另一类人被喻为"狐狸"(foxes),他们追求许多常常不相关甚至互相抵触的目标,这种人"所过的生活,所做的行为,所持的观念是离心式的,而非向心式的,他们的思想是多向的,或是扩散的,在许多不同的层面上移动"。我们这里讨论的几位挑战者大概都应归于"狐狸"之列。未来的世界是多极的世界,未来的医学也将是多元的医学,多元的医学将造就更多的

"狐狸型"学者。唯一遗憾的是这批"狐狸"都来自西方,中国的"狐狸"尚未见身影。

三　史怀哲:通往纯粹的羊肠小道

《天才博士与非洲丛林》是一本很好读的传记,传主叫施韦泽,这个名字叫起来像一位德国工匠,因为在德语中"施韦泽"这个词根与"出汗"发音相近,所以通行译名改为更富人文与诗性的"史怀哲",以寄寓人们对这位学术与道德伟人的景仰(就像当年徐志摩坚持要将意大利的佛罗伦萨译成翡冷翠一样)。不管名字如何翻译,他的名声在欧洲乃至全世界都是十分显赫的。他是一位多才多艺的天才,真正的博学家,25 岁时就获得哲学、神学两个博士学位(一生中共获得过 9 个博士学位,包括著名的牛津大学的学位),同时还是一位杰出的管风琴演奏家,多次在欧美作巡回演出。30 岁时,他突然决定放弃所有的教职与地位,宣布将奔赴非洲丛林去当一名乡间医生。为了达到这一目的,他转而学医,38 岁时学成,1913 年以医学博士身份携新婚的妻子在刚果的兰巴雷内(Lambarene)丛林里建起了一间小诊所,由此开始了他的行医也是人道主义实践的艰辛生涯。在随后的五十二年中,他除了短暂的休假、学术旅行与募捐,绝大部分时间与精力都服务于非洲的土著居民,直至生命的最后一息。他的遗骨就安葬在奥戈维河畔的油棕林中。这本只有 200 页的小册子就讲述了这么一位伟大而传奇人物的平凡故事。

说他平凡,也不平凡,史怀哲是 1953 年度诺贝尔和平奖的获得者,还获得过德国科学、艺术最高奖,巴黎城金质奖章,英国殊勋勋章,哥本哈根森宁奖等,只不过他把所有的奖金都用于修建麻风病房了。他还是法兰西科学、道德和政治科学院的院士。论家世,他还是著名法国哲学家萨特的堂叔。他相当长寿，因此人生经历漫长而丰富，这本传记中多有记载。譬如，他在斯特拉斯堡求学时，就住在歌德一百年前住过的房间里；他曾是战后联邦德国总统特奥多尔·豪斯的证婚人；他与文坛大师罗曼·罗兰、茨威格和科学巨匠爱因斯坦因为早年的友谊成为终身的朋友；至于与教皇、女王等王公贵族、政坛显要的片刻交往更是数不胜数，但均不为他所看重。从以上的生活圈与交往圈来看，他似乎具有德法双重文化背景。是的，史怀哲生活的时代，他的家乡阿尔萨斯曾分别归属德国与法国，所以他讲两种语言，并用两种语言写作（但用德语祈祷）——他的著作多数用德语写成，但第一部著作《巴赫》是用法语写的。他在斯特拉斯堡读大学时往返于巴黎与柏林，在巴黎大学写博士论文，进修音乐，同时又喜欢柏林和那里的哲学演讲课。因此，他的性格中既有德国式的谨严，又有法国式的浪漫。《巴赫》出版后，罗曼·罗兰曾评论其为"德国与法国精神和谐结合的产物"。

　　史怀哲的事业选择与道德献身很自然地让我们联想到中国抗日战争时期另一位伟大的医生——诺尔曼·白求恩（Norman Bethune）。两人生活的年代相近，白求恩比史怀哲小 15 岁。只不过白求恩原本是一位医生，受加拿大共产党指派来中国，两年后就以身殉职了，时年 49 岁。而史怀哲是先决定去非洲，尔后才学习医学，他是受命于内心的理性与良知召唤，而且异常长寿，在疾病肆虐的非洲丛林里活到了 90 岁。但他们精神生活的共同点是用生命去追求人生的纯粹，无论生命是长是短。1939 年，诺尔曼·白求恩不幸感染破伤风而病逝，延安举行了隆重的公祭，由毛泽东主祭，会前由毛的秘书胡乔木起草祭文。胡在文末高度评价了白求恩的献身精神，称其为"一个高尚的人，一个有道德的人，一个有益于人民的人"。但定稿时，毛在文稿中郑重地加上"一个纯粹的人"，仔细想来，确是精彩之笔。白求恩的纯粹人生在此不作详细的叙说了，史怀哲的纯粹人生可以从他的传记与著作中细细品味，也就是说，我们可以由他的传奇故事潜入他的生活境遇与人生冲突之中，去追溯他的学术根结与精神意义。

很显然，史怀哲30岁那年决计放弃固有生活的一切，突兀地选择去非洲行医不是一时冲动，像堂·吉诃德向风车冲杀，也不能简单地用不加界定的利他主义观点来解释。因为他从决定到启程经历了八年，八年中，不仅亲友作出各种猜测与解释，他自己也多次叩问心灵：为什么要踏上这条通往纯粹的羊肠小道？是上帝的召唤吗？他断然否认。尽管他是一位虔诚的基督徒，但他认定此举完全出自理性，并风趣地讥笑用上帝召唤来解释他的选择的教士听力比自己好。是出自对苦难的同情吗？不完全是。作决定之前他从未去过非洲，而且史怀哲认为仅仅出于同情显得太狭隘，不足以表达某种伦理学的理解与渴求，前者是或然的、有限的，而且是主观的，后者则是必然的、无限的、天赋的，同时是思想的，蕴含着非同寻常的勇气和深思熟虑，是鼓舞人心的理想主义和清醒的理智的组合，追求神秘的浪漫主义和冷静地思考一切的组合。这不是对幸福感的压抑或扼杀，而是表达与释放幸福感的一种方式。此外，史怀哲已从平静的世俗生活中强烈地感受到欧洲文明的衰落。在这一点上，我们不得不叹服于他心灵的敏感，他能从自身的健康、幸福、成就感和社会安定、和谐之中找到反思幸福与宁静的钥匙。与他同时代的一位传记作家认为：史怀哲的决定与其说是怪僻的，毋宁说是高度象征性的；真正具有象征意义的在于他不留在欧洲，而是前往非洲丛林，缺少历史阐释和淳朴的非洲比由历史学说填满的精致的欧洲更能抚慰他的心灵祈盼与饥渴。爱因斯坦也同意这个解释，他认为：非洲的事业对于我们在道德上麻木和无心智的文化传统来说是一种逃匿和摆脱，而面对这种选择的机会,个别人是无能为力的。但史怀哲是一个例外,因此,他具有认识悲观主义和伦理乐观主义的双重特征,而且他在对歌德的精神依恋之中找到了自身的角色和责任。他不仅是一个精神的人,同时也是一个行动的人,并且首先是一个行动的人。他不希望只是在口头上谈论爱的宗教,而要成为这一宗教的真正践行者。

对史怀哲来说,他不仅是一位医生,还是一位哲学家和作家,他的道德祈盼、心灵饥渴、直指纯粹人生的伦理追求和实践需要由“意会”与“不可尽言”中爆发,走向言说与阐释的层面。这一天终于到了,1915 年 9 月的一天,刚刚进入不惑之年的史怀哲乘船沿着奥戈维河逆流而上去救助一位传教士生病的妻子,正当他非常疲倦且沮丧时,一个新词突然在脑海中闪现,那就是——“敬畏生命”。事后,他这样述说:这是一个我从未听过或读过的新词,我立刻意识到,它带来一个能解决一直折磨着我的问题的解答。过去那套只关心我们与其他人关系的价值系统是不完全的,所以会缺乏向善的原动力,只有立足于“敬畏生命”这一观点,我们才可能倾其所爱与这个世界的其他生命建立一个灵性的、人性的关系。此时,他觉得像一个在漏船中的人,靠这条船不能驶向大海,而必须打造一条新的、更好的船……在“敬畏生命”的伦理学建构中,史怀哲似乎找到了他的道德彼岸。

在我看来,以敬畏生命为道德基线与原动力的伦理学在理论上并不是完全自洽的,因为它主张生命是无条件地神圣、无条件地有价值,从而使道德纯粹求诸内心成为可能。客观地讲,“敬畏生命”的命题在史怀哲的演讲和著述中并未得到缜密的逻辑论证,他把它推给生命的体验,由体验去悟达道德境界:“维护生命、珍惜生命是善的,毁灭生命或妨碍生命是恶的。”箴言式的说理与表述是或然的,但人类原初的道德冲动与深层次的理解随后被他拉向哲学,界定为一种“生存意志”,从中透出他的哲人禀性和德国思辨传统。什么是

"生存意志"？它是一种"自我的意欲生活的生命，自我皆存在于意欲生活的生命之中"。世俗的道德冲突即表现为"生存意志与自身不和的恐怖戏剧"。进化论学者描述的生存竞争、弱肉强食便是对这一"生存意志"的挑战。史怀哲毕生的利他主义的道德实践也源于这一生存意志的冲动。"在我身上，生存意志显现为指望与其他人的生存融为一体"的共生、共享的道德追求。"当我的生命以任一种方式为其他生命奉献出自己时，我永恒的生存意志便与永恒者结合，因为所有的生命都是一体的。"在史怀哲看来，正是这样一种有几分神秘的"生存意志"引出了道德生活的净化与纯粹。本质上讲，这是一种宗教人格的伦理学表达，在他的诸多阐述中都流露出崇尚神秘、神圣、诚实的特点，且坦白他并不将这份神圣归于上帝，从而表现出经验的、世俗宗教的立场。即使上帝不曾创造亚当和夏娃，生命的个体仍然是神圣的，这种既矛盾又和谐的知识与价值境况在西方那些有宗教学术背景与宗教生活的科学家的精神世界中显得十分自然而普遍。神格命题在人文主义、世俗体验的孵化下异化，与科学的理解达成共轭，同样，许多科学命题也在世俗化的宗教理解中被赋予多元的人文内涵。史怀哲的生命道路与他的"敬畏生命"伦理学的建构就是绝好的例证：在他的知识与价值结构中，一方面接受进化论演绎的生命链条、还原论层析的生命细节与微观图景，另一方面坚持经验层面的有机论观念和宗教虔诚的生命神圣立场。他不仅为自己，也为这个时代提供了一个生命科学在技术创新中进步，与之协同的伦理生活在体验神圣中净化的共生的价值居所。

史怀哲似乎要诉说这样一个道理：在探索生命意义的过程中，仅有科学、技术的知识与实践无法进入纯粹的疆域，甚至不能给人类带来有益的东西。史怀哲的朋友、20世纪科学大师爱因斯坦也有类似的感触，他同样认为："仅凭知识和技术并不能给人类的生活带来幸福和尊严。人类完全有理由把高尚的道德标准和价值观的倡导者和力行者置于客观真理的发现者之上。"话虽这么说，通往纯粹人生的羊肠小道上依然行人寥寥。也许正像史怀哲的一位朋友所说，"人类不可以从两头点燃一根蜡烛"。但史怀哲坚持认为："如果蜡烛够长的话，人们可以这么做！"

史怀哲固然可以在自己的生命中体验"两头点燃蜡烛"的快乐，但社会价值机器却未必能认同技术创新与道德净化、科学与人文、功利与纯粹这类二元平峰式的贡献。譬如，史怀哲在非洲丛林中艰苦卓绝的医疗探索与创造性实践，既包括现代医学知识与技术在非洲的本土化，以及跨文化的制度建设（医疗制度、医院制度的创意），也包括适宜技术与全科化背景下的特色服务机制的建立，初级保健与急症的高效处置，非洲昏睡病、麻风病的非凡疗效，这些都没能得到医学界的重视，也无人作技术与组织层面的评价。似乎史怀哲医生除了道德上的献身之外，在医学上并没有给我们这个时代增加点什么。虽然他是诺贝尔奖得主，但拿回的却是和平奖。他一生中接受过数十次奖励，只是在 77 岁那年获得过一次医学领域的奖章（不太出名的帕拉克尔劳斯奖章）。这不能不让人怀疑医学评价机器的价值错位与偏颇，表现为只承认技术创新的价值，而无视人性的光芒。而且，新锐的医学家还不时地批评史怀哲思想保守，只热衷于重复性的技术操作，不重视时新的技术成果。他的医院也一点都不现代化，看上去像一个非洲村庄，除了手术室、检验室，病房里甚至没有电器，但分区布局、服务制度都十分人性化、本土化。他的保守与固执使得他的丛林医院在高度技术化与高度组织化的医学时代里保持了对病人个体的尊重、人性的温情，以及在适宜技术处置下的一流疗效。在他看来，过度技术化的医学常常导致医患关系的冷漠。但他对新药十分敏感，并非一味地排斥新东西。还是爱因斯坦能超越世俗评价理解他的价值,在史怀哲 80 寿辰的纪念文集中,爱因斯坦这样写道:"这个人的影响与其说来自令人赞叹的成就,毋宁说来自他那对通常的理智来说难以把握的整个人格。"我们确实需要"修理"通常的理智与价值标尺,尤其是医学界。

史怀哲的确是一位极具个性的人,甚至还不时地用个性去挑战大众价值、流行观念。这份自信来自于他内心的纯粹,即使这份纯粹也是极其个性的,它源于宗教,源于音乐和管风琴的键盘,源于歌德的诗文、康德理性而思辨的哲学体系,还有那位与他心智相合的海伦娜夫人……这些我们都可以从他的传记中细心品味。通往纯粹的这条羊肠小道上有着旖旎的精神风光。而且可以设想,无论这个世界如何发达、如何进步,通往道德净化、人生纯粹的世界只会有个性化的羊肠小道,而不会有什么康庄大道或高速公路。

四　贝塔朗菲的搬家史及学术扩张史

记得另一位有着传奇色彩的科学家卢里亚曾断言,"科学家的传记要比国王的传记乏味多了",因为在国王的传记里充满了权力的角逐与宫闱艳情,这些都是平头百姓所乐于窥视的,而科学家的传记只能拘囿于职业生活,说不定还会冷不防冒出一串专业术语和公式,让圈外人发呆。但卢里亚同时又指出:"任何一本值得一读的传记,其最让人激动的内容是人格特质的描述与阐释,无论传主是一位诗人、画家,或者一位科学家。"而"人格特质的阐述应该是一幅有着许多街景的风景画"。说到"街景"的丰富,以一般系统论创始人贝塔朗菲为传主的这本《隐匿中的奇才》(*Ludwig Von Bertalanffy: A Wizard in Hiding*)很值得一读,尽管内容侧重于思想与学术的流淌,但其人生的"街景"却可以赛过半打国王。说来这只能怪国王的宫殿太瑰丽,御座太尊贵,一朝爬上去就不想再活动了,除非被人撵跑。相形之下,贝塔朗菲这帮科学家为了内心的精神冲动,也为了生计,必须浪迹四方。搬家史便成为他人生的一条挣不断的红线,映出他的人生的色彩,也牵出他的学术扩张史与治学禀性。这本传记即充分展示了贝塔朗菲的学术迁徙地图与精神半径,下面就让我们一同去追溯吧。

1924 年,23 岁的贝塔朗菲由奥地利维也纳大学毕业,在阿尔卑斯山位于库夫斯坦的一个滑雪胜地邂逅一位"爱上他大脑"的玛丽亚(Maria)小姐,不久她成了贝塔朗菲夫人,并终生欣赏他的才智。在母校,他虽以才华换来了荣誉和教职,却未能摆脱囊中羞涩的窘况。新富的"山姆大叔"便趁机许之以利,于是,他们夫妇以洛克菲勒基金会研究人员的身份来到芝加哥大学。在一次学术研讨会上,他首次公开宣讲了一门学科,即他终身从事其建构与阐释的一般系统论。也许是"山姆大叔"给的经费充足,贝塔朗菲夫妇潇洒地作了一次横跨全美的学术旅行。其时,二战爆发,正当许多科学精英别欧赴美之际,他们却返回维也纳,做了"第三帝国"的顺民,这成为人们从道德上指责他的唯一理由。二战期间,尽管在学术上未受到纳粹政权的干扰,但他们却饱尝了饥馑与短缺的生活。为了挣稿酬改善生计,他于贫寒之中完成一生中重要的著作之一——《生命问题——现代生物学思潮评述》。战后,他怀揣叮当作响的 10 个瑞士法郎和厚厚的书稿去了瑞士,随后又迁居英国、加拿大。在渥太华大学,他发明了可用于癌症早期筛查的细胞学方法,这一方法后来被命名为贝氏方法。这是他在还原论研究范式与轨道上所取得的最显赫的成果。声名鹊起后他又乐颠颠地东奔西跑:先是到美国 18 所大学作巡回学术演讲;1954 年,已经 53 岁的贝塔朗菲接受福特基金会的邀请,又一次举家南迁到美国加州的斯坦福大学,而且由生物学研究与教学转入行为科学和临床心理学研究;59 岁时,又从加州的洛杉矶搬家到堪萨斯州的托皮卡;没待多久,又动身去了加拿大的埃德蒙顿,这是他学术生活中最辉煌的一段时光,身兼生物学、心理学、科学哲学多个教席,完成了《机器人、人和思维》《有机心理学和系统理论》《一般系统理论》三本专著。若想捕捉戏剧性亮点的话,他曾作为贵宾由加拿大被请到华盛顿参加尼克松总统的就职仪式,就是那位因打开中美关系大门而彪炳史册同时又因"水门事件"丑闻被迫辞职下台的共和党总统,但是贝塔朗菲却没有显出什么异样的激动,礼节性地参加了舞会却未下舞池。舞会上不下舞池,但搬家仍不知疲倦:他 65 岁退休之后还作了一次异动,搬到位于水牛城的纽约州立大学,这是他最后一次搬家了;教席却换成了社会科学系教授,并在理论生物学中心兼职,主讲的课程是有关系统科学与哲学的"科学、社会和文化""展望哲学和人类新图景"。

也许人生总会有一些预感与谶测,就在他的学术生涯即将完结之时,他蓦然回想起新婚燕尔时他们夫妇的一段对话:"玛丽亚,我应当成为一位生物学家,还是应当做一位哲学家呢?"她回答:"我认为你最好以生物学作为职业,因为生物学家更被人们所需要。而且一个生物学家能够利用他所知晓的知识再去成为一位哲学家。"玛丽亚的建议确定了他毕生的学术轨迹。不过,最初的规划只设计了起点与终点,事实上如同其搬家史的曲折丰富一样,贝塔朗菲的学术扩张史也不是线性的或平面的,它经历了生物学→行为科学→精神医学→哲学与社会科学的过程,此外还有数学语言的习得与运用。他的一般系统论学说的建构与阐释即是这一精神扩张历程的整合。

由于他的出发点是生物学,所以在他的一般系统论中浸淫着一股不同于机械论气质的有机论传统、博物学传统与生态学姿态,甚至还不时流露出生物学与物理学观点和法则之间的冲突。譬如他坚持认为机械生命观无法解释生物学中的等终极现象（等终极现象最有戏剧性的表现形式是再生，蜥蜴再生失去的尾巴，蝾螈再生失去的肢体……），这是因为有机体中存在一种神秘的定向能力。所以，无论在生物学还是行为学、心理学研究过程中，他都顽固地拒绝单纯机械论的观点与物理学的立场。他坚信生命处于一个更高级的阶段，决不能完全地用物理学和化学定律来解释。而且他还痴迷地倡导对生命的敬畏，劝诫人们用尊敬之情来看待生命并学会彼此尊重。但是，最能表现贝塔朗菲清醒与睿智的是他游刃于机械论和活力论的夹缝之中。他既反对将生命的独特性等同于理化过程，又反对将其等同于神秘性。最终，他将生命引向开放的系统研究，通过系统之间的关系来描述生命中的活力因素，同时又将生物学上对系统关系的认知与把握扩展到一般意义上的系统中去，即在科学上清晰地阐明有机系统的概念并把它发展成为一般系统论的观点。

在一门神圣的学问面前，人生总是短暂的。1971 年 9 月，70 岁的贝塔朗菲到了纽约州立大学为他宽许的退休年龄，但校方仍然决定延聘他，并送他一件特殊的生日礼物——以他的名义举办了一次跨学科的系统论专题讨论会。全美的系统理论学者与哲学家聚集在水牛城，这让他再一次感受到学术交流与交锋的乐趣。他的一生数十次搬家、旅行、精神漂泊，不就是在努力扩大学术交往与交流的半径吗？此时，他再也无力搬家了，但心脏病的发作让他几次客居医院，第一次是在肯穆默西医院住了三个月。这一回他没有轻易认同这个他曾得到精心治疗与关照的居所，而是透过技术性的服务与照顾感受到人性温度的降低与人的自主性的丧失。他告诉他的学生们："躺在医院里可不是什么舒心的事情，虽然我未曾蹲过监狱，在我看来，病人和犯人之间的差别并不是巨大的。"有谁会带着心脏病去蹲监狱呢？但带着心脏病去住医院却是天经地义的。贝塔朗菲由一般系统论的眼光洞察到技术时代的政治与技术时代的医学、法律制度与医院制度的同构性,只是前者以正义的名目、后者以拯救的名目剥夺人的自主权利,隔绝社会交往和情感支撑。来不及完成这个体验中的个案研究,贝塔朗菲在没有玛丽亚的抚摩——不管是额头还是手心——的忧伤中走完了生命的历程。

由于贝塔朗菲的仙逝未作张扬,法国科学家委员会仍提名他为当年的诺贝尔奖候选人,当提名被送到奥斯陆之时,评委会才得知他已驾鹤西去,按规则无缘入围了。不过回顾一下诺贝尔奖的颁奖史,如果不调整诺奖的价值标准、修改评判机制,大致可以推测贝塔朗菲不大可能最终踏上斯德哥尔摩音乐厅的红地毯,因为他角逐的生理学或医学奖基本上崇尚还原论的价值旨向,表彰那些在理化技术的导引下潜入分子或亚分子层面、代谢向度及肿瘤、临床药学等应用快捷的领域所创立的勋业。

说起来也有意思,近、现代科技史不过就是一部"挖地三尺"找证据从而描绘真理细节的历史,人们深信这个世界的全部奥秘就像甘泉一样埋藏在大地的深处或是天的尽头。所以科学的前沿要么在深井里,要么在最大倍数的电子显微镜或射电束流望远镜的视野里。而贝塔朗菲却是趴在"井"沿上,用哲人的睿智仰望星空。尽管他也熟知还原论的价值旨向,并且在细胞学层面做出过卓越的成绩,如发明了用于癌症检测的吖啶橙荧光方法(他的儿子菲利克斯,一位笃诚的肺科大夫,后来在实验室里上万次重复父亲的检测技术,证实了其可信与可靠的应用价值),但综其一生的研究而言,他的学术向度在躯体→心理→行为→社会的轨道上运行,他的思想与学术价值是实证的科学与技术标尺所无法丈量的。就像不同量纲的数值无法比较一样,评奖作为一项公共的、制度化的价值确认,其实也没有绝对的标准,人们总是要戴上我们这个时代的、学风的有色眼镜,诺贝尔奖的评委们同样摘不掉这副眼镜。贝塔朗菲对此很清楚,他在给一位友人的传记性的墓志铭中写道:"在我们这个等级森严的社会中,此人确实处于次要的位置……但是他有一个秘密的反击对象,那正是我们,孤注一掷地制造了这种眼镜的我们。"若是贝塔朗菲,他必定会在这副眼镜中加入一般系统论的变焦装置,能够自由变换显微与显宏的径向,使"挖深井"与"爬树梢"互为反衬,改造我们时代的科学价值体系,让人们戴上新的眼镜来观察世界和自身。所以,传记作者戴维森有一种强烈的预感,贝塔朗菲在科学思想史上的地位要比他现在的地位重要得多。他的沉寂,只能说明我们时代价值标尺的缺陷与错位。

除了与传统科学范式和价值的固有冲突之外,贝塔朗菲的治学禀性与表达风格也显得与众不同,他强烈的沟通激情与演讲天赋曾经令许多听众倾倒,被人们誉为一道划破技术时代天空的思想灵光。但是他的演讲词汇集的专著却常常受到崇尚严谨与实证的学者们的怀疑和挑剔,被视为"有独立价值却又被拒绝引述的文献",不被接纳进入经典的学术链条之中。他独到的思想启迪对当代科学活动来说有如化学中的催化剂,影响反应的时间进程,却不能参加反应。然而,在美国,并非系统研究的所有分支都遭遇到这种被敬而远之的命运,其中有一支被认为最具应用价值,即二战时期及战后由国防预算驱动并迅速崛起的系统工程(含自动控制)和系统分析(又称运筹学)。这项系统技术后来由军事转向民用、由技术扩大至管理层面。随着信息技术酵母般地壮大,系统技术已经独立门户,而且财势两旺。这位学术"新贵"倒不否认它与一般系统论的学术亲缘关系,但贝塔朗菲本人却显出尴尬与无奈:一方面他指责系统技术并不能提供一种世界观,只是对于机械观和机械理论的一种延伸而不是替代;另一方面又不能不承认它是一般系统论的分支,属于一种有局限的系统观,以区别于包括自主性、终极性、递进观等诸多特点的开放系统。令贝塔朗菲尴尬与痛苦的是,系统论的发展面临两难选择,要么坚守博物学、有机论传统在思辨与人文关怀层面踱步,但这样下去可能被学术界划归哲学范畴;要么收敛视野、降低视点深入到技术模型中寻找细节和实证法则,但这又违背了最初超越机械论和技术主义的理论预设,仍旧回到出发时的原点,甚至后退了几步,因为命题已由生命系统还原到非生命系统。果真如后者,贝塔朗菲内心期许的人文系统理论事实上已被系统技术所异化。但是,他最终提出了一种承认真理多重性的透视观,并试图由此来化解这场内心的冲突。贝塔朗菲的透视观仍然是他系统论认知哲学的一种演绎,思辨意义大于方法意义。此时,他已进入暮年,除了心态更趋温和、豁达,心智上更注重历史的咀嚼与人生的体验,但思想的锋刃丝毫不减,对科学主义、技术崇拜为表现形式之一(此外还有政治、宗教上的狂热主义)的绝对真理观作了无情的"攻击"。他十分欣赏赫胥黎的一段睿智之语:"一个柠檬的真理不同于一个草莓的真理,它们各自都有正当的存在权利并认为只有它才代表了真实。"可贵的是他拒绝绝对主义,但并不全盘接受认知上的相对主义,即他反对科学是唯一真理的观点,仍坚信科学是真理之一。同样,在科学实证主义与神秘主义之间他也十分谨慎,一方面用有机生物学的理论去批评活力论,另一方面倡导对生命奥秘、真理多元性的敬畏,承认"神秘主义是一种特有的感觉,一种对于某种更高级并且超越于这个世界的事物的感觉"。在一场骤急的实证研究高潮之后,人们的确需要在冥冥之中抚摸上帝的肉身,穿越神秘性去打开新的实在之门。

要理解贝塔朗菲和他的学说必须有四项基本前提:一是熟悉他丰富的人生阅历,包括他的搬家史。在这里,"搬家"是他精神与学术迁徙的象征和隐喻。二是深入把握他的学说具体的思维质料,即从生物学例证的关注出发,穿越行为、心理现象的研究,重新回到生命系统,不然无法理解他的核心概念和理论个性,甚至话语姿态。三是洞察他丰富的批评生活,一般系统论的建构过程首先是一个批评的过程——对机械论的批判,对活力论的批判,对刺激—反应模式的批判,对科学专制主义的批判,对技术非人化的忧思,虽然他的生活方式有几分古典味,偏于保守、拘谨,不像卢里亚那样坚持积极的政治姿态,期许政治改革能为科学、艺术提供良好的发展空间。他还曾多次宣称自己是政治的旁观者,但他的批判锋芒也多次由科学领域溢出,伸展至社会生活之中,对我们时代的神经症人格、对历史中人性疯狂的轮回、对专制政治战争机器的操纵,都从系统学说的角度予以深刻地分析,表现出一位有着浓郁人文主义气质的自然科学家对理性、良知的渴求。四是追溯他永恒的精神冲动,尤其要追寻其冲动的源头究竟是什么。如果想偷懒,权威教科书会告诉你,一点都不复杂:一是从历史的钟摆律中来,科学史总是在分析与综合之间荡秋千,三十年河东,三十年河西;二是从恩格斯一百多年前的天才预言中来,19 世纪的科学经历了搜集资料与微观研究阶段,20 世纪将进入整理资料与宏观把握阶段(这个把握其实并不十分准确),要整理,就需要系统观。而且科学大师天生就是世界统一图景的描绘者:爱因斯坦孜孜寻求统一场论,海森堡倾心于勾勒自然科学世界图像的统一性,玻尔极力倡导人类知识的统一性。相形之下,贝塔朗菲不过是这一终极性工程的泥瓦匠,他的系统观念与理论便是完成这一宏伟工程的搅拌器。其实,对贝塔朗菲来说,这些解释不过是隔靴搔痒。他倾毕生精力去建构一般系统论这门学说,其真实的冲动来自生物学与物理学范式之间的差异和冲突,来自有机论、博物学、生态学传统与机械论、还原论现实之间的冲突,来自生命探索中技术刚性与人文主义温情之间的巨大落差,来自人性及伦理价值失落与复归的忧思和企盼……也许还远不止这些,作为一位敏感、睿智的思想型科学家,贝塔朗菲的精神世界有众多的沟壑与峰峦,绝不可姑妄言之。《隐匿中的奇才》就是要告诉大家一个并不复杂的法则:要了解一门学问,必须下功夫左顾右盼去寻访"街景",同时也要走进原创者的心灵。

五　协和医生的非典型成长

认识医学,离不开医生的精神发育史,需要知晓他们的情理关切。本节就说说一位医生的非典型成长,他叫谭先杰,北京协和医院妇科肿瘤专家、知名科普作家,他的自传体回忆录《致母亲:一个协和医生的故事》面世,勾起人们对这位名医的成长史的关注。作者写作时的确已入不惑之年,却还不到知天命的岁月,总结人生似乎有些早,但其心中的苦难叙事、生命书写冲动却很强,其实 biography (传记)的语义就是"鲜活的生命历程"。

怎样的 biography? 谭大夫展现的不是鲜花铺就的康庄大道,而是布满荆棘的盘山弯道。柏拉图曾经说过一句听起来很损的话——"只有生过病的医生才能成为好医生",同样,只有穿越过苦难的医生才能更真切地理解患者的疾苦,与之共情,施以真挚的关切与关怀。孟子也有"天将降大任于斯人也,必先苦其心志,劳其筋骨,饿其体肤……"在书中,谭大夫记叙了他少年时期母亲的病与死,青年时代父兄的苦乐年华,这一切对他来说都是心智的塑造、灵魂的雕刻,造就了他坚定的求医动机——发愿拯救与母亲一样危厄的患者与家庭,也冥冥中决定了他的学科选择(妇科)与学术主攻方向(妇科肿瘤)。如今,他已经是这个领域里卓有声名的专家,但怜悯、恻隐的初心依旧,敬畏、虔诚之情如昔,丝毫不曾改变。

成长是什么？就是一个人艰辛的社会化进程，被各种苦难体验的洗刷、浸泡的经历。谭大夫笔下展现了他亲历的饥馑难耐、腹空泛酸的体验，他曾经仅带一瓶水，徒步70公里，翻越野山回家，几近虚脱，才找到一户人家，一顿饭吃掉其全家的午饭；为挣学费，在砖瓦厂制坯、搬砖过劳后衰竭无力，如四肢灌铅的体验，多次遭遇学费、生活费、路费无着，走村串户、投亲访友忍辱借钱的体验（如今许多人的诊费还是这样筹措的）；后来的日子里，虽然学业有成，事业有望，依然要面对亲人疾苦而无助的残酷现实，面对患者亡故而无奈的体验。这些林林总总的体验告诉世人：生活是一碗苦茶、一杯苦酒，即使是医生，也要穿越曲折、跌宕的生活激流，品尝生活的五味杂陈。人生起降沉浮对一个人心智的摔打锤炼，对于一位医者的社会化至关重要，苦乐交集的人生犹如冷热交替的锻工淬火，锻造出坚毅的性格，使其不屈不挠地进取，敢于下死劲搏击命运，毕其一役而全胜。人生盘点，检视脚印，似乎不是什么颠簸曲折、降节屈志，而是高人棋局博弈时的让子，撤掉一半车马炮，照样纵横捭阖，轻松赢棋。有猎奇心思的读者还可在书中读到谭大夫的情史，从初恋到未果之恋，从情窦初绽到春心荡漾，一一道来，十分坦白，到底是否有一个就是现任妻子却缄口不言，留下了一丝悬念。

成熟又是什么？如何百炼成钢？人常道水有激流，山有险峻，长江有三峡，泰山有十八盘，谭大夫人生也有几次戏剧性的狭路崎岖、峰回路转，如华西医大入学（学费无法筹措，几近放弃注册）、协和医院实习生遴选（错过了面试时间，夜课补试方通过）、协和医院入职（初选落选，后以技术员身份入职试用）、法国进修时实验室里闹乌龙（误将衬纸当吸附膜）、国际妇产科学术会议登台演讲（临时改期惊动学科泰斗级大会主席，效果出奇地惊艳）、凶险肿瘤诊疗与卵巢超大肿瘤的摘除手术，都是那么跌宕、惊险，或心悬一线，或有惊无险。事后的咀嚼、思考,开启着人生的觉悟,逐渐从同情到共情,从慈悲到博爱,从刀剑相加到抚慰安顿,从拯救到救赎。其实,人生经历苦难之后发愤图强,似乎更符合人生激越的逻辑,但经历困苦之后如何归潜于淡泊,成为一个纯粹的人反而不是易事。苦斗之后奔向成功,却依然拥抱简单生活,一箪食,一瓢饮,显然不是要告别凡尘,回避喧嚣,恰恰是穿越复杂之后的单纯、纷繁之后的宁静。谭先杰似乎已经步入知苦惜福的更高境界。

谭大夫与其恩师郎景和院士有许多相同的爱好、相通的气质,除了妇科专业精进之外,还都是书法高手与故事大王,更是科普达人,其章回体科普作品《子宫情事》以拟人式的临床叙事、奇异的生命妙喻开启了妇产专业科普写作的新模式,受到许多读者的喜爱与追捧,一度洛阳纸贵,成为年度畅销书。

主要参考文献

1.〔美〕刘易斯·托马斯:《最年轻的科学——观察医学的札记》,周惠民、石珍荣、周云译,青岛:青岛出版社,1996 年。

2.〔法〕卢里亚:《熊掌与鱼:一位诺贝尔奖得主的精神历程》,颜青山、陈蓉霞、陈志夏、禹宽平译,青岛:青岛出版社,1999 年。

3.〔德〕阿尔伯特·史怀哲:《行走在非洲丛林》,罗玲译,北京:外语教学与研究出版社,2016 年。

4. 钟肇政编译:《史怀哲传》,北京:中国社会科学出版社,2004 年。

5.〔美〕马克·戴维森:《隐匿中的奇才:路德维希·冯·贝塔朗菲传》,陈蓉霞译,上海:东方出版中心,1999 年。

6. 谭先杰:《致母亲:一个协和医生的故事》,北京:生活·读书·新知三联书店,2018 年。

第十五讲

生命、医学与艺术

　　把"医学"与"艺术"两个概念摆在一起，会产生几个组合词义：其一，医学与艺术。这个题目之下可以谈论两门学科的因缘际会与比较意义，下笔可以纵横捭阖，倾江捣海，说古论今，声东击西。其二，医学的艺术。其实要谈的是医学家的艺术，因为，在世人眼里，医学是一门好手艺，它能延缓甚至阻止死亡的脚步，拯救病中的黎民，还能养家赡亲；更有另一重深入的理解：它是医学家手头的艺术活。医学水准的高低，评判的最终标准不在书本知识的莫测高深，也不在各种诊疗仪表板的神秘闪烁，而在医家心思的细密与睿智、手头功夫的独到与娴熟。前者是思维的艺术；后者是指尖的艺术，它脱离知识体系而依附于医家的实践和技巧的个体发挥，也与其职业训练、学术经验、综合素质、身心禀赋息息相关。因此，临床医学本质上是技术与艺术的高度融合。实验室被外界认为是刻板之地，其实也是艺术思维的发散场所，谁会想到 PCR（高效复制 DNA 片段的"聚合酶"链式反应）的发明得益于穆利斯与女友郊游中对七叶树花瓣的惬意端详，后来他因此摘取了诺贝尔化学奖的桂冠。世界万物都有灵性的迁移点、交汇点，关键在于你是否能够随心而动，适时而应。

一　医学有可能成为艺术化的科学吗？

这个问题可以掰成两半——前提预设与题中之义来谈，前者是为什么要成为艺术的科学，后者是怎样成为艺术的科学。先得解决前提问题，为什么要成为艺术的科学？理由并不曲折，在以人为本的科学谱系中，最有可能成为艺术化的科学门类有二，一是建筑学，二是医学。首先还是因为医学是人学，而不是机器的医学，诊疗过程的诗化、艺术化不只是医生的职业理想，也是人性的暖流奔涌的地方，为的是医患（主客体）之间的交往与交流超越技术的冷漠，将生命的舟楫摇到情感依依、情谊浓浓的"外婆桥"。当然，飞越感性的体验，进入哲学思辨的空间，不难发现医学目的诗化将带来医学意义的诗化与医学未来图景、终极价值的重新发现，使医学成为理论海拔不低的学科。不过，这些命题有些灰色，离鲜活的职业生活有些远，还是留给书斋里的学问家去"折腾"吧。对于临床一线、科研一线的"手艺人"来说，"艺术的医学"的召唤，不是催生技术操持的出神入化，就是激发创造力的喷薄而出。当然，如果我们的眼里多一道社会批评的烛光，艺术的医学追求也有助于平抑心中的原欲，在消费主义盛行的当今社会里实现"去功利化"的人文夙愿。

诚然，相较于哲学、历史、伦理学、法律学、心理学、社会学等学科，艺术似乎离医学更远，二者分属于两个自成体系的学科领域，但又存在着交集。常言道"医学是人学"，性命相托、仁心仁术，"文学/艺术是人学"，明心见性、载道言志，既然同是人学，自然有着共同的价值诉求；但是没有学人对此作充分的阐释，人们似乎更在意两者内容、趣味、方法方面的差异，甚至觉得在价值上相悖离。因此，关于医学生为什么要与艺术学科结缘，为什么要读一些文学与艺术作品，具备一些艺术修养(气质),存在不少分歧。一些人认为天经地义,大医学家都是医学艺术家,外科手术有"生境——熟境——纯境——化境"四分,初出茅庐者在生境与熟境之间徘徊,而外科大师的手艺炉火纯青、出神入化,在纯境与化境之间自由翱翔,这份修炼就是艺术大师的境界,因此,医生的成长就是由技术化生存到艺术化生存的升华;也有一些人觉得两大知识门类之间若即若离,艺术对于医学教育可有可无,可根据各自的学术余力和兴趣而选择,不必强行规定;还有一些人排斥艺术思维,认为艺术是迷宫,艺术思维缺乏齐一性、标准化,会冲击科学思维的严谨性、真理性、唯一性。

根据奥斯勒命题,医学是一门不确定的科学与充满可能性的艺术,医学与艺术之间存在交集,医学不只是一个真理发现的过程,也是一个审美的过程;医学生的精神发育不仅是一个知识积累的物理过程,还是一个由意达悟、物与神游(心有灵犀一点通,脑洞大开、豁然开朗)的艺术(化学)过程,需要临床历练。只有亲历了一次次疑难疾病的会诊、一台台复杂部位的手术攻关,才会明白职业成功的引擎就在发散性的艺术思维,困惑中的灵光乍现、危难救助时"下刀如有神"的妙悟,都可视为艺术化的技术创造与学术创新。

从生命哲学角度看,艺术能给人以全新的生命感受,一份独穷其乐的心流效应,而非机械论的生物感觉,提供一种相反相成、反弹琵琶、反面敷粉的认知通道,弥合科学与人文、技术与人性、生物与生命的裂痕,超越物理主义(生理主义)的认知盲点与视野缺陷。从认知角度看,艺术思维是二阶思维,从工具思维到价值思维,从一元价值(生物)到二(多)元价值,身—心二元,生物—生命两分,物象—心象—意象各异,追求形似到神似(离形得似)、虚构与写实的平衡。好的文学与艺术都源于自然(生活)而高于自然(生活),在客体与主体、必然性与可能性、功利与审美之间保持张力,搭建了科学与人文、技术与人性、医学与美学对话的平台,开启了求真与求美、观察与凝视、科学与格致、物化与心灵化、实用与境界之间从互斥到互洽的精神历程。

艺术展现了生命的另一个面向,即从认识生命、干预生命回归到敬畏生命、对话生命,捕捉一份灵动的生命感。每一个生命(患者)都是唯一的,人类疾苦、死亡的感受、感触、感悟迥然有异;艺术性就是唯一性、不可复制性,反抗科学的僵化思维(常常表现为过度的标准化与重复性)。从中国象形文字的寓意来看,"人"是一撇一捺,寓意相互支撑;"命"是人、一、叩的组合,寓意一个人独自叩问生命的意义。生命不仅包括物质形态,还有神圣感、崇高感、尊严、美感、爱欲、意志、情怀、鉴赏力、感悟力,更被赋予一份难以言说的艺术质感,如弹性、柔性、容涵性、神采飞扬。要克服生命认知中的单一化、僵化与板结,医生眼里不能只有形态、功能、代谢,还应该透过艺术范畴,追求更大的精神容涵,如唯一性与多样性,必然性与可能性,主体性与客观性,真相、真理与真谛、真如。艺术观追求钟灵毓秀,质疑绝对主义的真理观,赋予真理更大的诠释空间;艺术总是不完美的,同样,真理也总是不完全的、未完成的;艺术真实不是一种被定义的、被规范、被封闭的实在,而是一种包含着客观性、主观性、主客间性的实在,一份对未来敞开的、未完成的实在。在艺术田地里,主体客体交织,而对象化思维是对人类自身及其生命世界的阉割、肢解、窒息,使生命世界丧失清纯、鲜活、丰富,成为分门别类、僵滞、单调的生物世界,成为一架不知何为激情、何为爱欲、何为心灵愉悦、何为美与崇高的冷酷、抽象的机器。因此,一幅画或书法、摄影作品,一尊雕塑,一首乐曲,一部戏剧、影片,都是心之物象,其背后的艺术精灵飞翔于阔大无边的精神荒原之上。

艺术作品对于医学的启悟是什么? 阿诺德(M. Aronld)在《文化

与无政府状态》一书中指出：伟大的艺术作品绝不是不可理喻的胡言乱语，而是一种途径，这种途径可以帮助我们解决生活中隐藏在心灵深处的紧张与焦虑。通过欣赏艺术，医学对痛苦、死亡的理解、领悟更加深刻，不仅仅只是躯体的病变与恶化，更是对待生命的姿态。爱的秩序，价值的位序，精神之美、造型之美、技巧之美的背后无一不在传递着神圣、崇高的意象，从而在躯体与心灵、世俗与崇高、物质与精神、真相与幻象、真理与真谛、具象与空灵、经验与超验、外在体验与内在体验、理解与彻悟、理性与悟性之间架起一座桥梁，由此滋生出敬畏、悲悯、仁慈、关怀的职业情怀，摆脱科学主义、生理主义、技术主义的迷失。艺术之眼的奇特与艺术思维的奇诡，也是通往医学发现、发明和医疗技术创新的后楼梯。

毫无疑问，艺术家风格和艺术表现的多样性、或然性与生命表达和疾苦、生死呈现的多样性、不确定性之间，神圣艺术与神圣生命、神圣医学之间有着相互映照的关系。医学与艺术，不仅是结合、混搭，还可通过对话、观摩，形成一种价值引领。艺术可以为医学所用，作为一种诊疗手段，如观画测病、音乐疗法、喜剧疗法、书法养生等。同样，医学可以为艺术所用，如身体作为装置，医院场景、器物作为素材。此外，医学与艺术可以相互对话，相互汲取生命感悟，迸发灵感与创造力。艺术修养、艺术批评和鉴赏力对于医学生的精神发育与思想境界的开启，也具有不同凡响的意义。

二 医学与艺术：一部相映成趣的心灵史

如果我们漂流在人类医学历史的长河里，会看到医学的艺术更多地发生于经验医学的时代，那时候，人们的医学研究水平低下，生理、病理的专业知识大多源于大体解剖观察与自然界物候的比附联想,疾病的概念语码十分世俗化,医学理论相当不完备,肉身器官之外的辅助器械也很少,诊察疾病手段简单,无论是望闻问切还是视触叩听,都需要悉心揣摩,由"臆"达"悟",随机的、现象的、比附的、主观的、非标准化的诊疗使医学中"艺术"的积累与发凡达至了海阔天空,当时的医学专著与病案记录也几近文艺作品。因此,中国传统医学有"医者臆(艺)也"的说法。

近代历史上,医学常常与艺术结伴而行,从艺术中汲取营养。医生内心有着强烈的艺术张力、审美张力。百科全书式的天才达·芬奇,不仅是一位彪炳史册的画家,还是一位卓越的工程师,他的绘画笔记里有大量的解剖图像(尤其是胎儿发育的解剖图形),而且不完全是艺术解剖的角度,还有诸多胎儿发育的生理记述。

不列颠博物馆就发端于汉斯·斯隆(Sir Hans Sloane)医生的个人捐助,而并不是臆想中的皇家壮举。斯隆生于 1660 年,是一位毕生酷爱古玩、古物的临床医生,自幼喜爱自然与科学探索,后来成为一位医术高明的医生,受封为爵士。他的行医足迹不限于英伦三岛,还远及西印度群岛与非洲(在他留下的著作中,有一本关于牙买加自然史的书),正是高超的医术为他的古玩收藏提供了经济基础。1753 年,斯隆大夫以 93 岁高龄谢世,身后留下 75975 件珍贵的古玩、古物收藏品,还有大批植物标本以及数以万计的藏书资料。他留下遗言,将这些藏品与藏书交予英王乔治二世献给国家,向那些"好学与好奇之士"展示。经过六年的筹备,1759 年 1 月 15 日,不列颠博物馆首次对公众开放。

音乐大师柏辽兹(Hector Louis Berlioz)早年遵父命学医,1821 年入巴黎医科学校,1824 年修完医学课程并获得学位,但不久退学并与家庭决裂,从而失去资助。他 1826 年入巴黎音乐学院学习音乐,1828 年完成学业,从此世界上少了一个二流的医生,多了一位伟大的音乐家。

诺贝尔和平奖得主史怀哲，是伟大的人道主义者，1918 年赴非洲丛林行医，坚持五十二年，最后葬于非洲的油棕林里。岁月漫漫，何以支撑？管风琴演奏（达到一流的专业水准）是他灵魂高洁的永恒滋养、道德献身的永恒支撑，还是医院运营与发展的募款工具。

诺尔曼·白求恩不仅是一位国际主义战士，高尚、纯粹、利他的医生楷模，也是一位画家，他的《自画像》《结核病历程》《午夜手术室》都是收藏家们热捧的珍品。

医生一旦接触艺术，就接纳了一份艺术家的特质，如诗人气质、画家禀赋，或不谙世事，诗酒精神，得意忘形，违拗理性，或展现出不凡的美学追求，移精变气，灵光乍现，心随意动，物与神游，或崇尚艺术的创造空间，追求艺术化生存、人文主义价值观与境界，听命于理想人格、优雅人生的召唤，将艺术作为人性牵引的力量。艺术也是理解人类苦难的一个路径，他们借以思考：爱如何降临？苦难如何拯救？灵魂如何安顿？当代中国的一位医生画家——马东阳有这样的感悟：医生的职业总是与理性的思维、严谨的逻辑、冷漠的感情联系在一起，少有浪漫的想象和热烈的情感。但随着现代医学模式的转变，要求医生不能仅把病人看作一个简单的生物体，更重要的是要了解病人的社会角色、人生经历、内心世界甚至灵性诉求，实施身心社灵的"人文观照"，这样才能更深刻地理解疾病的发生、发展和转归，从而制定出合理的治疗方案。艺术和医术是相通的，桥梁是"人文精神"。艺术使医生成为一个情感真实的人、诚恳善良的人、审美高雅的人、拒绝暴力的人、品质高洁的人，从而具备与病人在各个层面进行良好沟通的能力，而这正是医学大家的基本素质。医生不仅要祛除病人身体的病痛，还要以深刻的同情、高尚的品质、博大的胸怀感染病人，以祛除他们心灵的创伤和失衡的情感。无疑，医学需要科学思维的严谨(不虚),但是否就不需要艺术思维的浪漫(不拘)？答案是两者都需要,科学让我们充实、进步,但也让我们自负、傲慢,艺术能帮助我们冲破职业生活中的知识板结与价值堰塞,提升生命的境界和职业幸福指数。

西方实验医学的兴起,使得基础医学发生了翻天覆地的变化,人们借助延长肉体器官功能的高精理化设备对人体形态学、功能、代谢的描述与分析有了长足的进步,一系列受控的、功能的、镜像的、客观的、标准化的生理、病理、药理指标体系逐渐建立与完备,临床诊疗也日益规范化、系统化,由此便大大限制了医学的"艺术"空间,使之失去"弹性",变得刻板起来。

从医学知识的进化历程看,医学的发展史就是一部"去艺术化"的科学醇化的历史。如今,我们所能感受到的那点"医学的艺术"只是一种重复操作造就的"娴熟",没有任意挥洒、肆意创新的自由与潇洒了。在人类认知的价值与方法谱系里,科学与艺术分属于南北两极,性格迥异,一个追求真理的真实性、唯一性、客观性、必然性、可复制性、驯化性,另一个捕捉直觉的感受性、多样性、心灵化、偶然性、瞬间性、意会性、野性。苏霍金(А. Сухотин)的说法是艺术是"我"(单数)的艺术,科学是"我们"(复数)的科学,按照斯诺的著名论断被划分成"两大文化"。记得一位"野狐禅"学人曾做过一个有趣的类比:科学是"立正",艺术是"稍息"。

医生需要通过艺术学习优雅,但艺术的气质与修养却在现代专业教育中逐步边缘化。需要艺术持续不断的熏陶,才能在无形之中流淌一种伟岸与高雅,因此,现代医学教育中的艺术教育不容忽视,一件艺术品就是一堂医学人文课。

2015年秋天起,哈佛大学医学院开始让医学生接触文学、戏剧、舞蹈,目的是让医学生变得更富有同情心,更善于创新思维。无独有偶，耶鲁大学医学院要求学生去博物馆观赏油画，提高观察力和同情心。哥伦比亚大学新入学的医学生要完成六周的医学文学方面的阅读、写作训练，包括医疗小说（剧）的写作、讣闻写作、视觉手记，以及一个学年的叙事医学训练，通过平行病历的书写走进患者的心灵深处，从而培养共情、反思能力，继而缔结医患情感、道德、价值共同体，建立和谐、友善的医患关系。波士顿大学医学院与艺术学院联合将300件艺术品带到医学院和医学中心，作为医学教育的一部分。这些活动的目的并不是要将医学生培养成艺术家，而是将艺术作为桥梁和工具，帮助医学生更好地理解人的生存境遇与人际交往中的真善美、喜怒哀乐、悲欢离合、爱恨情仇。

《美国医学会杂志》（*JAMA*）的封面编辑特雷茜·莎乌丝盖特（M. Therese Southgate）在 1964—2013 年间，坚持每期为封面选择一幅艺术作品，正文中还要附上一篇散文来解读这幅作品。有人问她：为何要在医学杂志的封面上长期选用艺术作品？医学与艺术有怎样的关联？她给予了认真的回答：其一，医学与艺术都是去完成自然界还没有完成的任务；其二，医学与艺术都有共同的物质对象，即物质本身、物质的视觉世界；其三，医生和艺术家都需要一种相似的对灵魂、精神高质量的要求，都有对生命及人文的渴求与热爱。医学与艺术的相似之处最主要在眼睛与视觉，两者都要求做到不仅要去观察事物，而且要带着热情（亲和力）去观察事物，从错综复杂的事实、线索、色彩表象/细节中提炼出本质真相来。表象/细节与真相/精粹的关系需要甄别，这就打开了艺术家与医生在认知上的共同点。

三 临床境遇中的艺术特质

在临床专科中，外科较内科有更多的绘画与构图意识，许多外科大夫能够画非常漂亮的手术图谱。像北京积水潭医院的韦加宁大夫，既是一名优秀的手外科专家，又是一位精湛的手外科图谱画家，他的手术图谱不仅解剖层次清晰，部位准确，而且画面优美，因而他在外科圈子里被奉为奇才。有一次我去某医院外科私访，意外遭遇他们的招考面试，发现除了专业知识与技能之外，还要加试两项特殊科目：一是小提琴，二是中国书法。我很是纳闷。主试的大夫告诉我，小提琴演奏可以考核学生的手指灵活性和手术韵律；书法，尤其是写升斗大字，可以考核学生的手术视野与幅度，还有悬臂时的力道是否稳健、挥洒自如，而不是拘谨发抖。由此可见，一位成熟的外科医生往往具有艺术气质，因为，外科手术有生境、熟境、醇境、化境之分，越到极致越接近艺术，"下笔如有神"跟"下刀若有神"是相通的。武侠影片里武林高手感叹的"一刀繁华，一刀寂灭"不也是外科手术的境界吗？

　　都说外科是艺术科室，但内科也有绘画高人，早逝的哈尔滨工业大学医院心内科大夫韦尔乔就是一位绘画天才。作为一名职业医生，其作品大部分是在医院值夜班的空闲时间里绘成的，并画在了给患者开药的处方上，画笔就是他平时开处方用的钢笔。韦尔乔一生为十余本书配图近5000幅，其作品被用于马原、周国平、韩少功等作家、学者的著作。

　　内、外科大夫之外，口腔科也常常需要特别的艺术训练，因为口腔医生要思考并回应患者与自我的审美诉求。口腔医生如何通过艺术寻求职业生活的完整性，实现技术化生存、艺术化生存、智慧化生存的统一？如果说基础医学求真（科学化、技术化）务实，临床医学求真（科技化）骛善（道德化），那么口腔医学求真、求善、求美（艺术化），是真善美的统一、医疗干预与生活方式干预的统一。到口腔医院（诊所）就医患者的诉求并不单一，求医目的也较为多元，既有病理性，也有功能性，既有救死扶伤诉求，也有美白自信的希冀，因此，口腔医生的工作既有雪中送炭，也有锦上添花。与其他医学专业（专科）相比，口腔医学诊疗的内涵有着很大的不同，从危及生命的口腔颌面部肿瘤，到几乎人人均可能罹患的龋病、牙周病，从呼天喊地的口腔科急症（牙疼），到仅仅是引起交往障碍的口臭，从缺牙失牙要求镶补，到牙列不齐要求正畸……总之，口腔疾病的诊治与口腔卫生健康的维护没有绝对分野，口腔治疗与预防相互交融，患者有病找口腔医生诊治，没病也要找口腔医生保健。于是，口腔医学的属性很丰富，生物性、机械性与社会性、人文性兼备，并无孰轻孰重，口腔医生既是医师，也是技师、艺术造型师、口腔卫生宣教者，等等。

从医学角度而言，人类史是与疾病抗争的历史。从口腔医学角度而言，人类史也是一部"牙痛史"。这一点从我国古代诗人陆游的诗即可体味一番，从"龋齿虽小疾"到"头痛涔涔齿动摇""齿摇徐自定""当堕未堕齿难留""牙齿漂浮欲半空"再到"三齿堕矣吾生休"，通过这些生动细腻、极富联想的诗句，人们不难想象诗人一生所经历的牙病史——从小病到大病，从牙松动到牙脱落。但由于古代口腔医学的落后，对牙病的预防和治疗水平较低，诗人灵动的诗句也只是停留在自哀自怜、惜时感怀上。当然，古人也有许多美妙的诗句来表述牙美与人美的审美关联，如杜甫《城西陂泛舟》中的"青蛾皓齿在楼船，横笛短箫悲远天"，韦应物《拟古诗十二首其二》中的"娟娟双青娥，微微启玉齿"，都将洁白健康的牙齿与年轻美貌的女子勾勒于同一画面。古人文学作品中，用来比拟美牙的色泽和质地的文字有"雪""冰""玉""霜""贝"等，想象力之丰富令人感叹。另外，汉字中有许多以"齿"作为偏旁的字或词，常与美丑、善恶有关，如用"龅牙""龇唇厉齿"描述容貌丑陋的人，用"龃龉"（牙齿上下对不上）比喻嫌厌不合、意见不一，用"龌龊"形容肮脏不洁。汉语成语中"齿"字也极具人际好恶的隐喻，如用"唇亡齿寒""唇齿相依"形容双方息息相关、荣辱与共，用"不齿于人"指无信无义，用"没齿之交"比喻一辈子的交情，用"令人齿寒"形容让人失望到极点、愤怒到极点以至于牙齿都感觉寒冷。口腔与美丑的关联绝非偶然，因为口齿正好位于人类容貌的敏感区，有研究证实，在颜面部审美吸引力中，唇齿仅次于头发和眼睛，占第三位。因此，口腔医学所关注的对象中存在着大量的美学现象和规律，是人类视觉重心所在。近年来蓬勃兴起的口腔美学临床实践就是例证，在治疗口腔疾病的同时，还要充分考量和满足患者对容貌美、牙齿美、牙颌唇齿协调美（红白美学）等的诉求。口腔医学已不再是传统意义上的拔补镶，而是多学科交叉，集合防病治病、矫治畸形、恢复甚至创造牙列美和容貌美的一门具有艺术特质的医学学科。

在荷兰风俗家格雷特·都（Gerrit Dou）的画作《牙科诊所》中，我们可以看到诊椅旁的桌子上赫然摆放着人的头颅骨标本和小提琴。口腔医生除了要研修头颅骨骼和牙齿的解剖构造，还要时时练习小提琴。也许这样他才能找到一种指尖的娴熟与韵律感，拔牙患者可能也会因此更加信任这位医生，来就诊时还不忘给医生朋友带一篮鸡蛋以示感谢。当今，医生的文艺范儿也可能会提升患者的信任。一次，汪曾祺先生去看牙，遇到一位比他年轻的牙医，心中有一些忐忑，但当他看到诊椅边台上放着一本折了角的纪德名作《地粮》时，心中便升起一份敬慕，想着"把我这口牙交给一位懂纪德的医生，原来的不安就渐渐消退了"。纪德在这本书的序言中写道："这是一本病人所写的书，作者把生命当作行将失去的东西，而有猛力地想把它抓住的企图。"这份由文学作品开启的情感上的通约（共情）是医患信任的基石。现实生活中，牙医桌上很少有折角的小说，因此,发生诸多反抗与反叛,作家余华笔下充满了残酷(《活着》)和血泪(《许三观卖血记》),可能也和他的牙医经历有关。余华早年曾在他的家乡浙江海盐干过五年牙医,但他不是很热爱这份工作,认为"口腔是世界上最没有风景的地方。当时我总是想多看看比嘴巴更丰富的东西,世界是那么的丰富多彩,后来就写作"。台湾著名音乐人张洪量也是牙科队伍里的"叛将"。1984 年,他从台北医学院牙医系毕业,在医院工作两年后自己开诊所,差不多有五年的临床经历。心志的倦怠促使他转行做了音乐人。开始并不顺利,第一张唱片卖得太差,他回归做牙医。几经反复,还是选择了做音乐人。如果口腔医学的教育历程中多一些艺术的体验与享受,或许会提升医学生们的职业美感与坚持吧。

那么口腔诊所是一个怎样的空间?为何作家余华在这个空间里没有找到寄托灵魂的所在,音乐人张洪量在这个空间里没有找到留恋的理由?在口腔医学教科书里,口腔的标准描述是一个解剖(物理)空间,生理(功能)空间,生化(代谢)空间,疾病(病理)空间,诊疗(干预)场所,清除病灶、修补矫正牙体的场所。这还不够吗?足够了!医学生已经苦(累)不堪言,难怪有口腔系学生夜深人静时自问:32 颗牙学五年,每年几颗?然而,这一切都是因为现代技术视野的扩大,光学显微镜的引入让我们进入以百倍计的微观世界,发现了微生物、亚细胞层面的生理、病理变化,而电子显微镜与计算机的介入更把我们带入以万倍计的微观世界,发现了蛋白、基因层面的生命图景与疾病奥秘,于是,我们没有闲暇与余光去眷顾主体的、诗意的、美感的、空灵的艺术空间。

在口腔医学教育和临床实践中,嵌入美学基本原理、审美法则和审美心理等方面的内容十分必要,口腔医生不仅要看病,还要看人,不仅要"审丑",更要审美,要把维护、修复和塑造患者牙颌面的形态美、健康美作为己任。这就要求口腔医生在全面了解牙齿与颜面部美学关系、牙科美容技艺以及患者审美心理的基础上,还要不断提高自身的艺术修养和审美情趣。在华西协和大学牙学院早年的教学中,就专设有美术及口腔素描等课程。我国老一代口腔医学专家中,许多人都有很高的绘画、摄影和音乐造诣。医者与艺术对话,可以汲取生命的感悟,培育生命的灵感与技术的创造力,有助于将理性主宰的真实空间、生物学的条分缕析与感性和悟性参合的真如空间、艺术化的混沌至妙融汇在一起,实现追求视觉真实到颠覆视觉真实的转换,即科学与审美的交融。犹如光的波粒二象性,口腔医学中的科学性与审美性如何自洽是一个待解的命题,需要口腔医学生在未来的职业生涯中不断求索。

中国古代形体审美中有"明眸皓齿"的美学追求,一对明眸能传神,一口皓齿藏娇羞,构成面部充满诗意的美丽三角。在这里,牙齿皓如冰雪,白如丝帛,白得有韵致,白得有气质,而非白如井盐,枯槁无华。不是仅仅换(种)了几颗牙、矫正了几颗牙、洗了几次牙那么简单,口腔诊疗中效用与韵律之间的贯通,既需要医者的艺术积淀与投射,也需要患者的艺术感受与领悟,两相交融,才叫完美。同样,口腔局部肿瘤的疗愈,绝不能只执着于病灶的手术切除,癌细胞生长的(放化疗)抑制、转移的阻断,还要关注咬合、咀嚼、吸吮功能(功能修复手术)的重建,以及形象(美容修复手术)、气质(心理疏导)的修复,自信、尊严(信仰疗法)的重塑。后者对于患者至关重要,是他们继续活下去的理由,重返社会、回归家庭不可或缺的降落伞。于是,肿瘤救疗升华为救渡、救赎。从这个意义上看,口腔医学的最高境界是回到美学,使生命摆脱疾苦、死亡,再一次复活、觉醒。

四　审美境遇与医疗场所精神

医院、诊所不仅是患者疗愈的场所，也是医患之间缔结情感、道德、价值及审美共同体的空间。审美愉悦是患者克服疾苦焦虑，摆脱死亡恐惧的舒缓剂，还是医患信任的基石，艺术的感知、感受、感悟会滋生、滋润、滋养受伤的躯体与灵魂。医疗场所精神的本质是开启生命甘泉，由艺术抚慰抵达共情悲悯，由呼吸艺术实现生命咏叹。医院是什么地方？医院是哲学家的摇篮，人在病中，品尝痛苦煎熬的滋味，咀嚼、领会熔炉般的生命。一旦遭逢危重病症，更是常常感叹生死无常，一些人洞彻生死，感悟人生真谛，一些人向死而生，转身去爱，身处生命悬崖之上尤其渴望悲悯与慈悲、和解与宽容、恩宠与勇气。艺术叙事可以推动公众理解医学/手术，理解生老病死，培育敬畏与勇气；艺术叙事还将帮助医者重新确立职业信念，体验理想人格、优雅人生，品味崇高，开掘幸福的甘泉。

现代医院里，患者可体验的空间可细分为三：第一空间为诊室、手术室、治疗室、检验室、病室，是医疗行为的发生场所，接触到的大部分是直接责任医护人员，更强调专业感、神圣感、责任感；第二空间为特定专科病区、门诊部、住院部，是患者与家属的医疗活动区域，接触到的大部分是非责任医护人员，更强调友善与尊重、公平；第三空间为整个医院院区、医疗园区（生活配套设施、散步步道与休闲区域），接触到的大多是生活服务及管理人员，更突出友善、舒适与便利。无论哪一空间，基调都是专业感、友善、慈爱、尊重。在这里，病损的躯体得到治疗、照顾，失序的心理被眷顾、被恩宠，受伤的灵魂被垂怜、被救赎。

医院的空间具有二元张力：公共空间，却在谈论私密话题；陌生情境,却要缔结亲密关系;素不相识,却要以生命相托。医院环境中的接触强度很高。一般而言,人际交往的接触强度有一定的过渡期,由低到高,但医疗活动属于快速递进的高强度接触,常常在尚未建立信任之时就进入敏感话题的交谈。这个过渡期需要艺术的抚慰。医院空间作为公共空间还具有三个特点:一是必要/必然性,患者非来不可,自由地进进出出,每次都希望顺顺当当。二是自发性,没有人逼迫,也没有特定的指向性,由自我选择逐步过渡到乐意固定某一家。三是社会性,空间感受可以改变医患的交往密级。艺术感受决定场所品位,根据环境组织原理,群体感受影响个体感受,个体感受汇成群体感受,无声胜有声(不可解读性,只可意会不可言说),表面上纷纷扰扰、熙熙攘攘,内心却可能觉得舒舒服服、妥妥帖帖。

　　良好的医院场所境遇有三个维度,分别是:(1)看到了什么(花艺、油画、雕塑、书法、摄影作品),是否赏心悦目? (2)听到了什么(背景音乐、友善交流的场景),是否如醉如痴? (3)闻到了什么(花香味、药香味、体香味),是否沁人心脾? 当然,医生的精神气质与职业行为也是医院环境的一部分。医院场所精神是医院环境气场与医者人格气场的交融,旨在营造、引领、改造患者(沮丧)心绪、(忧伤)心情、(敬畏)意识,缔结审美共同体,继而拓展为情感共同体(共情)、道德共同体、价值共同体。医院场所精神建构人格信任。医患之间存在三重信任:职业道德信任、人格信任与技术信任。医院场所精神预先导入道德与人格信任,为技术信任奠定了基础,为快速沟通预留了空间。患者能认同医者的紧张、忙碌、辛劳,接纳医者的快速处置,甚至原谅医者忙碌中的小差错、小失误。这有助于克服快速沟通中的冷漠、傲慢、贪婪、抱怨。斯坦福大学心理学家菲利普·津巴多(Philip Zimbardo)1969年曾进行过一项实验:他弄来两辆丰田花冠汽车,第一辆停在纽约布朗克斯区,第二辆停在加州帕洛阿尔托的中产阶级社区。他把第一辆车的车牌摘掉,顶棚砸开,结果当天就被偷了。第二辆一个星期也无人理睬。后来,他用锤子也把第二辆的玻璃敲个大洞,几小时后第二辆也不见了。以这项实验为基础,政治学家威尔逊(J. Q. Wilson)和犯罪学家凯林(G. L. Kelling)提出了"破窗效应"理论。也就是说,环境越神圣、越优雅,患者的顺应性、满意度越高;相反,环境越纷乱、越低俗,患者越容易滋生躁动、抗拒情绪。

因此,当我们在医院的厅廊里与音乐、绘画、雕塑相遇,会体会到人性的关爱(视觉与声音福利),体会到温暖、放松(可接纳的第一沟通),体会到品位(高端服务业的基调),体会到被宠爱(这所医院很在乎我)。艺术品可以提升正向三度(吸引力),包括生理舒适度、心理好感度、社会认可度,同时也可以弱化、对冲负面三感(排斥力),包括陌生感(产生逃避心理)、冷漠感(萌生放弃意识)、不安感(另择良医)。如果负面三感得不到缓解,就会逐渐积累、升级,发展为冲突的火苗。在艺术环境中,医生也会体会到职业的高雅(没有职业噪音),体会到生命的神秘、圣洁和生命甘泉的清澈,流露出医学技术之外的关爱,领悟医院中服务契约的协商性、协同性(和弦,共鸣,韵致),追寻对生死爱痛的心灵彻悟(生命本是一首乐曲,有序曲、呈示部、高潮、回旋、终曲,也可能弦断琴殇,唯有豁达面对,才能超越宿命)。

安妮·格蕾(Anne Gray)曾说过,文学以神奇的想象触动我们的心灵,绘画以鲜活的情感唤起我们的爱与忧伤,而音乐则使我们迸发心灵深处全部的激情。在贝多芬眼里,音乐是比一切智慧、一切哲学更高的启示,谁能说透音乐的意义,便能超脱常人无以振拔的苦难。

经典绘画追慕神圣的轨迹,古典音乐聆听生命的钟声:音乐里的钟声是神的召唤,常常可以营造出圣洁的境遇,不仅冲击耳膜,还撞击心扉,不仅是对生命节奏的提示,还是对善良人性的加冕,对灵魂杂念的鞭挞。对患者而言,叩问死亡的乐章(安魂曲)感而不伤,别而无痛,无比神秘,又无比优美。对医者而言,经典艺术是安身立命的脚手架,是一次灵魂高下、清浊的审判,也是对忐忑心志的平定,是步入敬畏圣地的捷径,宛若神明眷顾,其中饱含着神圣的泪与温暖,可以借之体悟超验的神迹。

其一,艺术具有象征功能,渗透着个体的修养、生命姿态、道德立场、情感(绘画、雕塑展示优雅,也呼唤优雅),也象征着医院的品位、医者的追求,构成医院文化底色与气质的有机组成部分。艺术生活也是伦理生活,具备灵魂修补与修炼功能,追逐天籁之声、沉浸美妙之境,就会滋生出对丑陋行为的厌恶与拒绝。其二,艺术具有鲜明的教化功能,通过审美感受将信仰和德慧传递给人类,不仅有利于智力(理解力、领悟力)开发,而且有利于各种非智力因素(如自制、恩宠、勇气)的培养,以及性格、情操的塑造。其三,艺术有着强大的审美功能,是对美的事物的感性认识,而不是理性认识。在大多数情形下,人们对音乐美、绘画美、雕塑美的追求是非功利性的、朦胧的,可能不知道作者是谁,不了解艺术作品的主题,依然陶醉。欣赏是在纯粹的凝视、聆听中接受其气象与神韵。其四,艺术作品的娱情功能、实用功能也不容忽视,不仅给人们带来身心愉悦、性情逸放,也是保健和治疗的手段。无论在古中国、古希腊还是在中世纪的阿拉伯,都曾用音乐、文学、喜剧治病,修复躯体、心灵的创伤。人们在艺术鉴赏活动中咀嚼忧患,排遣忧郁,抚平忧伤,抵达优雅。

临床上,有一部分牙病患者存在就诊恐惧心理。究其原因,大多源自儿童期牙病诊疗体验的不良心理投射。在许多人的潜意识里,牙医都如同美国电影《霹雳钻》(*Marathon Man*, 1976)里的纳粹医生塞尔,喜欢用牙钻折磨他的病人,场景之恐怖令人毛骨悚然。许多儿童对于牙科诊所的感官印象也是一个野蛮工厂,满目都是各种钻子、钳子、钩子，充斥耳畔的是高速磨钻的呼啸声，心理上避之不及，行为上逃之夭夭，即使牙病无法忍受，也不愿踏入半步。成年之后，仍心有余悸，无法心安。因此，对于初次进行牙病诊疗的儿童患者，尤其需要艺术化、童趣盎然的场所境遇、柔性的操作来缓解紧张氛围，解除其心理困境。油画《第一次看牙》中展现了一位仁慈的牙医第一次为小病人拔牙时的行为举止，画面上牙医伯伯满脸堆笑，形象亲和，语言亲切，尽可能地将"五金工具"藏匿起来，慢瞧快取，闪进稳拿，让一旁的家长也为之感叹，相信孩子们也会欣然接纳；如果再配上曲调舒缓的儿歌或小夜曲，以及孩子们喜欢的儿童绘本，效果会更佳。改善、优化口腔诊所的场所境遇，可以为儿童口腔患者提供一次心理脱敏，为其未来的口腔就医打开一扇轻松愉悦的窗户。因此，近年来，许多口腔医院、诊所都在场所境遇与场所精神上做了不少努力，优化了患者的就医体验，也改善了医患之间的交往体验，提升了满意度、忠诚度。

主要参考文献

1.〔美〕约瑟夫·L.戈登茨坦等：《转化医学的艺术：拉斯克医学奖及获奖者感言》，时占祥、曾凡一编译，上海：上海科学技术出版社，2013 年。

2.〔意〕乔治·博尔丁、劳拉·波罗·迪安布罗西：《艺术中的医学》，邵池译，北京：中国协和医科大学出版社，2019 年。

3.〔美〕戴安娜·阿克曼：《感觉的自然史》，庄安祺译，北京：中信出版集团，2017 年。

4.〔美〕米哈里·契克森米哈赖：《心流：最优体验心理学》，张定绮译，北京：中信出版集团，2017 年。

5.李清志：《灵魂的场所》，台北：大块文化出版公司，2016 年。

跋

脱胎换骨

　　距离《医学人文十五讲》初版的 2007 年,一晃就是十三年。回想当年从温儒敏先生那里领回写作任务,一脸的茫然,一头的雾水,不知如何下笔。这份茫然不只是我有,包括当时的医学界,医学人文的花瓶里应该插什么花,实在没有前例。于是乎凭感性的热情、谋篇布局的见识萃集了我当时在各处的演讲稿,电视台、报纸的访谈节目底本,凑齐十五个话题,没想到竟然得到热切推广医学人文的朋友们的追捧,一些素不相识的朋友给我写信,在各种培训场合推荐此书,有些院长朋友还将此书作为优秀员工的奖品,令我十分惶恐,发愿将来向他们奉献更为系统、成熟的医学人文知识体系。这个机会终于降临,责任编辑艾英打来电话,告知修订再版的窗口摆在我面前,我心里琢磨:是小改,还是大改? 最后决定大改,来一次"脱胎换骨"。

　　"脱胎换骨"可不是放卫星,首先,外在的时势如何? 人常说"时势造英雄",我虽非英雄,但恰逢医学人文复兴的时代,在技术取得长足进步之后,医学界开始认真思考技术与人文的平衡问题,于是,医学人文成为显学,在众多学界精英、有识之士的推动下,掀起了一波波人文旋风。"好风凭借力,送我上青云",我的这本小书犹如一片鸡毛,扶摇直上,全凭这股东风。其次,内在的底气如何? 在此,我跟大家交代几点：一是积累了北大医学部十年的医学人文教学经验，聪慧的学生们给我的课程反馈每每让我心生陶醉，感受到医学人文学科之壮阔、深厚；二是教学之余承担了卫健委、教育部的多项医学人文课题，包括职业精神、临床医学人文谱系、沟通的语言与文化等，积累了不少研究与写作素材；三是感谢昔日的媒体朋友屡屡逼我撰写专栏，积累了不少鲜活的医学人文话题，尤其是对生死、苦难的思考更上层楼；四是感谢转型期在思考中前行的临床大夫传递给我许多现实的困惑，包括如何平衡技术发展与人文关怀的张力，后来成为院长、书记的医生朋友还坚邀我去医院巡回报告，使得医学人文演讲成为我的不小"成果"。这次修订是一次赶考，不知新老朋友能给我打多少分？

我想，脱胎换骨、开启新路不只是这本小书的夙愿，也是医学人文学科群的宏大愿景。为此，我愿意做一点铺路架桥的工作，尽可能地引出新话题，展现新构架，描绘新图景，希望它能够成为未来医学人文大厦的脚手架；尽管脚手架在工程告竣之时必将拆除，但在建设者脚下却留下了一串汗水与印记。"洪湖水，浪打浪"，这是自然界的规律，即将步入退休生活的我，估计没有第三次修订的机会了：不是担心自己延命无术，而是这应该由年轻一代的医学人文学者来承担。医学人文学术就是应该在一代代学人的接力中不断地脱胎换骨，恭迎新生。

最后，虔诚地感谢我北大医学人文学院的同事们，我的家人，以及北大出版社的编辑、编务为本书所做的默默奉献。

王一方

2020 年春